AO 崛起之路

Leading a Surgical Revolution

The AO Foundation – Social Entrepreneurs in the Treatment of Bone Trauma

一家创伤骨科的社企
一场外科革命的引领者
一个影响深远的运作典范

原　著　Jean-Pierre Jeannet

主　译　朱跃良　陆　强

主　审　李伟栩

U0196987

北京大学医学出版社

AO JUEQI ZHILU

图书在版编目（CIP）数据

AO 崛起之路 /（瑞士）让·皮埃尔·让内特（Jean-Pierre Jeannet）
原著；朱跃良，陆强主译 . —北京：北京大学医学出版社，2023.8
书名原文：Leading a Surgical Revolution：The AO Foundation-Social
Entrepreneurs in the Treatment of Bone Trauma
ISBN 978-7-5659-2884-0

Ⅰ. ① A… Ⅱ. ①让… ②朱… ③陆… Ⅲ. ①骨科学 Ⅳ. ① R68

中国国家版本馆 CIP 数据核字（2023）第 060800 号

北京市版权局著作权合同登记号：图字：01-2023-2944

First published in English under the title
Leading a Surgical Revolution: The AO Foundation-Social Entrepreneurs in the Treatment
of Bone Trauma
by Jean-Pierre Jeannet
Copyright © Springer Nature Switzerland AG, 2019
This edition has been translated and published under licence from
Springer Nature Switzerland AG.

Simplified Chinese translation Copyright © 2023 by Peking University Medical Press.
All Rights Reserved.

Front Cover Image: Views of the AO Center in Davos, Switzerland. Copyright by AO Foundation,
Switzerland
Back Cover Image: AO: The four pillars. Copyright by AO Foundation, Switzerland

AO 崛起之路

主　　译：朱跃良　陆　强
出版发行：北京大学医学出版社
地　　址：（100191）北京市海淀区学院路 38 号　北京大学医学部院内
电　　话：发行部 010-82802230；图书邮购 010-82802495
网　　址：http://www.pumpress.com.cn
E - m a i l：booksale@bjmu.edu.cn
印　　刷：北京信彩瑞禾印刷厂
经　　销：新华书店
策划编辑：冯智勇
责任编辑：张李娜　王　霞　　责任校对：靳新强　　责任印制：李　啸
开　　本：880 mm×1230 mm　1/32　印张：13.25　字数：400 千字
版　　次：2023 年 8 月第 1 版　2023 年 8 月第 1 次印刷
书　　号：ISBN 978-7-5659-2884-0
定　　价：98.00 元
版权所有，违者必究
（凡属质量问题请与本社发行部联系退换）

译者名单

主　译

　　朱跃良　浙江大学医学院附属第二医院

　　陆　强　苏州爱得科技有限公司

主　审

　　李伟栩　浙江大学医学院附属第二医院

译　者（按姓名汉语拼音排序）

　　黄　洋　苏州爱得科技有限公司

　　陆馨彤　苏州爱得科技有限公司

　　齐　欣　中国人民解放军联勤保障部队第920医院

　　吴明昊　苏州爱得科技有限公司

　　夏　燊　中国人民解放军联勤保障部队第920医院

　　赵泽雨　中国人民解放军联勤保障部队第920医院

　　朱辛钰　苏州爱得科技有限公司

中文版前言

　　我们有幸见证了 20 世纪 40 年代起持续至今的 60 多年的 AO 技术革命。作为改变现代骨科手术方式的革命性技术之一，AO 的创伤理念、产品设计和继续教育的有效性无与伦比，这背后，无疑和 AO 基金会有关——国内关于这个基金会的专门研究很少。

　　本书披露的恰恰是 AO 成功的背后力量——AO 基金会及其整体运作。任何一个对 AO 技术和产品有着真正兴趣的骨科大夫、厂家和相关工作人员都应该深入了解这些背后的故事，以便更好地了解这些技术和产品的来龙去脉，提高内涵。中国的医疗企业迟早要走向全球，任何一个有志于拓展内涵和外延的企业人，都应该细读这本书，从中汲取精神和实操的力量。

　　如果说过去 AO 系列的书籍是志在"流水"，本书则志在"高山"。

朱跃良　陆强

深入挖掘后，我发现这既是一个 AO 医学成就的社企故事，又是一个 AO 理念触发产业成就的商企故事。理清了社会企业和商业企业这两重角色，就能从双视角来探讨 AO 历史；同时可以使用我在商学院经验中学到的概念透镜法，标注出 AO 历史的关键事件。本书许多章节的标题和副标题正是来源于商业透镜法，其中不少概念是 AO 当年没有的现代商业词汇。我在书中斗胆提到的 AO 早期组织和商业成就都是鉴于当年的商业背景，而非今天习以为常的商业和技术环境。

谁是本书潜在的读者？——我常想。实际上，本书并不打算也不适合成为 AO 创伤骨科医生的手册，但书中的医学知识必须是内行话——在两年的写作中，这是我一直面临的挑战。我希望本书有广大的读者，包括从 AO 成就中受益的大量患者、商界和研究界的有心人（他们可能会从 AO 之路中找到灵感）。

本书基于广泛的研究，但并非学术著作，而是 AO 基金会及其核心成员的故事。这些成员以迷人、有趣、独特的风格创立了企业。面对当时医疗体制的强大阻力，AO 及其手术接骨术在有限的资源下，坚韧不拔、勇往直前——对后来者是很大的激励！

对 AO 的研究越是深入，我越体会到该组织的巨大影响力。千百万走在街上的百姓受益于 AO 所取得的医学突破，却很少意识到幕后的英雄。就冲这点，我乐于接受挑战来写好这个故事，希望我的微薄之力让更多的大众能注意到 AO。

Jean-Pierre Jeannet

Belmont，瑞士

原著序

书名寥寥数语，表达了 AO 基金会的价值和理念。由于发明了颠覆性的外科技术，AO 基金会使得世界创伤领域焕然一新：减少了骨折后的疼痛和残疾，让患者在短短数日内（而非过去的几个月）重返社会、工作和生活。同时它为世界卫生系统节约了千百亿美金——当今医疗费用日益增长，价廉效好是所有卫生专家的梦想。鲜为人知的是，围绕着这场手术、器械和内植物的革命，一个世界性的医疗设备产业应运而生。而这是从几名 AO 创始医生和一个小厂开始的。非营利组织的社会企业精神和之后不断加入的产业合作者，这两股力量以前所未有的规模撬动了该产业的全球化。

这个精彩的故事写出来，最初的灵感来源于一个研究项目。Jeannet 教授很擅长撰述瑞士中小企业的发家史。这些企业中就有 Synthes 和 Mathys（译者注：Synthes 即辛迪斯公司，Mathys 就是最早为 AO 生产器械的小厂）。随着研究的深入，Jeannet 教授觉得应该挖掘和扩展，单出一书来详述 AO 基金会在整个故事中的作用。

当今世界，医疗费用节节攀升。"颠覆性发明＋低经济成本"这一模式，可以为其他领域的合作或医疗倡议提供思路。

AO 基金会将在低收入国家继续扩展其模式。对于这些国家，创伤和残疾是社会的巨大负担，而其治疗和处理又大致和 60 年前瑞士 AO 创始医生所碰到的相似。

时逢 AO 基金会成立 60 周年，可温故而知新。Jeannet 教授的这本书全面描述了 AO 历史，特别注重商业部分，因此，医疗行业外的大众也必将会成为本书的读者。

Nikolaus Renner

Rolf Jeker

AO 基金会，Biel，瑞士

原著前言

说来话长，我在进行另一项研究时诞生了撰写本书的灵感。那项研究和本书主旨不同，但有联系，即瑞士中小企业在全球特殊商机中的成功经验。原研究计划中已包含了 Mathys、Straumann 和 Medartis 公司，这些公司和 AO 基金会联系密切。但 AO 表示他们更愿意出一本讲述 AO 组织架构本身，特别强调 AO 产业影响力的书籍。"你有兴趣吗？"（他们问我）。AO 保证我的写作风格和角度完全不受干扰。起初我有点犹豫，因我没有医学和工程学背景。

我的商学院背景反而引起了 AO 领导的兴趣，他们之前的书都是由外科医生或医学史专家编写的。最终，我这个不熟悉 AO 的人，承担起了一本讲述 AO 产业成就和影响力的专著的写作任务。数番沟通后，我确信缺少医学背景不会影响我写好这本讲述 AO 60 年历史的书。当然，读者是最终的评判。

因我之前是在国际管理学院（Lausanne，瑞士）和 Babson 学院（Wellesley，马萨诸塞州，美国）商业案例的研究中接触到了 AO 历史，所以本书不会限于 AO 案例，而是包含了许多人物的深度采访，这些人在 AO 创立之初就和这家企业联系在一起了。采访对象沉浸于往事和记忆，难免有些事的细节前后矛盾。因此我也充分参考了之前的出版著作，有些对我串联成完整故事至关重要，有些则有助于我甄别采访对象们记忆有矛盾的地方。

我原本从 2002 年写起，但深入了解后，我打算横跨整个 AO 历史。从我的商学背景和特殊的角度来诠释这段历史，这意味着首先列出一个 60 年跨度的时间表，从中找出 AO 历史的关键事件——无论是医学、工程还是商业的。

深入挖掘后，我发现这既是一个 AO 医学成就的社企故事，又是一个 AO 理念触发产业成就的商企故事。理清了社会企业和商业企业这两重角色，就能从双视角来探讨 AO 历史；同时可以使用我在商学院经验中学到的概念透镜法，标注出 AO 历史的关键事件。本书许多章节的标题和副标题正是来源于商业透镜法，其中不少概念是 AO 当年没有的现代商业词汇。我在书中斗胆提到的 AO 早期组织和商业成就都是鉴于当年的商业背景，而非今天习以为常的商业和技术环境。

谁是本书潜在的读者？——我常想。实际上，本书并不打算也不适合成为 AO 创伤骨科医生的手册，但书中的医学知识必须是内行话——在两年的写作中，这是我一直面临的挑战。我希望本书有广大的读者，包括从 AO 成就中受益的大量患者、商界和研究界的有心人（他们可能会从 AO 之路中找到灵感）。

本书基于广泛的研究，但并非学术著作，而是 AO 基金会及其核心成员的故事。这些成员以迷人、有趣、独特的风格创立了企业。面对当时医疗体制的强大阻力，AO 及其手术接骨术在有限的资源下，坚韧不拔、勇往直前——对后来者是很大的激励！

对 AO 的研究越是深入，我越体会到该组织的巨大影响力。千百万走在街上的百姓受益于 AO 所取得的医学突破，却很少意识到幕后的英雄。就冲这点，我乐于接受挑战来写好这个故事，希望我的微薄之力让更多的大众能注意到 AO。

Jean-Pierre Jeannet
Belmont，瑞士
2018 年 8 月

致　谢

没有 AO 基金会及其管理层慷慨积极的支持，就没有本书。AO
基金会董事会，特别是主席 Klaus Renner 和首席执行官 Rolf Jeker 两
人敞开大门，让我获取大量文档、协调采访；一个纪念 AO 60 周年
的小型筹备委员会随时释疑解惑。Lucerne 大学的 BLI 研究所为写作
项目提供了重要的财力支持，安排了信誉良好的出版商。最重要的
是 AO 管理层毫不干涉，允许我独立表述，期间还充分保障，协助
确认信息，帮我梳理成章。

书中内容的铺展离不开 AO 基金会早期的书籍和那些才华横溢
的作者，尤其是在 2000 年左右出版的。特别是 Robert Schneider 和 Urs
Heim 的《AO 早年历史》，Eugen Kuner 的《手术接骨术的发展历程》，
Thomas Schlich 的《AO 及其治疗的医学史》，Joseph Schatzker 的《AO
大师之路——穆勒访谈实录》，以及 Jörg Auer 和同事们写的《AO 职
业教育培训史》。这些书作为参考，在本书中被广泛引用。

由衷感谢愿意接受采访的近 60 位受访者，采访通常要花一两个
小时之久。他们畅所欲言，分享了自己的经历、与 AO 有关的历史、
他们目睹和记忆的事件，对 AO 的过去、今天和未来提出了自己的
思考。访谈资料的整理让我对 AO 在医疗和商业领域的重要性和
影响力有了更深一步的了解。所有受访人员的名字都载于"受访者
名单"。

感谢医生们（特别是 Peer Matter、Reinhold Ganz 和 Teddy Slongo）
费时费力为我这个不懂医学的人解释手术接骨术，还审阅了部分书
稿。小 Robert Mathys 和 Robert Frigg 审阅了部分手稿，解释 AO 配
套器械和内植物相关的技术理论。Ortrun Pohler 则和我一起完成了材

料学部分。最后，感谢 Rolf Jeker 多次会面和电话解释复杂的 AO 管理架构。没有他们的帮助，我不可能在一本书里涵盖、吸收和组织 AO 的整个历史。

感谢众多机构、个人和版权所有者允许我使用 AO 历史中关键性的插图。AO 出版队伍驾轻就熟，把展览图转成了出版图。最后，特别感谢 Anita Hussey，把我的初稿编辑成一本精致的书。

最后同样重要的是，感谢妻子 Christine Jeannet。过去 2 年里，她耐心听完我对 AO 基金会的无数唠叨，和我一起讨论书稿及编排，对本书内容贡献巨大。

Jean-Pierre Jeannet

作者简介

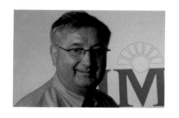

Jean-Pierre Jeannet 曾在美国 Babson 学院任教（1974—2013 年），获得 FW Olin "杰出教授" 荣誉，兼职于瑞士洛桑国际管理发展学院（IMD）（1981—2010 年）。他的教研重点是营销、战略和全球化。拥有 Babson 学院和 IMD 荣誉教授头衔。

他常担任欧洲、北美、南美以及亚洲公司的管理发展和战略发展顾问。咨询实践涉及多行业，包括医疗卫生和生命科学行业。

Jeannet 教授独自撰写或与人合著了一系列书籍，包括《全球思维管理》（*Managing with a Global Mindset*）、《全球营销战略》（*Global Marketing Strategies*）、《全球性客户管理》（*Global Account Management*）和《从煤炭到生物技术——商学院支持下的 DSM 转型》（*From Coal to Biotech：The Transformation of DSM with Business School Support*）。

受访者名单

外科医生

Max Aebi，瑞士

Janine 和 Ueli Aebi-Müller，瑞士（Maurice E. Müller 家族）

Suthorn Bavonratanavech，泰国（主席，2014—2016）

Michael Blauth，奥地利

Chris Colton，英国（主席，1996—1998）

Reinhold Ganz，瑞士

Christian Gerber，瑞士

Norbert Haas，德国（主席，2010—2012）

David Helfet，美国

James Kellam，美国（主席，2004—2006）

Paul Manson，美国（主席，2008—2010）

Peter Matter，瑞士（主席，2000—2002）

Robert McGuire，美国（主席，2018—2020）

Joachim Prein，瑞士

Jaime Quintero，哥伦比亚（主席，2012—2014）

Nikolaus Renner，瑞士（主席，2016—2018）

Thomas Ruedi，瑞士

Joseph Schatzker，加拿大（主席，1998—2000）

Theddy Slongo，瑞士

Marvin Tile，加拿大（主席，1992—1994）

Chris van der Werken，荷兰（主席，2006—2008）

兽医

Jörg Auer，瑞士

Jean-Pierre Cabassu，法国

Gerhilde Kása，德国

Brigitte von Rechenberg，瑞士

科研人员

Robert Frigg，瑞士

Stephan Perren，瑞士

Ortrun Pohler，瑞士

企业家和经理

Fritz Fahrni，瑞士，前 Sulzer/Balgrist 公司

Amos Gazit，经销商，以色列

Jim Gerry，美国，退休，Synthes 公司

Jürg Oehy，瑞士，ZimmerBiomet 公司

小 Robert Mathys，瑞士，RMS 基金会

Ciro Römer，DPS 公司，美国

Felix Scherrer，瑞士，前 Sulzer 公司

Thomas Straumann，瑞士，Straumann Dental 公司

Hansjörg Wyss，瑞士，退休，Synthes 公司

Sven Zybell，DPS 公司，瑞士

AO 行政人员

Claas Albers

Andreas Fäh

Claudio Gubser（退休）

Beate Hanson

Tobias Hüttl

Urs Jann（退休）

Margrit Jaques（退休）

Rolf Jeker

Alexander Joeris

Urban Langer

Christoph Nötzli

Markus Rauh（退休）

Geoffrey Richards

Urs Rüetschi

Stephan Zeiter

法律和财务专家

Georg Messmer（Curia，退休）

Andrea von Rechenberg（Curia）

Urs Weber（Wenger & Vieli）

Jean-Claude Wenger（退休，Wenger & Vieli）

目　　录

1 序章：协奏开始——千万演员登场

Davos，12月的一个清晨

12月的一个清晨，在瑞士 Davos 的山区度假小镇，可以看到一个奇特的景象：太阳尚未从 Pischahorn 山顶升起，街上的喧嚣被新鲜的雪所掩盖，一股人流在街上朝着一个方向走去。这个时间点，而且是度假小镇，这么多人？他们穿的不是滑雪装、徒步装，而是舒适的运动服，暖和舒适，可以抵御这个季节典型的山地冷空气。各旅馆里涌出来的人，似乎与覆盖地面的雪完全无关。他们不带滑雪板，却带着电脑包、书籍和文件夹。这些男男女女貌似年轻的专业人士，显然来自世界各地。好几百人聚集在瑞士阿尔卑斯山的中部，不是去滑雪，那是去干什么呢？（图1.1）

大家熙熙攘攘沿着小溪走向 Davos 培训中心。入口处万国国旗飘扬：这是 AO 基金会 Davos 课程的年度会议（AO 一词的法语 Association pour l'Ostéosynthèse，德语 Arbeitsgemeinschaft für osteosynthesfragen；英语 Association of Osteosynthesis，意为手术接骨术协会。）每年12月举行一次，旨在让新入行和经验有限的医生掌握骨创伤相关处置的原则（全世界称之为"手术接骨术"）。太阳还没出来（冬天的太阳有时会迟到8点以后出来），近千名学员和教师已经分组研究骨折、讨论手术方法、向老同行学习，努力成为各地手术接骨术的专家。技术娴熟、经验丰富的外科医生俯着身子，在四肢模型上教年轻医生如何放置复杂的内植物、固定骨折，如何用螺钉维持骨折位置，如何用特殊设计的器械进行手术，取得最佳

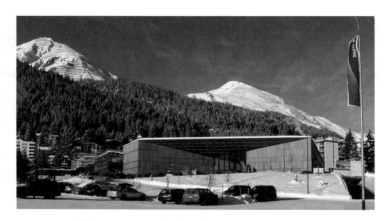

图 1.1 Davos，冬季。*瑞士 AO 基金会版权所有*

治疗效果。学员们在中心内兴致勃勃地模拟骨折手术和操作，一直到黄昏。离场时，太阳已下山，星星闪烁在 Davos 的天空。接下来的 4 天，日日如此（图 1.2）。

1960 年后，这种情形一年一度。近 60 年来，约有 65 000 名外科医生和数千名手术室人员从 Davos 培训中心毕业（还不包括参加瑞士

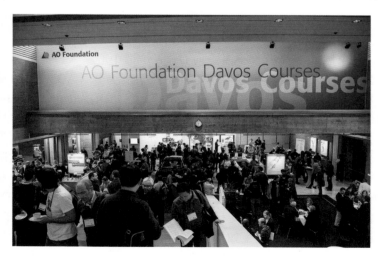

图 1.2 Davos 培训中心，AO 横幅。*瑞士 AO 基金会版权所有*

以外培训的 60 多万外科医生），熟练地应用手术接骨术治疗骨创伤（图 1.3）。

Davos 医院，12 月的一个早晨

刚过 7 点，十几名手术室人员团队在 Davos 医院集合，在配备了先进仪器的三个手术室展开各种准备工作：接患者，清点用品，检查消毒、透视、麻醉装备。患者很快就准时被推到手术区，接到手术床，检查、输液、麻醉，然后推入手术室。一个 5 人专业小组准备实施手术——骨折固定或拆除 1 年前的小腿骨折内植物。

主刀在助手、洗手护士、麻醉医师、透视和巡回护士的帮助下完成手术，交流术语外行一般听不懂。医学博士 Nikolaus Renner［AO 基金会董事会主席（2016—2018），瑞士 Aarau Cantonal 医院创伤外科主任］说：

"该患者胫骨近端外侧受伤（小腿骨折），之前骨折块间曾用小皮质螺钉固定，以 LISS PLT（LISS 钢板，即

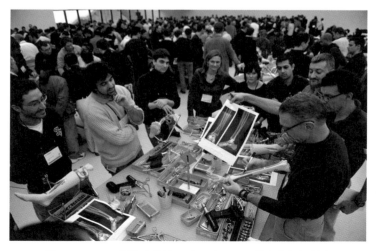

图 1.3　Davos 会议日程的一天。瑞士 AO 基金会版权所有

微创固定钢板）＋自攻锁定螺钉（5.0 mm 直径）桥接骨折，现骨折愈合良好，可拆除内植物。"

钢板和螺钉拆除需整 1 小时。无论骨折内植物安放，还是愈合后取出，都与 Davos 年度培训项目相同。今天的手术为内植物取出术，有时则是内植物安放治疗新鲜骨折（图 1.4）。

同时同刻，世界各地成百上千的骨折患者也在手术室接受同类手术。Davos 培训的手术流程涵盖四肢骨折、脊柱骨折、头面部骨折；纽约长老会医院每年约 37 000 台矫形和创伤手术中，单骨折就

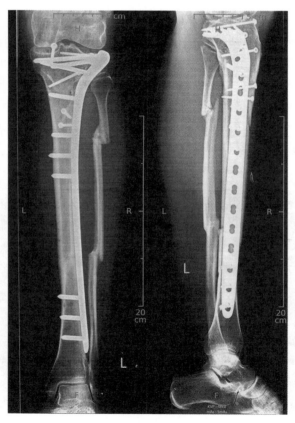

图 1.4 患者内植物取出的 X 线片，Davos 医院。*经瑞士 Davos 地区医院同意*

有 8000 多台——每天超过 20 台。

培训课程上的有些手术不是非做不可，但患者做了后可显著改善生活质量；有些手术则是急诊和救命的。无论哪种情况，手术都由技术高超的团队完成，分工包括手术、麻醉、透视等，全队只追求一个目标：最佳疗效。

无论什么手术，医生和熟练的手术室人员都要使用内植物、钢板、螺钉和手术器械。特殊的手术器械是为特定目的和情况而专门生产的。背后还有一支看不见的庞大的保障队伍：确保内植物发送及时、地点准确、使用患者正确。全球的医院里，每天有千万医生与其手术室人员一起努力，追求最佳疗效。

瑞士 Solothurn，同一个 12 月的早晨

当外科医生群集 Davos，学习应用复杂的内植物，进行 AO 接骨术时，另一个不同但相关的场景正在瑞士西部上演。

从 Solothurn 的山上俯瞰，汽车、火车等川流不息，驶向点缀在 Jura 山脉沿线的众多工厂。清晨，行驶的小车和公交车的灯光清晰可见，如同长龙蜿蜒在西面的 Jura 山脉和东面的 Aare 河之间。这些车里坐着成千上万的熟练工、机械师、工程师和医疗专家，前往众多工厂。该地区的这些工厂已成为 AO 内植物的生产中心，支撑起了 Davos 医院手术和培训中心年轻医生模拟所需的各种器械，是实实在在的一个大产业。

Solothurn 周围的其他小城镇（Zuchwil、Bellach、Bettlach、Grenchen、Lengnau 等）一大堆名不见经传的工厂里，数千名工人在使用高精密机器，按定制规格把金属和钛零件准确加工成特定部件。这些工厂沿着 Jura 山脉上下分布，甚至延伸到邻州（Basel-Landschaft 州）的 Canton。工厂名字叫 DPS Synthes、Mathys 或 Stryker 等，不一而足。它们生产高标准的外科内植物和器械（最熟练的钳工才能加工出来）。工人们用精密的机械、钛钢生产出 LISS 钢板和特需螺钉（如前述 Davos 医院患者的植入螺钉）。生产线主要在 Solothurn 地区，世界其他地区也有，同样有千万工人操作机器、精确加工出特定规格的内植物。

　　该产业的工人、工厂和公司自 20 世纪 60 年代初就参与了这项工作。12 月初的早晨，当第一班工人到达工作地点时，外面还是一片漆黑；第二班工人回到家时，天又黑了。没有这些工人们日复一日的敬业，就没有 Davos 的 AO 接骨术的教学和操练。

谁是这场大秀的总设计师？

　　成千上万的外科医生在 Davos 接受培训，成千上万的工人涌向 Solothurn 地区的工厂，成千上万的患者在世界各地的医院得到治疗，这一切都不是随机、无关的。背后的组织天才不是政府，也不是任何其他官方机构。相反，这场大秀是由一个私人的非政府组织来总协调的。人们今天把这个组织叫做"AO"（也是 AO 基金会的"AO"），最初只是一个外科医生小队，在 1958 年，他们同心同德，肩负起彻底改革骨折治疗和改善全球患者生活质量的使命。通过创办志同道合的外科医生联谊会，他们建立了一个没有政府补贴的组织、一个规模前所未有的社企。而这个社企起步于个人资源、自筹资金、灵活的商业模式和一群内植物生产商。

　　本书在志愿接受采访的基础上讲述了这一宏伟工程背后的故事：创始人和后继者的人格魅力；小团体是如何成长为一个超级协会的；全球性的外科医生网络建立，最终将优越的外科手术方法带到世界每一个角落。

　　本书意在再现创始者当年所面临的挑战、必须克服的障碍、内部的一次次辩论、建立的构架，以及为争取有远见的实业家和企业家加入所做的努力，更不用说资助了。正是这些工厂，为他们生产出了复杂的外科手术所需的器械和工具。本书特别提到了 AO 创始团队和组织在当年是如何克服老一代医生对创新手术的顽固抵制、如何通过研究来支持新思路、如何建立一个全球性组织并维持至今。其成就是多方位的。别的不说，光是课程每年就集中培训数千名医生，还有其研究项目支持外科新概念和新技术的研究。

（朱跃良　陆强　译）

第一部分

引领一场外科技术革命

2 什么是手术接骨术?

手术接骨术这个词"osteosynthesis"由希腊语"骨（osteon）"和"连接（synthesis）"合成，意思是把各种不同成分合成一个新的统一的结构。据考证，比利时医生 Albin Lambotte（1880—1955）在1919 年他的论文中第一次使用 osteosynthesis 一词。osteosynthesis 的名词解释一般是这样：

> 一种恢复骨的连续性、稳定性和功能的外科手术，适用于骨折后保守治疗（即非手术治疗）不足以治愈的情况。具体到骨折类型而言：合并关节面骨折或保守治疗后容易导致复位丢失的骨折。

手术接骨术的原理包括骨折的切开 / 闭合复位（即骨折块重新对线对位），用钢板、髓内钉（适合于长骨有髓腔者）或其他方法固定。为此，必须做手术。借助内植物，可加压 / 不加压骨折块（取决于骨折类型）。根据情况，患者术后可以完全或部分负重行走；骨折邻近关节可早期活动，从而可完全恢复活动度。

医生对骨折和肢体切开复位，用特定内植物（多为钢板＋特殊设计的螺钉，有时是髓内钉）固定骨折，从而完成手术接骨术。坚强固定防止了骨折间的活动。该方法被称作切开复位内固定术（Open Reduction Internal Fixation，ORIF），以和闭合复位内固定术（Closed Reduction Internal Fixation，CRIF）区别，后者不切开复位（图 2.1a ～ f）。

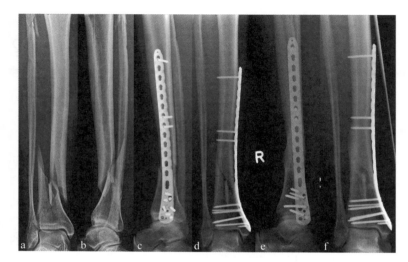

图 2.1 滑雪骨折。手术接骨术、置入内植物后影像。(**a**,**b**)术前;(**c**,**d**)术后;(**e**,**f**)术后 16 个月(来源:*Dr.med. Christoph Sommer*,*Chief Surgeon Trauma*,*Cantonal Hospital Grisons*,*reprinted with permission*)

　　传统骨折治疗包括手法复位、骨牵引、石膏夹板固定骨折肢体。20 世纪 60 年代以前,绝大多数骨创伤行保守治疗。石膏管型对骨折愈合确实有效,但并发症多,如肌肉萎缩和关节僵硬(图 2.2)。

　　和早期主流的保守疗法(即夹板或石膏外固定,长达数周的患肢制动)相比,手术接骨术有几大优点:精确复位骨折、恢复骨轴线、内植物固定后可早期活动。这种早期活动数日内即可开始,保留了关节活动,减少了深静脉血栓等并发症,降低了骨折周围软组织感染的风险。

　　手术接骨术也有感染的风险。且需二次手术取出内植物。最近,医生发明的微创手术接骨术可进一步减少软组织损伤,留下的瘢痕更小、更隐蔽。

　　成功的手术接骨术需要特殊设计和特殊形状的钢板、螺钉、工具。第 4 章将详细讨论——这一套系统是如何发展起来的?医生是

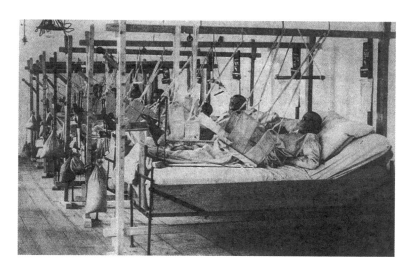

图 **2.2**　奥地利 Lorenz Böhler 军队医院第一次世界大战期间骨创伤的保守治疗（ *Lorenz Böhler* 首刊，*"Technik der Knochenbruchbehandlung"*，*Maudrich*，*Wien*，1929，1～52 页 ）。*瑞士 AO 基金会版权所有*

如何进入这个领域并证明手术接骨术的优越性的? 手术接骨术又是怎么替换了之前流行的保守外固定法，一跃成为全世界骨折的主要治疗方法的?

参考文献

Lambotte, A. (1919). *Chirurgie opératoire des Fractures* (p. 48). Paris: Masson.

（朱跃良　陆强　译）

3 AO 组织概览

AO 是什么意思?

尽管 AO 历经巨变、年年扩增，其称号却坚如磐石——无论 AO 组织还是 AO 基金会。AO 于 1958 年成立，由 Maurice Müller（该组织的创立先驱）取名。他先用法语"Association pour l'Ostéosynthèse"，后用同义德语"Arbeitsgemeinschaft für Osteosynthesefragen"冠名，两者在英语中同义，即"手术接骨术协会（The Association for Osteosynthesis，AO）"。

AO 首次在瑞士法律内取官方名为"协会"。其唯一的目标就是推广和改进手术接骨术，使之成为骨折治疗的优先选择。由于德文 AO 发音对其他地区的人来说很拗口，且 AO 缩写在美国已经为另一个公司注册，于是在英语国家改用"内固定研究协会（Association for the Study of Internal Fixation，ASIF）"。有时两个缩写一起使用，即大名鼎鼎的"AO/ASIF"。

白手起家

1958 年 11 月 6 日，13 名瑞士外科医生齐聚在瑞士 Biel 的 Elite 宾馆，会上几乎没人敢想象，有一天他们会发展成一个国际组织，带着成千上万医生掀起世界创伤救治的革命，并促发一个生产内植物和配套工具的全球大产业。很多年前这个宾馆内有一个纪念牌，上面有 13 位与会外科医生的名字，住客都可看见。直到最近一次宾馆翻修，该纪念牌才被移走。

在骨科医生 Maurice E. Müller（1918—2009）的领导下，他们团结在一起，为进一步提高骨折治疗水平而奋斗。Müller 研发了一套行之有效的、符合手术接骨术原则的器械，当时外科圈对此知之甚少。那个年代保守治疗是大家认可的骨折主流治疗方法。

1960 年起步时，AO 这样定位：

> "骨折治疗和相关实验研究协会。宗旨是骨折治疗
> （尤其是手术接骨术）领域务实的、科学的信息共享。"

今天，AO 发布使命和愿景：

> "在教育、研究、发明和临床探索方面促进和扩大我
> 们的健康专业网络，从而在世界范围内达到更有效的治疗
> 目标（AR 2015）。
> 　　我们的愿景是创伤外科手术和肌肉骨骼系统疾病治
> 疗的佼佼者（AR 2015）。"

1984 年，AO 在法律层面从协会转成一个全面的非营利组织。1992 年，其行政中心搬到 Davos，每年预算高达 102 000 000 瑞士法郎，固定员工 250 人左右（2016 年数据），成长为行业"巨无霸"，被全球医疗界认可和赞赏。

从 1958 年的 13 名会员开始，AO 成长为一个拥有 20 000 多名全球会员的组织（2017 年数据），下属多个临床分部。而这一切，都起源于手术接骨术这一理念（图 3.1）。

过去 60 年里 AO 不断成长，其管理和行政机构也不断扩大。如今，AO 的最高机构是 AO 受托人大会。这是一种议会形式，每年举行一次年会；大会选举 AO 主席、新的受托人董事会委员和 AO 基金会董事会（AO Foundation Board，AOFB）委员。AOFB 作为最高监管和执行机构，对组织策略的实施负责，任命 AO 行政管理部门（AO Executive Management，AOEM）成员，该部门有一个首席执行总裁（Chief Executive Officer，CEO）兼 AOFB 的副主席（图 3.2）。

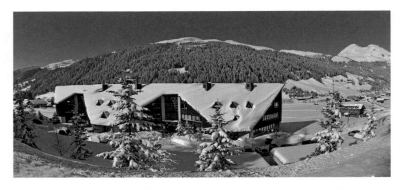

图 3.1 瑞士 Davos 的 AO 中心远景。*瑞士 AO 基金会版权所有*

如今，每年的教育支出占到了 AO 财务的 45%。AO 每年支持全球 800 多个教育项目，涉及 110 000 个工作日和 51 000 位外科医生参与。

紧接教育之后的是 AO 研究，占财务的 25%。AO 众多技术委员会［Technical Commission（英语），Technische Kommission（德语），TK］的支出占 5%，该委员会负责新内植物和新手术的准入。其余支出则是一般管理费和新领域的探索费。

AO 的主要资助来自 Synthes，以许可证和独家授权费用之名。AO 初期有三个生产厂家（Mathys、Straumann 和 Synthes USA）。几轮并购后只有 Synthes USA 留下来，并于 2012 年被强生公司（Johnson and Johnson，J&J）收购到 DePuy Synthes（DPS）部。2016 年强生 DPS 部负担了 AO 75% 的支出，用以 AO 教育和 AO 技术委员会新内植物和新手术方法准入的费用。余下 25% 的资助来自捐赠，2016 年为 12.3 亿元。

组织架构上，AO 主要围绕其临床部运作，其中 AO 创伤是至今最大的、成员和支出最多的部门。其他如 AO 脊柱、AO 颅颌面、AO 兽医是后续挨个成立的。在 AO 基金会董事会的监管下，每个临床部由其自己的董事会管理，并由 AO 后勤单位和部门支持（如研究、临床、教育等机构）。作为一独立单位，AO 技术委员会负责新内植物和新手术技术的准入。要想了解 AO 的全面组织架构，请看 AO 管理和行政一览图（图 3.3）。

AO管理级别

管理和执行机构清晰分开，确保最佳组织管理

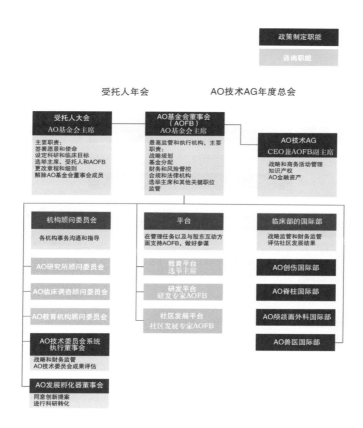

图 3.2 AO 组织管理架构表（来源：AO 2017 年报）。*瑞士 AO 基金会版权所有*

AO执行级别

AO基金会的执行功能由CEO和基金会董事会副主席负责，分三个层面：机构、临床部、后勤部，相互紧密合作

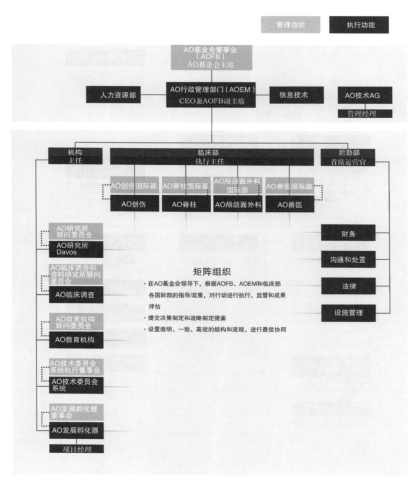

图 3.3 AO 组织管理架构一览表（来源：AO 2017 年报）。*瑞士 AO 基金会版权所有*

（朱跃良　陆强　译）

4 1960 年以前的骨折治疗

Davos，20 世纪 50 年代，又一个冬日

　　穿越历史，今天的人们很难想象在 20 世纪五六十年代，一个因滑雪导致的小腿骨折患者到 Davos 医院的标准治疗程序是：骨折复位、石膏固定、入院卧床、牵引数周，直到骨折愈合。牵引装置有点复杂，需在患者足跟穿一根钢针，通过一根绳子挂着重物持续牵引。石膏固定维持 8 ～ 12 周制动。拆除石膏后，患者才开始康复行走。

　　老人们也许依稀记得那个年代去医院探病，看到高高吊起的石膏小腿。只用外固定治疗骨折的保守疗法，是 20 世纪 60 年代以前医学界骨折治疗的金标准。

保守疗法是如何风靡世界的？

　　1950 年以前，骨折手法复位、石膏夹板固定、牵引，是欧美绝大多数医院的常规疗法。该方法的领军人物是维也纳的 Lorenz Böhler（1885—1973），他提出了一整套骨折的治疗体系。

　　Böhler 在第一次世界大战（一战）服兵役期间完善了这个体系。他不厌其烦地倡导他的标准体系，将之总结为 Schema-F 体系（Schema-F 是德语，意为标准和常规操作，无需思考和分析，如同填写标准表格和报告一样）。体系每一步的实施和质控最早都是他在军队医院期间完善的。一战结束，Böhler 在为他专门建立的维也纳医院内使用该体系。他说服了奥地利保险机构推广该体系，因为

战前的统计数字表明其他方法治疗骨折致残率太高，保险负担昂贵。该体系效果好，省下来的保险费足够开一家骨专科医院。于是，1925 年 Böhler 的交通事故专科医院在维也纳开业了。

　　Böhler 保守疗法体系中的核心要素之一是使用重力牵引，防止患肢在住院期间（长达 8～12 周）短缩。根据骨折分型，使用标准模块装置，原理相同。Böhler 从工业流程精简法中获得灵感，他认为借此可提高患者的治疗效率。1929 年他发表了他的骨折治疗标准体系手册（图 4.1）。

　　这种严谨细致的保守治疗体系有诸多优点，但其并发症也不少。患者肢体活动和重返工作的能力越差，并发症越多、越危险。该方法很难完全恢复骨折对线，石膏夹板无法确保绝对稳定的固定（要知道当年拍片技术不成熟，医生在治疗期间很难掌握骨折块移位情况）。患者下地行走之前的长时间卧床导致并发症大为增加，如关节僵硬、活动度丧失和不时出现的血栓。

　　保守疗法顺利治愈了骨折，但住院时间太长、重返工作生活太难，对患者和单位而言都是大问题。尽管缺点多，Böhler 的保守疗法依然是骨折治疗的金标准。20 世纪二三十年代，大量国外医生到 Böhler 的医院进修，保守疗法广为传播；据说几乎每周都有外国学者到他那里学习。Böhler 有时也做手术，但只有在绝对需要时。对

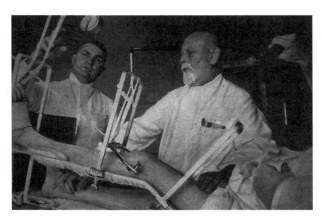

图 4.1　Böhler 在医院治疗患者。*瑞士 AO 基金会版权所有*

于常规应用手术接骨术，他一直高度怀疑。

保守疗法的弊端

复杂关节骨折容易引起肢体部分或完全残疾，尤其是股骨、胫骨和脊柱。关于致残的数据，瑞士和奥地利两个保险公司的数据不同。瑞士保险公司 1945 年数据显示，40% 的胫骨骨折、70% 的股骨骨折以残疾告终，需理赔；奥地利保险公司报道，上述骨折只有 5%最终残疾，需理赔（1955）。瑞士医生 Martin Allgöwer（AO 元老之一）回忆，当年肢残赔偿一度占到了保险公司总赔偿费用的 1/3。虽然骨折治疗也有进步，但显然当时的总体效果远远不够满意。

保守疗法对股骨颈骨折更是一筹莫展。该骨折多发于老年人，更难治且风险很高。住院至少 8 ～ 10 周，甚至 16 周（译者注：即便如此，最终股骨颈骨折大多不愈合）。长时间卧床总有并发症，患者死亡率高达 30% ～ 50%。由于上述种种不足，医学界开始探索各种手术方法治疗股骨颈骨折。

骨折在当时有两种情况优先考虑手术：一是开放骨折；二是股骨颈骨折——一种老年人常见且伴随高风险的骨折。手术治疗要让大家普遍接受，还有很长的一段路要走。

早年的手术治疗

本小节总结的一些创新发生在不同地区。限于地域，发明者之间并不互相往来。二战和二战之前，新思想的传播比现今的互联网时代要慢得多。这些创新以美国、德国、和比利时最有代表性（图 4.2）。

美国 Boston 发明钉，欧洲紧跟其后

没有内固定，就无法固定股骨颈骨折，医生一直在寻找办法。早在 19 世纪，已经有不少"钉"固定的记录。第一个被广泛认可的钉技

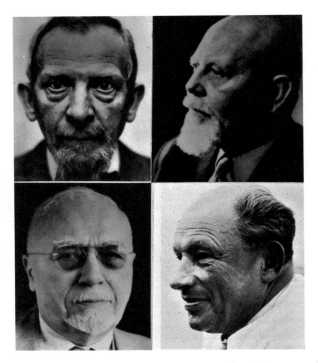

图 4.2 骨创伤的四位先驱 [Lambotte（左上），Danis（左下），Böhler（右上），Küntscher（右下）]。*瑞士 AO 基金会版权所有*

术来自美国 Boston 外科医生 Marius Nygaard Smith-Peterson，他于 1931 年发表了钉固定的良好疗效的文章。1938 年，奥地利外科医生 Böhler 已经记载了他在髋部使用钉固定技术。到 1940 年，该技术迅速在欧洲传播，股骨颈骨折钉固定已广为接受，但仅限于这个部位。

德国髓内钉传到世界

骨折手术固定的第二种方法是髓内钉，钉子插入长骨中央的髓腔，达到固定骨折的效果。该方法由德国医生 Gerhard Küntscher（1900—1972）在 20 世纪 30 年代首次提出，德国军医在二战时广为使用。

当 1940 年 Küntscher 首次在柏林一外科会议上展示其发明时，遭到了广泛反对。只有保守疗法的倡导者 Böhler 支持他并在自己的医院开始使用这种方法。同一会议上，来自瑞士 Winterthur 的两位外科医生走私了一套 Küntscher 的髓内钉回国。瑞士一工程公司 Sulzer 仿制了该钉，在 Winterthur 的诊所成功用在了动物和人的身上。1944 年，AO 创始人之一 Maurice Müller 亲眼看到并检查了 Küntscher 早期的一个患者，对他触动很大。

Küntscher 发明的髓内钉很特殊，他这样描述：

> 一种可以压紧骨内壁提供旋转稳定性的三棱针。因为三棱形，该钉并非完全挤占髓腔，其髓内压迫只限制在三条长而窄的棱上。因此对骨的血供保护优于其他钉棒。而且无需暴露骨折，钉可从骨干一端的单独切口插入。

由于二战后的信息传播限制，该技术只是在德国和斯堪的纳维亚国家使用。当盟军战俘从欧洲战场带着体内的这种钉回到美国或欧洲其他地方时，该技术才被大家知道。到 20 世纪 50 年代早期，股骨髓内钉已经在欧洲和英语国家普遍使用。但是，对髓内钉在其他骨折的应用，欧洲和北美一直有争议。

比利时加压钢板没有传开

骨折治疗的许多重要的外科创新和技术发生在比利时。顺着 Davos AO 中心的楼梯拾级而下，在下层可以看到几幅硕大的纪念 AO 先驱的画像，其中有两幅是比利时医生 Albin Lambotte（1866—1955）和 Robert Danis（1880—1962）。两位医生的详细描述请查阅 Urs Heim 的书 *Das Phänomen AO*。

命名"手术接骨术"的比利时医生

Albin Lambotte（1866—1955）——两位比利时医生中年长的一

位，在布鲁塞尔跟着哥哥 Élie 行医。哥哥是一位天资卓越的外科医生，但 1912 年 55 岁时去世了。在布鲁塞尔的医院，Lambotte 兄弟就已经开始对闭合骨折实行手术固定。1890 年，Albin Lambotte 搬到 Antwerp 的一家医院行医，直到去世。他成为了外科主任，工作突出，多才多艺。许多发表的文献证明了他在外科领域的广泛涉猎。1900 年后，Lambotte 开始专注于骨折的手术治疗，出了两本书：第一本 1907 年出版，有 187 种手术方法；第二本 1913 年出版，有 550 种手术接骨术。

第一本书在 AO 历史中格外有意义，因为其在医学上首次提出了"手术接骨术"的概念。他的手术理念日臻完善，强调绝对稳定，不用绷带、夹板、石膏等外固定。为防止肌肉萎缩或关节僵硬，他允许患者术后立即活动。他研发了自己的骨外固定器（译者注：骨外固定是钢针穿骨在体外连接，和石膏夹板等传统外固定不同）进行无菌手术。受其英国朋友 William Arbuthnot Lane（1856—1943）的影响，他在术中实施"不接触"原则。（译者注：技术包括使用厚纱布覆盖患者的皮肤和伤口边缘，用长柄器械增加外科医生的手和开放切口之间的距离，及时更换刀片，助手用镊子传递器械和缝线等。目的是减少医生的手和伤口接触，从而减少切口感染。当时李斯特的外科消毒术已经发明，在英国使用，但抗生素尚未发明。这种手术操作方法可以大大减少伤口感染，时至今日，依然是值得遵循的手术实操原则之一）。据说，他以手术结束时手套一尘不染为荣（图 4.3）。

Heim 未能在 Lambotte 的著作中发现骨痂和加压的描述。对 Lambotte 来说，无骨痂的骨愈合是很自然的。娴熟的手术接骨术促进了这一愈合。他把这种情况描述为"fracture sous-périostée"（译者注：法语，意思是骨折的骨膜下愈合）。

Lambotte 研发了一整套内植物和工具：环扎、螺钉、钉、钢板、手术工具和手摇钻。他心灵手巧，开始时全靠自己制作工具和内植物，后来才依靠外部供应。他在音乐上也有天分，是弦乐四重奏乐手之一，并制作了大量乐器，主要是小提琴。还有超轻型渔具，因为他是一个钓鱼发烧友。

Lambotte 才艺双绝，医生们对他景仰有加，跟着他学习，但他

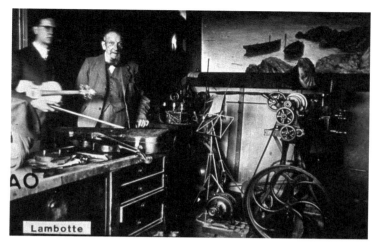

图 **4.3** Lambotte Atelier。*瑞士 AO 基金会版权所有*

并没有带出几个徒弟。AO 的创始人中，据说只有 Hans Willenegger 与他熟悉，后者在一本 1963 年出版的书中谈起过。

扬名 "手术接骨术" 的比利时医生

Robert Danis（1880—1962）于 1913 年在布鲁塞尔行医，主攻胸外科。后为 Libre Bruxelles 大学教授，1930 年以后才开始骨折的手术治疗。他在 1932 年出版了第一本手术接骨术的专著，距离 Lambotte 的书出版差不多 25 年。他们两人是否认识我们无从得知（Lambotte 于 1946 年退出外科生涯），但 Danis 的书中也使用了 "手术接骨术" 一词，两本书的出版商相同，说明 Danis 肯定熟悉 Lambotte 的工作。

当 Danis 开始使用内植物时，对外供产品质量很失望。和 Lambotte 一样，他自己动手制作，提高了螺钉的功能。1938 年，他第一个研发出了一块可轴向加压的钢板，取名为 "coapteur"（骨折夹板）。这种不锈钢板通过其内在设计和一枚外部螺钉起到了轴向加压和固定骨折的作用。

他在 1949 年的第二本书中，报道了 1500 例病例并改进了技术。不管从哪个方面，他的骨折治疗理念听起来就是后期 AO 理念的原始版本。Danis 也反对石膏固定骨折，因其导致的永久并发症和肢体萎缩。他用 "Frakturkrankheit"（德语，骨折病）一词来描述保守治疗的并发症。他建议多数情况下应该尽早手术治疗骨折，强调骨折块应最佳复位，以达到满意效果。Danis 证明持续加压后，骨折可以无骨痂愈合。

大家说他是个多才的老师，可以用双手在黑板上画画；还是一个多艺的老机械师，可自行制作手术器械和工具。1951 年他成为国际外科学会的主席，各种荣誉纷至沓来。和 Lambotte 一样，他也有很多爱好，比如音乐、绘画和厨艺。

尽管在手术接骨术领域有所成就，Danis 在乳腺癌手术领域的国际声望更大。在 1938 年布鲁塞尔的国际乳腺癌大会上，他受到了广泛赞誉。二战爆发，妨碍了他在手术接骨术领域的更多成就。二战结束，他到了退休年龄，其他后学登场。在 AO 的创立者中，据说只有 Maurice Müller 真正熟悉 Danis 的工作，于 1950 年私下拜访过他。

在全球骨折治疗的赛跑中，为何手术接骨术在一开始输给了保守疗法？

早期 Böhler 和他的医院名气太大了，保守疗法传遍全世界，确定了其牢固的地位。到 Böhler 处进修的医生纷至沓来，而 Antwerp 的 Lambotte 没有这么大的影响力和这么多粉丝。Danis 改进手术方法和器械，编写成书时，Böhler 已经是世界知名专家，影响力不在一个档次。当然二战的确也阻碍了新技术的传播。

Gerhard Küntscher 和他发明的髓内钉早期也在努力获得大家认可。最终是德国军医接受了他的方法，在战争期间大量使用（虽然只限于德国）。他的方法被医学界认可是因为盟军战俘返回各自家乡，体内带着 Küntscher 髓内钉，这是手术接骨法最有力的证明——大西洋两岸的医生都看到了这种钉子。而 Lambotte 和 Danis 时代都没有有这么好的机会，无法迅速有效地传播他们的手术技术和理念。

医学界对手术接骨术反应冷淡

细读当时的骨折学术会议和讨论的资料发现：大多数医生，包括当时最有名的大师，持续发表不支持手术接骨术的意见。Schlich 引用了几个外科大腕的文字来说明当时业界对手术接骨术的敌意，一如 Lambotte 和 Danis 当年遇到的一样：

> 严格训练过的医生、优秀的助手、条件过硬的医院，除非满足上述条件，否则开展手术接骨术问题多多，可能导致灾难（Gray，一份给美国保险公司的报告，1982 年）。

据说德国专家 Fritz Steinmann 说过，他不相信内固定是一种好办法，因为技术太难且感染风险太高。

Böhler 这个保守法的"领头羊"在 1929 年的教科书中写道：

> 内固定是一种灾难性的治疗，导致成千上万的患者终身残疾。

Böhler 说只有非常少数的医生能成功应用该技术。在后来的著作中（1943—1953），Böhler 对内固定治疗骨折依然持反对态度。对超现代医院和超复杂装备发表看法时，他说无人拥有知识和技能来使用所有这些现代器械，包括 Lambotte 和 Danis 的手术接骨术方法。他担心一旦医生得到这些器械，即使还不会 Lambotte 和 Danis 的手术技能，也会滥用。

20 世纪 50 年代，几位美国医生高度批评手术接骨术，建议禁止该技术的应用——除非主刀医生绝对合格且相关器械、内植物配备到位。在另一个研究中，这样评价：

> 如果开刀医生差，即使给他世界上最好的器械，手
> 术依然很有可能会失败。（译者注：上述几位保守疗法大师
> 严格把握手术适应证、限制手术、担心滥用等观点，虽然
> 对手术接骨术的早期推广不利，但散发着理性和慈悲的光
> 芒。非常遗憾的是，今日的骨科界，天平摆到了另一边）

到了 1960 年，在德国外科年会上，Böhler 继续批评手术接骨术
是最危险的治疗：经常是适应证没有选择正确或不具备相应技术就
开刀了。

此类批评声音如此强大，大多数医生对手术敬而远之——只有
少数在坚持。这就是 20 世纪 50 年代早期的整体情况，而此时，一
位年轻的瑞士外科医生 Maurice Müller 登场了。

参考文献

Bauer, E. (1959). *Zur Therapie der geschlossenen Unterschenkelfrakturen* (Vol. 39). Suva: Mitteilungen.

Böhler, L. (1929). *Technik der Knochenbruchbehandlung*. Wien: Maudrich.

Böhler, L. (1943). *Technik der Knochenbruchbehandlung im Frieden und im Krieg*. Wien: Maudrich.

Böhler, L. (1953). Unterschenkelschaftbrüche. *LAC, 276*, 192–217.

Danis, R. (1932). *Technique de l'ostéosynthèse*. Paris: Masson.

Danis, R. (1949). *Théorie et pratique de l'ostéosynthèse*. Paris: Masson.

Gary, R. N. (1928). Disability and costs of industrial fractures. *JBJS, 10*, 27–39.

Heim, U. F. A. (2001). *Das Phänomen AO* (p. 26). Mannheim: Huber.

Kuner, E. H. (2015). *Vom Ende einer qualvollen Therapie im Streckverband* (p. 4). Berlin: Kaden.

Lambotte, A. (1907). *L'intervention opératoire dans les Fractures*. Paris: Masson.

Lambotte, A. (1913). *Chirurgie opératoire des Fractures*. Paris: Masson.

Lane, W. A. (1950). *The operative treatment of fractures*. London: Medical Publishing Company.

Müller, M., Allgöwer, M., & Willenegger, H. (1963). *Technik der Operativen Frakturbehandlung* (pp. 3–5). Berlin: Springer.

Schlich, T. (2002). *Surgery, science and industry* (pp. 17–19). Basingstoke: Palgrave Macmillan.

Smith-Peterson, M. N., Cave, E. F., & Vangorder, G. W. (1931). Intracapsular fractures of the neck of the femur, treatment by internal fixation. *Archives of Surgery, 23*, 715–759.

（朱跃良　译）

5 走近 Maurice Müller（1918—2009）

在之前拜访的一个荷兰医生的建议下，1950 年 3 月 1 日，Maurice Müller 找到了 Robert Danis，在那儿就呆了一天。事后 Maurice Müller 回忆到：

> 我意识到我见证了一种手术接骨术：术后骨折无需再依赖石膏作为辅助固定。之前从未见过，也不相信这是可能的。我同时明白了，许多骨折并发症，如可怕的僵硬，罪魁祸首就是制动（译者注："制动"意为石膏、夹板等保守治疗引起的肢体不能活动）。

那年 Müller 32 岁，从医仅 6 年。这 6 年，他对矫形外科和骨折的治疗兴趣日浓，对骨折治疗的现状深感不满。回看 Müller 早年的学医和执业经历，我们就可以洞晓他是怎么一步步走来，最终去拜访布鲁塞尔的 Robert Danis。

Müller 是如何走上从医之路的？

1918 年，Müller 生于瑞士 Biel 一个讲法语的经商家庭。他父亲早年移民美国学医，一战期间按政府要求回瑞士服兵役。战后，他继承了家族生意，放弃了成为医生的梦想——在瑞士行医要求他重读所有在美国已经学完的课程。

12 岁那年，Müller 目睹了父亲痛苦的一幕：在花园里烧光了所有医学书籍——因为他再也没有任何机会成为一名医生了。Müller

将这一幕定格为他最终自己去学医的原因。他父亲后来支持并资助他完成学业。他在 Neuchâtel 医学院的第一年（1936 年）完成了基础课的学习。1937 年转到 Lausanne 大学学完其他课程。学医并非父亲的要求，但 Müller 的职业选择显然深受父亲当年那一幕遗憾的影响。

Lausanne 学医期间，Müller 有机会参与了一个巴黎心理技术学院专家主导的特别项目：他是少数被选人员之一，测试其资质和职业技术要求的符合度。专家们告诉 Müller 他可以从事以下职业，按优先度排列为：①建筑师；②城市设计师；③外科医生。测试表明他在三维思考上颇具天赋——该天赋对骨科手术很重要。他们建议他成为一位骨科医生。Müller 听从了建议，真的成了一名骨科医生。这些心理学家这么早就能预判出 Müller 的超级天赋，真是料事如神：他那时才 20 岁。

初期偶然接诊的几个患者对 Müller 触动很大

1944 年 4 月，二战正酣，Maurice Müller 完成了 Lausanne 大学的医学学习，年仅 26 岁，尚未独立治疗或检查过一个患者。他常替班（瑞士医生要服兵役，每次空缺 3 周）。他回忆第一批患者的诊治经历，对他影响深远。

有一位患者原本要找足踝专家，咨询足和静脉问题：患者行走完全正常，但大腿里面有一根钉子让他很难受。他对 Müller 说，这根钉子要从皮肤里面穿出来了，但无人能帮他。Müller 追问得知，患者曾在法国外籍军团服役参战（为瑞士法律禁止）。如果他返回瑞士，将面临起诉，患者最终跑去芬兰再入伍。森林战中，一棵大树压下来，大腿骨折。一个德国军医给他医治，在大腿插入一根钉子。这个医生就是后来大家知道的德国骨科医生 Küntscher（见第 4 章）。Müller 也只是从一些渠道读到过这种方法。这不战争没结束呢，患者就活生生走进诊室，出现在他面前：

> 我完全惊呆了！这个人股骨骨折，但检查发现他完全

康复，下肢功能完全正常。之前我见过的其他股骨骨折患者都留有严重残疾，行走困难，肢体常短缩，膝关节几乎完全僵硬，小腿弯曲。那时瑞士对此骨折的治疗是牵引 3 个月或以上，然后支具固定直至骨折完全愈合，再缓慢恢复行走和功能锻炼。之前所有股骨骨折的患者最终都落下残疾。

又过了几天，一个在巴黎进行了髋关节手术的患者走进了诊室。他做了髋关节成形术（髋关节成形术是关节面重塑的手术，以减轻髋关节炎症或创伤后的疼痛，恢复其功能）。患者需扶双拐行走，但依然对治疗很满意——因为他不疼了，下肢可以活动了，并可以坐上一段时间。他来就诊是想做个鞋垫来加高短缩的小腿。

对这两例患者的诊治经历促使 Müller 把寻找更好的骨折治疗方法和更好的关节成形术作为未来的研究方向，他立志成为该领域的专家。在 Joseph Schatzker 撰写的《Maurice E. Müller：自述生平（2018）》一书中，Müller 解释道：

> 我想改进关节成形术，使患者疼痛缓解，恢复行走，下肢负重且等长。

寻找低年资住院医师的职位

有了这些诊治经验，Müller 决定找一家骨科医院应聘低年资住院医师的职位。瑞士当时只有两家骨科专科医院，Müller 看中了苏黎世的 Balgrist 医院，该医院比另外一家的规模和名气都更大（Balgrist 医院位于苏黎世，1912 年由一个慈善基金会建立用于治疗残疾儿童，多半是脊髓灰质炎后遗症。1945 年，该专科医院成为苏黎世大学的附属医院。Balgrist 医院依然在收治残疾人，但手术非其主业）。一开始因为缺乏手术培训经验，他没被录用，只能改去一家风湿病医院，但后来出现转机：那几个被录用的医生因各种原因没能报到。于是 1945 年年初，Müller 如愿以偿地进入 Balgrist 医院任职低年资住院医师。

第一个空档年：非洲

　　但 Müller 很快失去了对 Balgrist 医院的幻想：都是一些传统的保守疗法，无人尝试去突破。于个人成长而言，医生的晋升机会渺茫。他看到一个去埃塞俄比亚的瑞士外科医疗队的招募广告，一时兴起就报名参加了。虽然申请人员众多，且职位已留给了高年资住院医师，但事情又出现了转机：一场内部资历争论导致几个录取人员撤回了申请，为 Müller 的入选扫清了障碍，他于 1946 年加入医疗队。有趣的是，Hans Willenegger 是当时面试和选拔队员的主要负责人，后来此君成了 AO 创始人之一。去埃塞俄比亚之前，Müller 仅用 3 个月的时间完成了博士论文的答辩——原本他以为自己要在 Balgrist 医院待两年的。1946 年 4 月他被授予博士学位，获得该学位对申请去埃塞俄比亚是有用的。1 个月后，他和未婚妻 Marty 一起去了非洲（图 5.1）。

　　18 个月的非洲医疗队生涯结束时，Müller 已经成为开刀行家，掌握了独特、高效、娴熟的手术技术。他刀法熟练，自称手术可以比一般医生快 50% 以上。

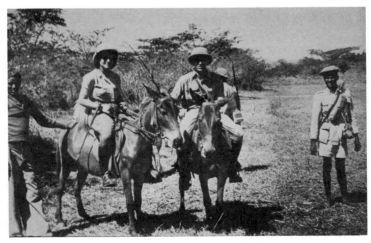

图 5.1　Maurice Müller 和妻子 Marty 在埃塞俄比亚。*瑞士 AO 基金会版权所有*

第一次任住院医师：Liestal（1947—1949）

1947 年从埃塞俄比亚回国后，Müller 改变了计划。他意识到学好骨科前，得先学好普外科。他在离 Biel 不远的 Liestal 州医院当了普外科的住院医师。在这里，他接触到了大量的骨折患者。在 Schatzker 写的 Müller 自传中，他回忆了这段 Liestal 的经历：

> 全欧洲几乎所有的骨折都是普外科医生治疗的，都用保守疗法。例如，膝关节等下肢大关节骨折的治疗，是先麻醉，后牵引，并尽力手法复位骨折。闭合复位和石膏固定是绝大多数骨折的治疗方法。
>
> 手术治疗骨折实为罕见，偶尔有人做一个简单的环扎来复位长骨骨折。有人使用克氏针来固定关节骨折（Martin Kirschner，1879—1942，于 1909 年发明了以他名字命名的克氏针，分别于 1916 年和 1927 年成为德国 Königsberg 和 Tübingen 的外科教授）。如果闭合复位失败，则行长骨简单环扎或克氏针固定关节骨折。这就是当时的主要手段。
>
> 在 Liestal 州医院，我们使用了环扎和克氏针固定技术。克氏针技术对踝关节骨折和部分儿童骨折特别有效。对胫骨和股骨横行骨折，有时我们用髓内钉，但很少，且只在闭合复位无法达到满意的骨折对位时使用。
>
> 所有的股骨颈骨折都用 Smith-Peterson 三棱钉或 Böhler 钉，该骨折用保守治疗有致命并发症，且即使患者存活，也会有骨不连。而转子间骨折和股骨颈骨折不同，牵引下可以愈合，患者在床上牵引 4 个多月，然后使用髋关节石膏固定。骨折愈合后，患者需要好几个月的康复。很少有人能恢复到生活自理。老年人群髋部骨折的致死率是如此之高——虽然我们已经尽力。1956 年时，才出现了类似于动力髋螺钉这样的螺钉和钢板组合。一经应用，普通转子间骨折的死亡率大幅下降。

股骨干骨折多需卧床休息，牵引 3 ~ 4 个月，再上髋部石膏至少 3 ~ 4 个月。股骨干横行骨折是例外，偶尔用髓内钉治疗。骨折愈合后，需要至少 1 年的高强度康复来治疗可怕的关节僵硬、肌肉萎缩和无力。要知道在那些年，一个医院除了老方法之外，所知甚少。医院一旦信任了手术接骨术，就会用 Danis 钢板治疗一切骨折，或者到处使用髓内钉。遗憾的是，瑞士这些医院是例外（即不相信手术接骨术）。即使要他们手术治疗骨折，也只会呆板地用一种方法。

这种治疗体制下，再加上 Liestal 的外科主任是 Böhler 保守法的坚定拥护者，Müller 在此处没有学到任何手术接骨方法，反而对 Böhler 的系统性保守方法了如指掌，为之后他深入提炼 AO 接骨法提供了重要的参考。又经过 1 年的外科实践，他获得了普外科医生执照，在瑞士政府奖学金的支持下，准备拿第二个执照——骨科医生执照。

第二个空档年：遍访欧洲骨科中心

在 Liestal 从医 2 年后，Müller 完成了学习计划。他的主要目标依然是成为 Balgrist 骨科医院的住院总医师，但该位置要在 1 年后才能空出来。因此他决定用这个空档年（译者注：the gap year，空档年或间隔年，欧美多指学生高中到大学前、毕业后到工作前，或其他转型转职期间的 1 年，多用来旅行或参学）遍访欧洲著名的骨科中心，从而了解前沿技术。

他先访问了德国的主要中心，在 Bad Tölz 结识了 Lange（1899—1975），在慕尼黑结识了 Hohmann 教授（1880—1970）。他又去了 Cologne 和 Aachen，然后经巴黎，前往荷兰的 Leiden，那时荷兰的 van Nes 教授是外科主任。在那里，他发现了最新的骨科技术，因此多待了几个月。他认为，van Nes 是欧洲之行中他遇到的手术最熟练的外科医生。在 Leiden，Müller 体会了髋和脊柱手术，并发表了 2 篇论文。van Nes 认为好的外科医生需要研发和设计自己的器械和工具，Müller 牢牢记住了这点。正是 van Nes 建议 Müller 有机会应该去拜访布鲁塞尔的 Danis——他已经摸索出了现代骨折治疗技术。Müller 给 Danis 写信，Danis 邀请他前往参观，看看病例。

关键之旅：拜访 Danis（1950）

1950 年 3 月 1 日，32 岁的 Müller 来到了布鲁塞尔，此时 Danis 已经 70 岁了。Müller 当时没怎么听说过 Danis，只略闻其文，最近一篇就在前一年发表。有些技术 Danis 也只是偶尔使用，他用加压钢板和螺钉来获得骨折固定的足够稳定性，他认为这点对手术接骨术后的骨折一期愈合至关重要。Danis 同意 Lambotte 的做法，过去 25 年一直使用其类似的理念和技术。Danis 是一条独狼，以一己之力研发出了这一切（图 5.2）。

对 Müller 而言，亲眼看到 Danis 的患者和手术接骨术，有如天启。他尤为吃惊的是，Danis 的手术接骨术患者不用石膏辅助固定。此时，Müller 已经知道关节僵硬是肢体长时间石膏固定引起的。Danis 同时设计了自己的工具：起子（螺丝刀）、螺钉和钢板，由比利时一个大型器械厂商生产。怀着深深的钦佩，Müller 带走了一些钢板和螺钉，并取得了厂家的地址。Müller 当时立刻意识到大有改进的空间，开始琢磨如何在 Danis 技术的基础上升华。这次访问后，手术接骨术和稳定内固定，一如 Danis 操作的那样，成为 Müller 的骨折治疗的指导性原则。

Müller 和 Danis 只待了一天，次日返回荷兰。但毫无疑问这是他职业生涯的转折点。他后来说 Danis 于 1949 年发表的那篇论文是他看过的最重要的文章之一。回顾 AO 组织后来的发展，这次拜访显然被视作里程碑。Müller 创立的许多骨折治疗方法可以追溯到 1950 年 3 月的这一天。

新技术初露锋芒：Fribourg（1950—1952）

回到瑞士，Müller 发现 Balgrist 骨科医院住院总医师职位再次没

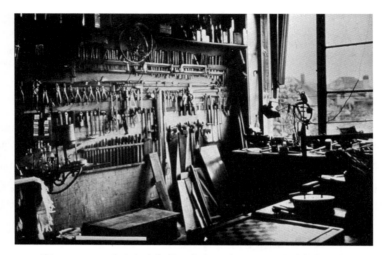

图 5.2　Danis 在布鲁塞尔的工作室。*瑞士 AO 基金会版权所有*

戏：退休的老主任把这个位置给了另一个人。新主任虽是 Müller 的一个朋友，却不愿更改这一任命。Müller 肯定很失望，但东边不亮西边亮，机会总会到来。

　　偶然的机会，Müller 成为 Fribourg 的 Canton 总医院的住院总医师，他承诺在那里只待 1 年。该医院以保守疗法（牵引和石膏）治疗所有骨折。好在主任对骨折没有兴趣，Müller 可以自由地用比利时 Danis 的方法治疗。他开始用手术接骨术和稳定内固定处理骨折，术后不用石膏固定，立即活动患肢。Müller 解释道：

> 　　从一开始我就决定对所有的胫骨闭合骨折用拉力螺钉或拉力螺钉＋钢板治疗。我有一些器械和工具，足可以实施这种新的骨折治疗体系。医院对我很好，主任允许我自己做主，我从制造 Danis 的内植物的工厂那里订了一整套 Danis 的螺钉和钢板（Danis 将其命名为"骨折夹板"）。
>
> 　　我的治疗包括绝对稳定固定和术后立即活动。当患者关节活动完全恢复且小腿肿胀消退后，打上一个膝上长石膏。期间不允许负重，且要学会用拐杖。4 周后回医院，

> 去除小腿长石膏，伤口拆线。拍片复查，如果愈合顺利，
> 小腿能自由活动，则用膝下短腿行走石膏固定后回家。

在 Fribourg 医院期间，Müller 治疗并记录了 75 例胫骨骨折。只有 3 例他认为是失败了，因为自己操作不当。由于这么高的成功率，他的口碑很快传播开来，有意思的是：

> 我工作不久后，有趣的事情发生了：Fribourg 有五家医院，轮流治疗骨折。警察知道医院轮值情况，他们会分配创伤患者到当值医院。一下子所有的创伤患者都到我们医院来了。一夜之间其他医院没有了创伤患者。所有的患者都愿意到我们医院。Fribourg 巴掌大的地方，消息传播是很快的。

Fribourg 医院的这个职位原本是临时用用，却成了 Müller 把欧洲所学（尤其是 Danis 的理念）变成实操的关键机会。

最终：Balgrist 骨科医院

1951 年秋，Balgrist 骨科医院空出了一个位置，Müller 离开了 Fribourg，前往他梦寐以求的 Balgrist 骨科医院就职。Müller 于该年获得住院医师职位，1952 年初晋升为住院总医师。他肯定兴高采烈——终于得偿所愿。Liestal 医院、欧洲之行和 Fribourg 医院的经历使得他对骨折治疗的理念日益成熟。回到骨科医院，他却得把骨折先放一放。Balgrist 医院的大部分手术是择期手术，创伤患者很少。20 世纪 50 年代初又出现了脊髓灰质炎疫苗，脊髓灰质炎患者开始大幅度减少。医院的重心从儿童人群转移到了患有退变性骨性关节炎的成人人群。

Müller 很快开始了一项新使命，即给骨科界展示使用手术接骨术和稳定内固定来治疗股骨近端（髋关节）疾病。他一当上 Balgrist 的住院总医师，就开展了这些新手术。在他的领导下，Balgrist 医院变成了一个现代的骨科医院，为更大范围的患者服务。他也从未停止过设计新器械——先是髋关节手术器械，然后是手术接骨术器械。

与此同时，Müller 继续进行科研，打算申请苏黎世大学医学编外教授学位（Privatdozent，即编外教授，是一种瑞士大学常见的教授资格。获得者可以使用教授这一学术头衔，但不一定是校编。获得者有资格在大学进行个人专业领域的授课）。这一时期，Müller 在医院外有了一个外科朋友圈。他慢慢积攒了大量髋关节手术资料，以此为编外教授论文答辩的基础。这些资料来自 Balgrist 医院和其他医院。1957 年他发表了《股骨近端截骨术》并获得了德国骨科协会颁发的 Heine 奖。他通过了苏黎世大学医学院的答辩。1958 年，学院经过几番讨论，且在 Müller 从 Balgrist 医院辞职后，授予了他编外教授学位。

在 Hirslanden 私立医院

Müller 在 Balgrist 医院名气很大，但收入偏少，因此医院允许他每周休息一天。用这个时间他拜访了伯尔尼周边众多地区医院的朋友。此时他已有三个孩子，经济上捉襟见肘。为此他向 Balgrist 医院申请一张私人床收治患者来弥补收入。医院领导拒绝了这一申请，他威胁要辞职，医院并不让步。更麻烦的是，其他医院的骨科医生也对他到处"飞刀"颇为不满。这些事甚至威胁到了他的行医资格，但是 41 岁的 Müller 坚持了下来。1957 年 10 月 15 日，他离开 Balgrist 医院前往附近私立的 Hirslanden 医院，入职后的第二个周一就做了几台手术。于是他开始了一段相对自由的职业生涯，这也方便了他和瑞士其他外科医生的联系。

山穷水尽又一村　皇天不负有心人

细思 Müller 的职业生涯：无数次，一扇门被关上时，另一扇门又打开了，出现了新的机会。童年的经历促使他走上学医之路。在医学院早期，他就被"诊断"为具有三维思考天赋，建议朝骨科发展，他也这么干了。1944 年在 Lausanne 完成医学院培训后，次年就在 Balgrist 骨科医院（瑞士排名第一的骨科医院）当住院医师。短短一年，他意识到这不是他想要的职业培训，于是报名去了埃塞俄比亚。开始没被录用，但是最后一刻有人退出，他才进去了。在那里呆了一年（1946—1947），他的普外科经验迅速增加，虽然因妻子生下了第一个孩子而有所打断。回到瑞士后，他在 Liesta 完成了普外科培训（1947—1949）。在那里他用保守疗法处理了许多骨折患者。无意间掌握了 Böhler 的骨折保守治疗体系，获益良多。

当 Balgrist 医院的大门再次对他关闭时，他开始了欧洲访学（1949—1950），从而走进了布鲁塞尔的 Danis 诊室，第一次看到了漂亮的手术接骨术。回瑞士后，还是进不去 Balgrist 医院，转而去了 Fribourg 医院。那是 Fribourg 院长的任命，该院之前所有的录用者都撤回了申请。在那里作为住院总医师，在外科主任的支持下，他抓住机会使用了从 Danis 处学来的技术。如果此时 Müller 进入了 Balgrist 骨科医院，就不会有在 Fribourg 的丰富的手术实操机会了。最终在 1952 年，Müller 敲开了 Balgrist 医院的大门，恰逢该医院主要的患者群从年轻的脊髓灰质炎患者转为年长的退变性关节炎患者。于是 Müller 有机会开始自己的髋关节置换技术，之后多年他一直在发展这种技术。

虽然有运气的成分，但他善于随机应变创新手术。同时完成了博士学位和后来的编外教授学位的研究。时局多变，他还有这样的成就令人叹为观止。他之后成为手术接骨术的 AO 小组的核心创始人。万事开头难，其他同行更愿意避重就轻、按部就班，而非一路劳心劳力，探索崭新的领域。

调到 Hirslanden 医院（下一章将详述）是重要的一步。Müller 可以自由地"飞刀"。这种模式改善了他的经济状况。此时，他开始创建 AO。

参考文献

Müller, M. (1957). *Die hüftnahen Femurosteotomien*. Stuttgart: Thieme.
Schatzker, J. (2018). *Maurice E. Müller: In his own words*. Davos: AO Foundation.

（朱跃良　译）

6 一个好汉三个帮

光说不练，大家不信

进入 Balgrist 医院成为住院总医师后，Müller 急于要和大家分享 Fribourg 两年的手术接骨术经验。他第一次讲课在 Winterthur，听众是医院外科医生和住院医师。第二次在 Balgrist 医院，他邀请了一大堆地区医院的住院总医师，包括苏黎世大学医院的普外科住院总医师。Müller 讲了他如何拜访 Danis，传发了 Danis 的书，并谈起他之前的手术经验。用他自己的话来说，他给他们展示了"令人叹为观止的病例"来演示加压绝对稳定骨折、术后早期活动患肢的概念。Müller 吃惊地发现听众反应冷淡。更糟的是，连那些他可以动员去拜访 Danis 的医生（译者注：说明 Müller 和他们关系很到位），离会时也带着一种"啥也没学到"的表情。

这两次授课后，Müller 觉得 Balgrist 医院住院总医师的新身份不足以让人信服，他需要一个学术学位来增加他的威信。从 Danis 那里（Danis 没有推广技术）他悟到：没有团队的单打独斗，没有科研基金的支持，难以服众。他转而把收治创伤的普外科医生作为授课的主要对象。瑞士那个年代，创伤不是由骨科治疗的，而创伤医生多在地区医院，而不是大学医院。

此外，Müller 已经意识到了：实践是唯一服众的办法。他尚不清楚法语到底在多大程度上阻碍了同行们真正读懂 Danis 的著作（Danis 的书是用法语撰写的，法语是 Müller 的母语，虽然他也讲德语，他在讲德语的地区医院学过几年德语）（译者注：语言问题一直困扰瑞士。瑞士全国面积只有 4 万多平方公里，人口 700 多万，却是一个有 4 种官方语言的多民族聚居的国家。德语、法语、意大利语及拉丁罗曼语为官方语言。其中讲德语的人口超过 70%)。

第一个粉丝

在 Balgrist 医院工作时，Müller 习惯了"飞刀"——在空闲日或周末，他背起包，装着手术器械和内植物，应同行的邀请去做复杂的手术。他们彼此友情渐增，来往紧密，最终成立 AO 组织。

1952 年，Müller 在 Balgrist 的第一年任住院总医师时，和高中老同学 Robert Schneider（1912—1990，Grosshöchstetten 地区医院外科主任）又联系上了。他是 Biel 人，每年服役他俩都在一起（译者注：瑞士宪法规定，凡年满 20 周岁至 42 周岁的男性公民必须服兵役。女性公民可志愿服兵役。每隔 1 年都需要参加训练）。小时候（Schneider 年长 4 岁），他们在一个俱乐部划船，且在 Biel 湖的同一条船上训练。Müller 块头小，总当舵手，而 Schneider 则是头号划手。当 Müller 被提为瑞士军队一个医疗队领导时，Schneider 是该队外科医生。

两人服役常在一起，相谈甚是投机。Müller 谈起他的手术接骨术的经验和理念，而 Schneider 也知道 Danis 并在法国听过他的一次授课。Schneider 那时已经是伯尔尼的 Grosshöchstetten 地区医院外科主任，对该技术持怀疑态度，开始并没有轻易相信 Müller 的观点（图 6.1）。

有一天，Schneider 请 Müller 看一个很难的病例，他说：

> 你知道我是我们医大学生联谊会主任的好朋友。他姐姐出了事故，肩部骨折。肱骨近端四部分骨折。主诊医生切除了骨折的肱骨头——除此之外，他不会别的方法。患者现在的假肩关节疼痛剧烈。最好的方法是肩关节融合，但不巧的是她又矮又胖，体重达 120 kg，要是上肩部石膏，一周都挺不过去，更不用说几个月了。如果你之前

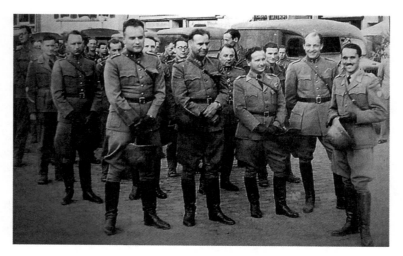

图 6.1　Maurice Müller（前排右）和 Robert Schneider（前排左）在瑞士军队。*瑞士 AO 基金会版权所有*

> *和我说的是真的，你应该可以帮她。如果你能不打石膏完*
> *成肩关节融合，我就相信你一直宣传的手术接骨术。*

那个年代，肩关节融合的唯一方法是石膏固定肩关节至少 4 个月。Müller 此时已在 Balgrist 有不少的骨科手术经验，他先做一个临时的石膏固定在患者腰部，一个弹性夹板托着手臂。等患者确认她可以支撑得住上肢，Müller 才开始实施手术：用他自己新设计的外固定加压钩结合钢丝张力带进行肩关节融合。不到 2 个月患者肩关节融合成功，稳定、无痛，上肢恢复了部分功能。

手术明星之路

老友 Schneider 既高兴又惊讶。同其他众多的瑞士普外科医生一样，他总认为骨科医生不懂手术，因为当年的骨科医生一般不治疗新鲜创伤，不治疗骨折并发症。这样的看法很普遍，因为 Balgrist 骨科医院的传统是治疗慢性病为主，不治疗创伤。

Schneider 被其超凡的手术技术折服，他开始把 Müller 作为外科明星引见给他在伯尔尼地区医院的朋友，而朋友中不少也是地区医院的外科主任。口口相传，Müller 频繁地接受邀请去各地医院做复杂的手术。虽然大多是矫形病例，但的确给了 Müller 机会去展示矫形骨科医生是如何使用手术接骨术治疗骨折的。在不少手术中，Müller 向同行展示了骨折稳定固定的优点、无创操作和保护骨折血供的重要性。他教会同行们许多原则，这些原则最终成了 AO 奉行的手术接骨术原则。

在 Balgrist 医院早期，Müller 没去"飞刀"。但渐渐地，他周末出去变得频繁了，都是其他医院的外科主任邀请的。当他转到 Hirslanden 医院时，他的"飞刀"更多了。他去"飞刀"不仅仅是做手术，也有讨论、教学、交流诊疗技巧。Schatzker 的 Müller 自传写道：他一直在完善手术接骨术和稳定内固定的理念和特殊的手术技巧。

他受邀去 Schneider 所在的 Grosshöchstetten 医院更频繁了。Urs Heim 在一封信中引用了 Schneider 女儿的话：

> 我清楚地记得 Marty Müller（Maurice Müller 的妻子）和她的三个孩子在我家玩耍的情景，有时直到周六的晚上，因为爸爸们在医院开着刀。

和布鲁塞尔的 Danis 当年的匆匆一晤持续影响着 Müller 的思维。尽管能完成复杂的手术接骨术，但 Danis 一直单打独斗，影响力有限。考虑到这一点，Müller 很早就意识到推广技术的重要性。他得建立一个类似于骨折手术学校的组织，便于"建个圈子"，把志同道合者聚集在一起，推动手术接骨术的发展。

Müllerc 去 Langnau（外科主任是 Walter Schär）和 Interlaken（外科主任是 Walter Bandi）的地区医院"飞刀"更多了。那里有许多从 Grindelwald、Wengen 和 Mürren 等滑雪胜地送来的滑雪导致的骨折患者。1955 年他又增加了一个"飞刀"地：Courtelary（外科主任是 Walter Stähli）。Robert Schneider 为 Müller 又联系上了 Hans Willenegger，后者已经是 Liestal 的外科主任。当年 Müller 在那个医院当过 2 年的

普外科住院医师，这是在 Willenegger 当主任前（1946 年，正是 Willenegger 选用 Müller 加入了去埃塞尔比亚的医疗队，见第 5 章）。

到 1956 年，Müller 的核心团队达到了 5 人——Schneider、Bandi、Schär、Stähli 和 Willenegger（他是团队中经验最为丰富的普外科医生）。Müller 决定邀请他们去他的 Balgrist 医院进行 3 天的实践操作短课程。

就在组织第一次课程以前，Müller 前去拜访了维也纳的 Böhler，亲自学习 Böhler 的保守疗法，和那里的住院医师们交谈。那里都采用保守疗法，Müller 离开时深为钦佩，因为虽然 Böhler 的团队对手术治疗骨折几乎没有经验，但其总结出来的治疗体系是 Müller 所见过的最好的。该体系而非治疗方法，成了他努力的目标。

在为他的核心团队进行的短期培训中，Müller 展示了病例，进行了手术演示，让他们看到他如何在患者身上使用手术接骨术和稳定内固定。团队在一起呆了 3 天，Müller 向他们灌输了自己的骨折治疗理念和方法，包括他在 Fribourg 的经验。Müller 的圈子内现在已经包含了 5 名瑞士地区医院的外科主任。

此时 Müller 已经预见可进行一个世界级的推广。在他的 Fribourg 经验的基础上，他最终总结出了治疗原则，最终变成了 AO 原则，此时 AO 组织尚未建立。

1957 年 12 月，授予编外教授的学位之时，Müller 有机会在苏黎世大学对更多的骨科同行讲述他的骨折治疗方法。他当时讲的这些原则听起来像是 1 年之后成立的 AO 组织原则的预告：

1. 骨是活的组织。
2. 骨的血供必须保护。
3. 死骨无法愈合。
4. 只有正常的形态才能保证正常的功能。
5. 恢复正常形态需要开刀。
6. 维持骨的对位需要内固定。
7. 手术后为了骨的愈合，绝对稳定是必需的。
8. 绝对稳定来自加压。
9. 绝对稳定消除了术后疼痛，使软组织和关节的快速康复成为可能。

这些原则，加上 Müller 的其他思想，最终出版在他的书《股骨近端截骨术》中。

短期培训结束后，Müller 邀请客人们去喝一杯。一些人留下，进行了长时间讨论，最终决定成立一个手术技术学校——如同 Müller 在维也纳的 Böhler 那里看到的一样。Müller 建议用法语"Association pour l'Ostéosynthèse"（手术接骨术协会）作为校名，缩写即为 AO。

谁能帮忙治疗一下复杂髋关节骨折？

Willenegger 是核心成员之一，也参加了 Balgrist 的短期课程，是由 Martin Allgöwer 介绍的。后者是 Chur 地区州医院的外科主任。

Allgöwer〔Martin Allgöwer（1917—2007），1956 年，Chur 地区州医院（Graubünden 州）外科主任，1967 年，Basel 大学外科系教授兼主任〕当时正在寻求帮助治疗一个复杂髋关节疾病患者。Willenegger 立即建议 Allgöwer 联系 Müller，认为他帮得上忙，Allgöwer 也读过 Müller 的新书。

此时 Müller 刚离开 Balgrist，在 Hirslanden 私立医院上班，有时间去 Chur 帮助 Allgöwer。两人从未见过面，但 Allgöwer 从战友那里知道 Müller 的口碑，尽管他们从未在同一个医疗队服役。Müller 几次去 Chur 手术，展示了器械和内植物，这些平素都放在汽车后备箱。Allgöwer 虽然是普外科医生，但对 Müller 很热情，并最终成为手术接骨术理念最重要的倡导者之一。由于 Müller 每月都去，在几个月内 Allgöwer 吸收了 Müller 的手术治疗骨折的理念，改变了 Chur 地区的骨折治疗理念：不用石膏，术后早期活动。Allgöwer 所在的医院骨折患者众多。患者都是从周围的冬季度假区来的，那里的滑雪者越来越多。Müller 的核心团队中地区医院的外科主任现在已经有 6 个了。

通过整理 Müller 之前病例的详细记录，Allgöwer 帮 Müller 在瑞士一流医学杂志上发表了研究结果。他建议在 Chur 再办一次相同的培训班，将参加 Balgrist 课程的 5 名外科医生扩大到其他人，其中一些曾与 Müller 共事过。

　　该课程于 1958 年 3 月 15 日至 17 日举行，参加人员扩增了。共邀请了 13 位外科医生，其中 10 位真正到场。除了 Balgrist 课程的参加者之外，新增的还包括 Allgöwer 以及其他 3 名外科医生。这个圈子已经发展到 10 名外科医生，其中 6 名来自伯尔尼，与 Müller 有着相似的医学背景。他正在招募那些经验丰富、已熟悉他的手术方法，并愿意更进一步学习的外科医生（图 6.2）。

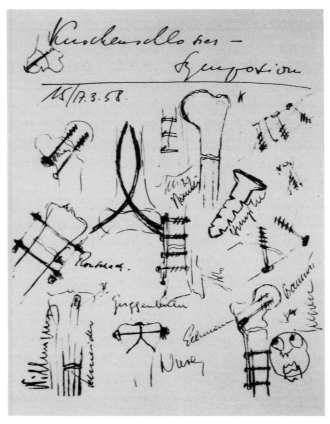

图 6.2　1958 年 Chur 课程参加者签名卡。*来源：Janine Aebi-Müller，经同意出版*

Chur 课程期间，大家检查了现有的手术技术、工具和内植物，最终一致认为应该努力使各种器械标准化。讨论最终决定创建一个手术接骨术的新协会。Allgöwer 取名为"手术接骨术研究小组"，表明其超越当下、目光深远。研究小组委托 Müller 一个任务：开发出一套更标准化的器械，因为他在器械和内植物的研发方面最有经验。

Müller 的手写笔记中记载了手术接骨术的四个主要目的：

1. 尽可能对受伤肢体的形态和功能进行解剖重建。

2. 术后即刻活动。

3. 住院时间尽可能短，迅速回到工作生活中（康复）。

4. 保护软组织（可能是 Allgöwer 手写加上的）。

此外，他们决定创建一个组织（后来成为 AO 组织）。参考瑞士外科会议的日程后，小组决定在瑞士外科年会前一天举行一次手术接骨术课程。地点选在 Biel——Müller 和 Schneider 的家乡，靠近年会地点伯尔尼。具体事宜交给 Müller 操办，他可依靠妹妹 Violette 和好友 Schneider 一起准备。

参考文献

Heim, U. F. A. (2001). *Das Phänomen AO*. Mannheim: Huber.
Müller, M. (1957). *Die Hüftnahen Femurosteotomien*. Stuttgart: Thieme.
Müller, M., & Allgöwer, M. (1958). Zur Behandlung der Pseudoarthrose. *Acta Chirurgica Helvetica, 25*, 253.
Schatzker, J. (2018). *Maurice E. Müller: In his own words* (p. 64). Davos: AO Foundation.

（朱跃良　译）

7 AO 启动会

启动会

1958 年 11 月 6 日，13 名外科医生在 Müller 和 Schneider 的组织下于 Bienne 精英酒店举行了第一次会议（图 7.1）。这样方便大家出席次日上午在伯尔尼举行的瑞士外科协会年会。

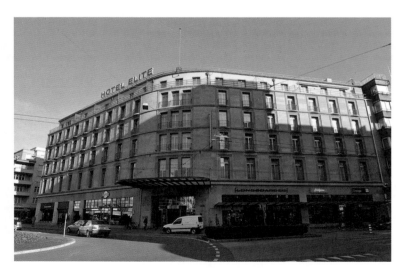

图 7.1 Bienne 的精英酒店，AO 会址。*瑞士 AO 基金会版权所有*

AO 之义

早在 1957 年 12 月，Müller 就提议成立这样一个组织，称为 "Association pour l'Ostéosynthèse"（AO）。在启动会上，决定该协会的正式名称德语为 "Schweizerische Arbeitsgemeinschaft für Osteosynthesefragen"（瑞士手术接骨术研究协会）。虽然 "Association"（协会）在法语和英语（Association of Osteosynthesis）中同义，但不能完全表达出德语 "Arbeitsgemeinschaft" 的原意，后者由两个词组成："Arbeit" 和 "Gemeinschaft"。"Arbeit" 的意思是这个群体希望承担一个任务或成就某事，"Gemeinschaft" 最好翻译为 "联谊会" "兄弟情谊" 或 "外科医生社区"。这两个词加起来表明：一群独立的外科医生，为研究手术接骨术而聚集在一起，平等无差别。其他成员，尤其是 Willengerger，坚持认为该群体将探索有关手术接骨术实践的外围问题，所以名称中增加了 "Fragen" 一词（英文翻译为 "issues"，即重要议题）。

在场的医生只有一个不是瑞士人。他们肯定知道，瑞士每个城镇都存在着包括体育协会在内的各种各样不同目的的协会。俱乐部或协会这种组织形式在瑞士最常见，可提供法律上的方便。虽然成立一个研究特定医疗方法的协会并不常见，但合法形式带来了特定的好处：只要协会有正式的章程来规范其管理、成员资格和财务控制，就可免税。这一点至关重要，因为 AO 打算从事一系列资助研究的筹款活动。

G13：13 人小组

AO 的 13 名外科医生和创始成员包括 10 名曾参加过 Balgrist（1956 年）和 Chur（1958 年 3 月）课程的外科医生和另外 3 名曾受邀参加但未能成行的医生。

- Maurice，Müller（Hirslanden，苏黎世），发起者
- Schneider，Robert（Grosshöchstetten）
- Bandi，Walter（Interlaken）
- Schär，Walter（Langnau i.E.）
- Stähli，Walter（St.Imier）
- Willenegger，Hans（Liestal）
- Guggenbühl，August（Grenchen）
- Allgöwer，Martin（Chur）
- Hunziker，Willy（Belp）
- Ott，Walter（Rorschach）
- Baumann，Ernst（Langenthal）
- Brussatis，Fritz（Balgrist）
- Patry，René（Geneva）

G5：AO 之父

聚集在精英酒店的外科医生基本都是地区医院的外科主任，多多少少和群里面其他人私交不错。AO 的核心成员——也被视为"AO之父"—— Müller、Schneider、Bandi、Willenegger 和 Allgöwer 是最活跃的组织者。Müller 的职业详情见第 5 章，具有联系起他人的天然条件；为全面理解这个外科团队的情况，也需要说说其他核心成员的职业背景。

Robert Schneider（1912—1990）

Schneider 和 Müller 一样可以讲德法双语，还帮 Müller 撰写德文论文。他在 Biel 和 Delémont 长大——这两处分别是伯尔尼州的德语区和法语区。他比 Müller 大 4 岁，个子高，在 Biel 赛艇俱乐部（两人相识之处）很活跃。Schneider 年轻时就已经擅长使用机械建筑设备（Meccano，一种钢铁组合玩具）。他在伯尔尼大学学医。在早期

的医学生涯中，他与 Walter Bandi 走得很近（另一位同龄"AO 之父"）。因为看到自己在大学医院上升无望，遂于 1945 年转去附近的 Grosshöchstetten 私立医院，后于 1951 年被任命为那里的外科主任。第二年，分配到 Müller 所在的瑞士陆军医疗队。两人重逢，从此成为至交。Müller 经常在周末到他的医院做手术。据说他性格外刚内柔。后期 Schneider 在推广 AO 理念上特别积极，通过频繁的访问和受邀讲课，他将理念传播到许多德国医院。

Walter Bandi（1912—1997）

Bandi 在读书时就表现出了科学和数学的天赋。深造时，他选择读医，在伯尔尼大学见到了 Schneider。两人相处融洽，很快成为好友，甚至在巴黎同读了一学期。起初 Bandi 在伯尔尼大学的诊所和医院上班，后往伯尔尼地区医院就职。1951 年，他当上 Interlaken 地区医院的外科主任，这家医院由于邻近 Grindelwald、Wengen 和 Mürren 等冬季度假胜地，很快就成为了运动和滑雪导致骨折的治疗中心。通过 Schneider，他与 Müller 于 1952 年初次见面。他一直积极推广 AO 组织，他的演讲才华横溢，也开发了一些接骨螺钉。退休后，他继续致力于将 AO 理念传播到国外。

Hans Willenegger（1910—1998）

AO 成立时，Willenegger 是 Liestal 医院的外科主任，曾是 Basel 大学医院的住院总医师。他在伯尔尼读医时认识了 Bandi 和 Schneider（两人都比他小 2 岁），经他们和 Müller 再次取得联系。Müller 偶尔在 Liestal 做手术，因此也认识 Willenegger。正如前文提到的那样，Willenegger 在 1946 年作为前往埃塞俄比亚的队员之一认识 Müller。在 Winterthur 时，Willenegger 也使用 Küntscher 髓内钉做手术。

被提名为外科主任之前，Willenegger 在科研方面很积极。他的一本有关输血的书很畅销。他也是一个动物爱好者，偶尔会在手术室给骨折移位的动物做手术。他因此与兽医熟悉，这使他后来与 AO 分部——即 AO 兽医合作密切。气质上他是天生的教育家，该本领在 AO 组织的后期发展中大放光彩。

Martin Allgöwer（1917—2007）

Allgöwer 在 St.Gallen 长大，他在日内瓦上过学，在那里精通法语。1942 年，他获得 Basel 大学医学学位，并很早就在当地一家制药公司的实验室进行研究工作。他以外科助理身份进入 Basel 大学医院就职，在那里有自己的实验室。他学会并完善了动物外科技术。来自 Winterthur 的新主任带来了自己的团队，包括住院总医师 Willenegger。在后者的帮助下，Allgöwer 获得资助到美国得克萨斯州访学。

1952 年，Allgöwer 在瑞士兵役期间的滑雪训练中小腿复杂骨折。Willenegger 为他做了骨折捆绑固定手术。去石膏后，他的肺部出现了危险的血栓——这是保守方法治疗骨折的典型并发症之一。1 年后，Willenegger 当上了 Liestal 的外科主任，他提拔 Allgöwer 为他的首席助理。仅仅 3 年后，Allgöwer 被任命为 Chur 州医院的外科主任。在他当主任的最初几年里，他对该地区滑雪胜地不断增多的骨折和创伤病例兴趣日浓。这恰是他在老朋友 Willenegger 的建议下与 Müller 交往之时。

Allgöwer 在美国得克萨斯期间英语流利，并理解美国文化，这一点在 AO 推到美国时派上了用场。同样重要的是他早期的动物研究——为 AO 最初的研究工作奠定了基础。

G5，即核心创始人，融不同才华和技能的人于一炉，为之后有效撬动 AO 的发展起到了奠基作用。团队中，有一名天才的外科医生（Müller）、一名坚定的组织者和外交家（Schneider）、一位优秀的演讲者和展示者（Bandi）、一位经验丰富的基础研究者（Allgöwer）和一名才华横溢的教育家（Willenegger）。第一次会议上，没有核心小组这一说，也没有谈到日后的角色。这些团队分工是后来逐步出现的（图 7.2）。

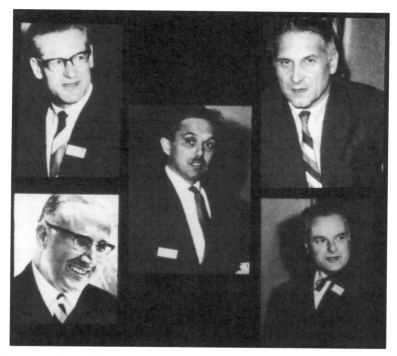

图 7.2 G5 核心成员，Müller（中），顺时针右转依次为 Allgöwer（右上）、Willenegger、Schneider 和 Bandi。*瑞士 AO 基金会版权所有*

AO 的其他元老（G13）

除了上述 5 名核心成员之外，还有 8 名外科医生出席了第一次会议。其中 4 名后来在组织的发展中积极活跃。Walter Schär（1906—1982）是 Langnau 地区医院主任，Walter Stähli（1911—2009）是 St.Imier 地区医院主任，Ernst Baumann（1890—1978）是 Langenthal 地区医院主任。他们都是 Schneider 和 Bandi 的朋友，属于"伯尔尼派"，都参加过 Balgrist 和 Chur 的早期课程。无论是内植物和器械的使用，还是各种技术和工具改进，他们都积极参与，做出了自己的贡献。

August Guggenbühl（1918—2009）是 Grenchen 地区医院外科主任，通过他在 Liestal 的前主任 Willenegger 加入 AO。他在一些外科工具的研制中发挥了重要作用，同时也是一位著名的动物爱好者，他的风格就是开着敞篷车，车后装几条大狗。他牵线搭桥，与兽医联系，创立了 AO 兽医。

其余医生：Fritz Brussatis（1919—1989）、René Patry（1890—1983）、Walter Ott（1915 年出生）和 Willy Hunziker（1915—1987年）都是 Allgöwer 或 Willenegger 的朋友，尽管不久后都离开了。Brussatis 是唯一的非瑞士人，不久后回到德国继续与 AO 保持联系。来自日内瓦的 Patry 钦佩 Müller 的外科天分，但他从未在自己手术中使用过 AO 器械。Ott 是 Rorschach 地区医院的外科主任，1962 年因对治疗某些适应证的意见不同而离开了 AO。Hunziker 仍然留在AO，但不活跃。

在所有 AO 创始人中，Müller 是唯一的骨科医生。其他都是普外科医生，必须处理越来越多的创伤患者。他们经验丰富，大多是地区公立医院的主任，手下有住院医师和助理组成的团队。创始人中，只有 Müller、Willenegger、Baumann 和 Patry 在大学的附属医院待过，或者已经取得了大学教师的身份，这一背景日后对 AO 组织的理念在瑞士其他医院的推广很有帮助。

Müller 和 Guggenbühl 是创始成员中最年轻的，Müller 是唯一一个在私人诊所的医生。G13 有一半是属于"伯尔尼派"，而其他人则是 Willenegger（Liestal）或 Allgöwer（Chur）招募的。Müller 领队，有趣的是，一位骨科医生指挥一组普外科医生收治创伤患者，而当时创伤患者归普外科医生收治。

启动会议程

除了正式决定创建 AO 组织外，启动会议程上还有几个重要项目。那天晚上，手术接骨术的内植物、螺钉和工具（称为"配套器械"）——摆出，以供即将到来的冬季"授课季"使用，主要由 Müller 提供。自从 Chur 会议和机械工程师 Robert Mathys 认识后，他就一直准备配套器械。其他议程涉及：决定 AO 内植物和器械的生产商，关于手术技术和前一个冬季经验的简短讨论（译者注：瑞士冬季是滑雪季，骨折多。），如何记录好手术结果，科研计划和在 Davos 建立实验室，人员分工。Müller 负责 AO 配套器械的研发，其他人负责把配套器械弄到医院使用。

　　该团体还选举 Schneider 为主席，Müller 为秘书，Allgöwer 为财务主管。正式的法律称呼和细则等都是后来的会议定的。

参考文献

Heim, U. F. A. (2001). *Das Phänomen AO*. Mannheim: Huber.
Willenegger, H. (1947). *Der Blutspender*. Basel: Schwabe.

（朱跃良　译）

8 AO 信条的出炉

起草章程

成为合法的正式协会，团队要有符合法律要求的章程，这样才可免税。直到第二次委员会，大家才审议和通过了一份草案。

从 1958 年的 Biel 启动会到正式通过章程耗费大约 18 个月，其间 AO 没有停止手术和器械的大发展。Willenegger 制订了一份初稿，但直到 1959 年秋天才呈给全小组。该章程于 1960 年 3 月 19 日正式批准和公布。

第一个章程是用德语发布的，包含了几个要素，经久不变，是 AO 章程的核心，据说章程的初稿和定稿之间有所改动。章程有 16 条，最重要的条款如下：

AO 宗旨

第 1 条强调建立一个研究骨折治疗的协会，开展实验研究，交流临床（尤其是手术接骨术）和科研的信息。从一开始，该组织就打算构建一个外科医生群体，不仅交流外科临床经验，而且积极参与研究。

AO 大会

AO 大会旨在成为最高决策单位，其作用在章程的若干条款（第

4 ～ 8 条）中有详细说明。在每次年度会议上，都要审查上一年的活动，当选的领导人要报告本组织的财务状况。AO 计划每年举行 2 ～ 4 次学术会议，成员可能要贡献经济上的相关资源。基金会成立初始，鼓励医生会员自愿参与详细讨论并分享各自的经验。

确定领导层

AO 领导层将从其会员中选举产生，任期 2 年。包括主席（Obmann/chairman）、秘书（secretary）和财务主管（treasurer）。这三个角色自愿担当，没有报酬。

Obmann（译者注：德语，陪审长、仲裁长）一词的选择很重要，它类似于美国陪审团审判法院系统的 Foreman（译者注：英语，陪审长、领班）。AO 成员决定不再为他们的协会设立"会长"（president），而是一个 Primus inter pares（译者注：拉丁语短语，意思是"平等中的第一位"）。但会议召集人角色很重要，由 Robert Schneider——AO 元老，Müller 的密友——担任，随后再次担任该职一直到 1978 年。Müller 被选为第一任秘书，而 Allgöwer 是第一任财务主管。

会员规则

会员资格对所有国籍的外科医生开放，前提是他们支持 AO 的目标，并根据章程第 3 条具有独立的专业地位。所有现有会员必须就任何新会员的加入达成一致，从而有效地为每个现有会员提供否决权。很明显，其意图是将会员资格仅限于执业外科医生。有个补充：退休后或不能再做手术接骨术时，该会员将被转为名誉会员。会员必须缴纳 500 瑞士法郎的入会费。这个数目等额于元老们当初的启动会捐助费。

到 1965 年，AO 接纳了 18 名新会员。1983 年，在基金会成立 25 周年之际，约有 120 名会员加入，其中 7 人逝世，2 人退出，8 人属于科学会员，另有 13 人被列为通讯会员。其间 9 名外科医生会员变为名誉会员。AO 的科学会员和通讯会员的职责和活动将在下章讨论。

会员权利和义务

AO 的每个会员享有同等的权利，同时要承担一些义务，这在冗长的章程第 12 条中有详细说明。所有会员都应参加 AO 会议。在第 12 条中，特别重要的是，会员有义务按照商定的标准格式记录其所有骨折治疗，同时有权查阅所有其他会员的资料。如此，AO 的查询大门敞开了：所有会员都能查看所有资料。

会员间要精神互助，类似于兄弟会：我为人人，人人为我。将此写入章程，AO 元老们确定了 AO 的同志精神，并最终走向 AO 哲学（见下文）。

最后，AO 后续发展的重中之重是：每个会员要贡献其骨折手术相关研究，可为全体会员分享。这将促成技术开发的完全共享，使 AO 可以免费获得新技术之许可。

坚守信条

最后同样重要的会员义务是：遵循 AO 骨折治疗原则——这是 AO 存在的核心理由。与 AO 指南相关的还有"信条"（credo）一词。该词由 Johnson & Johnson（J&J）（强生）首先刊用，后在管理界流行（1932—1963 年任强生董事长的 Robert Wood Johnson 是强生创始家族的一员，他于 1943 年亲自起草了公司的信条，恰好在强生上市前。该词的出现早于大家熟悉的"企业社会责任"一词。强生的信条不仅仅是一个道德指南针，还被认为是其商业成功的秘诀。强生是少数几个历经一个多世纪沧桑依然蓬勃发展的公司之一，这是信条力量的明证。指导公司决策的价值观在其信条中明文规定，且是一个永远的挑战：公司服务对象的需要和福祉第一）。回过头看，将信条应用于创始原则意义非凡，因为强生最终全面收购了 AO 外科医生最初设计和创建的所有医疗植入产品（见第 40 章）。

自给自足

总之，AO 的创始成员都是执业外科医生，他们聚集在一起，自称为"外科医生社区"——一个所有会员地位平等的社区，旨在推进手术接骨术。他们当时准备进行研究，分享所有的病例（成功或失败），并在自愿的基础上根据个人财力支持这个组织。

他们当时没有计较任何形式的补贴、外部资本或自身以外的任何资源。正是这个事实让我借用了商业风险投资界的术语"bootstrapping"（自举）。这样一个松散、迷你的组织，最终能够创造出一场骨折治疗的名副其实的外科革命，并不是一帆风顺的。接下来的章节将探讨这一切是如何发生的。

确定 AO 治疗原则

AO 会员承诺遵守商定的 AO 手术接骨术治疗原则。这些原则是什么？它们是如何产生的？

1958 年 3 月，由 Müller 主持的 Chur 会议起草了一份记录，上面附有注解。手稿中，Müller 明确提出了成功的手术接骨术有四个目标、五个原则。这些目标和原则后来成为 AO 教学的基础，并通过核心创始小组的出版物完善起来。1962 年，其表述如下（图8.1a，b）。

解剖复位

骨折治疗的主要目的是使骨折的肢体恢复到正常的解剖形态。根据 AO 原则，解剖复位者功能可达最佳，优于"可接受的复位"。后来的出版物中，此点表述为：骨折块解剖复位，尤其是关节内骨折。该原则保留至今。

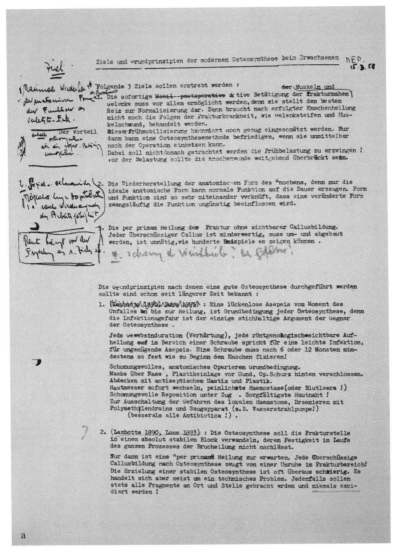

图 8.1　（**a**，**b**）Maurice Müller 在 1958 年 Chur 会议上使用的记录。*来源：经伯尔尼的 Hofgrede Verlag 惠允复印*

Ziele und Grundprinzipien der O.   -2-

Beispiele einer stabilen Osteosynthese :
- Cerclage + Verschraubung bei langen Spiralbrüchen u. langen Schrägfr.
- Küntscher Marknagel bei Oberschenkelbrüche im mittleren Drittel nach Ausbohrung der Markhöhle bis auf 12 bzw. 14 mm und Einsetzung eines entsprechend dicken Marknagels.
- Danisplatten bei Vorderarmquerfrakturen.
- Nichtsperrende Laschenschrauben nach Pohl (modif.n. Müller) bei pertrochanteren und subtrochanteren Frakturen.

3. Materialfrage : Das eingesenkte Material soll gewebeverträglich sein und das jeweils notwendige Instrumentarium soll zur Verfügung stehen.

Nur bei ungleichem Material, die Prothesen entfernen, sonst belassen genau wie die Zahneinlagen. Das Quantum des Material ist belanglos .

Nach Orsós 1925 sollen die eingesen versenkten Metallstücke weder einen chemischen, noch einen mechanischen, noch einen elektrischen Reis ausüben !

4. Danis prägte den Satz 1931 ein : Zwischen den Fragmenten sollte einen axialen Druck ausgeübt werden .

Die Struktur des Knochens ist funktionell bedingt nach genauen mathematischen Prinzipien und die Knochen und Knorpelzellen richten sich stets nach den Druck- und Zugkräften aus (wesen Bauprinzip der maximalen Materialersparnis).

Ein Abbau der abgestorbenen Knochenenden (Osteolyse) findet nur dann statt wenn kein axialer Druck ausgeübt wird (Müller) und die Fragmente nicht absolut ruhig gestellt sind (mikroskopische Bewegungen genügen).

Bei Pseudarthrosen, die Pseudarthrose nur dann anfrischen , wenn ein richtiges Falschgelenk mit Knorpelüberzug und Gelenkkapsel besteht oder wenn eine hochgradige Fehlstellung nur durch Sprengung der Pseudarthrose möglich ist. Sonst heilt die Pseudarthrose (nicht Endzustand, sondern Stillstand) unter einem axialen Druck überaus rasch.

Nach einer O. darf nie einen Zug (Extension) ausgeübt werden, da sonst beide Kräfte sich neutralisieren.

5. Müller 1951 : Es soll möglichst früh operiert werden. Ideal ist die 8 Std-Grenze die bei geschlossenen Schaftbrüche bis 12 Std verlängert werden kann. Nur in bestimmten Fällen Operation nach dem 5.Tag. Jedenfalls sollte während des Stadiums 2 der Callusbildung (Organisation der Gewebszerstörungen und des Blutergusses durch Granulationsgewebe) möglichst nicht operiert werden !

Bemerkung : Bei jeder Pseudarthrose ist vorerst das bestehende mechanisch-biologische Problem aufzudecken und die schädigende Beanspruchung zu identifizieren, damit diese vor allem ausgeschaltet werden kann.

Vortrag in Chur gehalten 15.3.58

b

图 8.1（续）

坚强固定

AO 教条规定"所有手术固定方法必须提供足够的稳定性，以保持长度、轴线和旋转稳定性。内固定的稳定性是指固定骨折的强度。拉力螺钉固定，不管有无中和钢板，以其"绝对稳定性"获得最佳骨折愈合效果，当然也需要骨折精确复位和直接桥接而实现"。骨痂的出现被视为"不够稳定，因而此时机体自发去弥补稳定"。这样一来，就需要减少骨折肢体负重来将就骨愈合。骨折愈合期间的稳定性维持可以通过髓内钉、螺钉、加压钢板的骨折端加压来实现，这样就达成了一个稳定固定的手术接骨术。

保护血供

保存骨折块和软组织的血液供应，需要无创操作。这一原则的重要性与时俱增。大家在越来越强调骨折治疗的同时，开始关注软组织损伤和血供保护。

患肢早期无痛活动

采用术后即刻活动这一原则后，显著减少了绝大多数骨折的永久并发症。

无痛、无石膏固定、无任何牵引装置，患者更愿意早期活动肌肉和关节。在 AO 出现之前，偶尔也有术后不用石膏作为辅助固定的情况，但完全弃用石膏在当时是非常激进的理念。

根据 Müller 在 Chur 会议上的发言稿，几个手稿和附件内容被理清：当时 Müller 自己只列出了三个原则（解剖复位，骨折加压一期骨愈合，早期活动功能康复）。手写插入的第四点（包括创伤手术流程）据说是 Allgöwer 的补充。作为一个有天赋的外科医生，他发表了大量关于手术治疗伤口和软组织的文章，并能以特殊方式关闭手术伤口，减少伤口瘢痕。补充的第四点证明了 AO 不同领域的医生齐心协力，只为了更好的疗效。在之后的发展中这种信念随处可见。

AO 信条与时俱进

从 1962 年开始，AO 原则的表述一直在变，但变化并不大。它经受住了近 60 年时间的考验。

随着手术经验的积累和对软组织问题认识的深入，AO 原则稍有调整：从最初的追求骨折的绝对稳定调整到后来的相对稳定，使得内植物设计有了一系列创新，详见后面的章节。虽然 AO 的总原则坚持关节内骨折的绝对稳定性为治疗目标，但操作中用的更多的是相对稳定，尤其是多发骨折。

2018 年，AO 的有效治疗原则依然雷同 1962 年的版本。四个主要原则如下：

1. 骨折复位固定以恢复解剖关系。
2. 根据骨折性质、患者和受伤机制等个性化情况进行绝对或相对稳定的固定。
3. 轻柔复位、仔细操作，保护软组织和骨的血供。
4. 受伤部位和患者作为一个整体进行早期安全活动和康复。

有人可能会问为什么 AO 的原则没有改变？虽然新技术，如微创手术、计算机辅助导航、新设计的内固定器等层出不穷，为临床提供了更多的新选择，但基本的生物学原则并没有变，因此，AO 提出的原则无需改变。

AO 手术原则的演变

从 Chur 草案中可以看出，Müller 不仅阐述了如上所述的手术接骨术的四个原则和目标，而且还讲授了实现成功的手术接骨术所必需的外科原则或最佳方法。他提出的五个原则那时已经小有名气了，只是需要再强调一下。在描述这五个手术技巧时，他提到了 Lambotte 和 Lane，以及 Danis，最佳操作如下：

1. 全手术过程无菌操作，从患者到达开始。手术增加了感染风险，这是对手术接骨术的最主要的反对理由。有趣的是，Müller 不遗余力地描述了预防感染的必要步骤，甚至包括如何戴口罩。
2. 第二步是把骨折牢固固定成一个整体。Müller 提到了 Lambotte 和 Lane。他指出，手术接骨术后应该无骨痂愈合，骨痂的出现表明骨折周围有些不稳定。他承认，很难实现完全稳定，但技术过硬就容易做到。然后，他列出了各种牢固固定的技术和好几种方法。
3. 第三点详细介绍了内植物和器械。
4. 这里 Müller 提到了 Danis，以及骨折段间轴向加压的必要性。他提出了这样做的理由，并引用了一些他自己发表的研究数据。
5. 最后一点是手术时间。Müller 主张尽早手术，甚至以小时为单位限定时间。

AO 手术原则诠释得越彻底，手术接骨术越会成功，越能展示出手术技巧的重要性。说明 AO 创始人当年不断通过会议和访问彼此的医院，专注于改进和分享手术技巧。这在 2 年后推出的许多 AO 课程中充分体现了出来。

经常提到 Lambotte 和 Lane 说明 Müller 自认为采用了他们的原则，但他认为自己青出于蓝而胜于蓝。

接下来的 3 年里，AO 成员将这些良好的外科原则系统化，形成一系列表格。在 Müller 的领导下，10 张表格，编号从 1 到 10，再加上图纸，被整理成一套大约 90 页的材料。这些表格在 AO 外科医生社区内共享，旨在规范手术接骨术，并使更多的外科医生能够知道。这些表格后来成为 AO 创始人出版的第一本书（1963）的基础。那本书中 Müller 署名的一些章节和早期出版的 AO 技术的说明书几乎相同，甚至一字不差。

AO 四基柱

AO 的创始人很早就在章程中阐述了一些合作方法。其中一些是针对某些活动，而另一些则更侧重于他们打算如何管理和内部互助。

在《AO 基金会的起源》（2001）一书（AO 早年历史）中，Urs Heim 用了一幅后来多次被影印的画（Klaus Oberli 创作）。这幅画在 AO 的早年并不存在，是后来为该书创作。而在 AO 出版的第一批文件中，四大支柱的基础作用显而易见。图中，四根柱子支撑着一个结构或者说屋顶，上面写着"COOPERATION"（合作），指的是 AO 会员希望公开分享和相互支持的精神（图 8.2）。

基金会设想的四项主要活动是：器械、教学、资料、研究。这四项都被画成了柱子。日后它们以不同的速度增长（不一定协调），

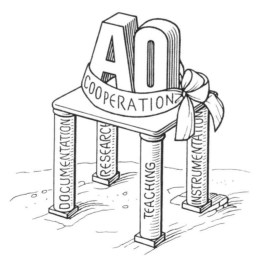

图 8.2 AO 四基柱。图中四根柱子从左到右分别写着：DOCUMENTATION（资料）、RESEARCH（研究）、TEACHING（教学）、INSTRUMENTATION（器械）。*瑞士 AO 基金会版权所有*

但事实证明它们之间谁也离不开谁。每一根柱子对基金会及其工作都至关重要（详见后面的章节）。

器械。Müller 更喜欢称之为"配套器械"（Instrumentarium），包括手术器械、固定螺钉、植入钢板以及髓内钉。后来 AO 参与了生产合作——这是建立该基柱所必需的。

教学。从一开始就是 AO 会员的关键工作。这源自 Müller 的"飞刀"经历。在那段时间里，他拜访了许多地区医院的朋友，正是这样，他们都学到了手术技术——实践出真知。后来的教学变为在大会上正式陈述和发言，再变成更"高大上"的培训课程，最终教学变成了基金会基柱之一。

资料。在早期就被看作一个重要元素。所有的医生会员都被要求在手术前后记录他们的病例。完整病例资料的好处并不是由 AO 外科医生发明的，而是由 Müller 和其他人观察到的，他们发现骨折治疗的所有先驱者——Lambotte、Danis 和 Böhler——都参与了详细的资料记录工作。从一开始，AO 外科医生就坚信这是一项重要而必要的活动，并为 AO 人力资本的进一步发展做出了贡献。

科研。是第四个也是最后一个基柱。章程第 1 条明确规定，AO 旨在研究有关骨折的问题。学习、理解并最终研究是 AO 理解自身使命的核心。在基金会，研究范围包括临床研究（早期占主导地位）、实验研究（后期重要性越来越大）和冶金研究（内植物材料的性质，材料日久会产生一些问题，需解决）。

AO 结构的屋顶标为"合作"意味着，开展的四项活动或者说基柱中的任何一个都将统一于该精神下。AO 的创始人并不打算建立一个自上而下的管理小组，而是一个自下而上的有组织的外科医生社区，以合作的精神自愿走到一起。对他们来说，合作意味着共同（而非独自）实现一个目标；为一个共同的目标贡献，而非只是一个消费者或旁观者；要积极参与，而非傻等别人做事。美国有句谚语：帮着拉车——不要舒适地坐在车里。

显然，1958 年 11 月 6 日在瑞士 Biel 的精英酒店聚集的外科医生们，并非为了享受美食、谈谈友情，或为一己之利而建立专业关系。而是通过建群，"AO 之父"全体每人都签约于一家耗时、耗力并需投入大量资源的大型企业。他们都知道这一切都是为了患者——为了那些骨折后常以残疾而终的患者。

参考文献

Heim, U. F. A. (2001). *Das Phänomen AO*. Mannheim: Huber.

Müller, M. E. (Ed.). (1961, July and December). *Operative Frakturbehandlung*. Instruction Sheets of AO. Unpublished Manuscripts.

Müller, M. E., Allgöwer, M., Schneider, R., & Willenegger, H. (1991). *Manual of internal fixation* (3rd ed.). Heidelberg: Springer.

Müller, M. E., Allgöwer, M., & Willenegger, H. (1963). *Technik der Operativen Frankturenbehandlung*. Berlin: Springer.

Schlich, T. (2002). *Surgery, science and industry*. Basingstoke: Palgrave Macmillan.

Schneider, R. (1983). *25 Jahre AO–Schweiz* (pp. 249–251). Berne: Arbeitsgemeinschaft für Osteosynthesefragen.

（朱跃良　译）

9 基柱一：研发AO配套器械

决定研发AO配套器械 *

1958年3月，AO的创始人们在Chur举行了第一次为期3天的课程，Maurice Müller负责创制配套器械。大家广泛讨论，在尸体实操的基础上一致认为：手术接骨术的成功很大程度上取决于定制配套器械的好坏。

之前的器械是工具、钢板和螺钉组成的"大杂烩"，互不匹配，医院内手术临时拼凑而成。大家熟悉一些，如Smith-Peterson钉、Böhler钉、Küntscher钉、环扎术、偶尔使用的加压钢板和各种钻头。元老Baumann已经研制了自己的拉力螺钉；Schneider则感叹：要是碰巧术中各钻头、螺钉和钢板互相匹配，那是中奖了。

大家在Chur试验了当时的可用器械，很快认可了Müller的器械标准化的想法，于是委托Müller研发易于操作、互相兼容、材料相同的手术接骨术配套器械。

这一共识源于Müller早年设计骨科手术工具的经验。在1950年的访学中，Van Nes和Danis都说，外科医生要想成功，必须设计自己的器械——Müller深为赞同。回到瑞士，他逐步设计器械，让当

---

* "instrumentarium"（配套器械）一词是AO创始人用于描述手术器械、内植物（钢板）和螺钉三元件的术语。否则一个词只能表述一种元件，如"手术器械"等。后来，生产商在内部使用术语"instrumentation"（器械）来表示三元件。为便于理解，本书之后全用"配套器械"描述三元件（手术器械、内植物和螺钉）

地供应商生产。特别是他曾与 Langenthal 的 Zulauf 合作，这是伯尔尼附近一家专门生产木雕工具的公司。虽然 Müller 有专门的器械，但不是为手术接骨术而设计的。他到处 "飞刀"，带的专门器械给许多外科医生留下了深刻的印象。然而，Müller 对当时的现有器械供应商并不十分满意，开始寻找更好的厂家。

Müller 锁定 Robert Mathys

小组成员委托他下功夫研发配套器械，他立即到处寻找合适的生产商，四处打听谁能熟练使用特殊钢材加工零部件。一个为钟表厂提供特种钢的厂商建议他去 Bettlach 镇的一家小作坊找老板 Robert Mathys 看看。小作坊位于 Biel 和 Solothurn 的中间。

Mathys（1921—2000）出生于该地区的一个中产阶级家庭，在当地一家工程公司当过技术制图和机械师的学徒。他喜欢鼓捣小机械，为模型飞机制造小柴油发动机，在镇上绰号为 "Motörli Röbu"（英语意为 "发动机抢劫犯"），19 岁利用业余时间获得了飞行员执照。二战期间，Mathys 和 Müller 一样长时间服役于瑞士军队。他申请了军队的专业飞行员职位，在 1946 年开办了自己的小厂 2 个月后就被录取了。他没去，选择办厂。当时年仅 25 岁。

1958 年 4 月 8 日，Chur 会议后仅 3 周左右，Müller 出现在 Mathys 的车间，迈出了 AO 配套器械研发的关键一步（译者注：即找到了合适的生产商）。Mathys 是一位制造、设计和加工不锈钢螺钉的高手——正是 Müller 苦苦寻找的人（之前的厂商都不合格）。Mathys 遇到 Müller 时，其麾下已有 14 名员工，但从未加工过任何医疗零件（图 9.1）。

当 Müller 在 Mathys 门口的台阶上不请自到时，还带着一个螺钉设计图。几天之内，Mathys 带着一个原型给了 Müller。合作开始了，Müller 大约每 10 天来一次。从 Schatzker 关于 Müller 的传记中可以看出他对 Mathys 的详细要求：

> 1958 年春，我设计了一种特殊螺纹的 4.5 mm 皮质骨

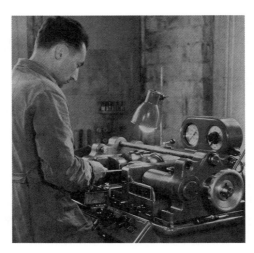

图 9.1 老 Robert Mathys，在他的车间。*瑞士 AO 基金会版权所有*

螺钉。这种螺钉无疑是骨螺钉设计的一个重要突破。螺钉头是圆形的，有一个六角形凹槽，与螺钉起子头的六角形轮廓相配。螺钉的螺纹设计可对抗拔出，并提供最佳的把持力和压缩力。这决定了轴的直径和螺纹直径的比值，以及螺纹和轴之间的夹角。表面积越大，螺纹和轴之间的夹角越接近 90°，螺钉的把持力就越大。这是一种非自攻螺钉，需要一个丝锥（螺纹切割器），以尽量减少自攻时螺钉螺纹的钝边对骨骼的损害。这也使得螺钉拧入更加精准。

Mathys 是天才。他似乎凭直觉明白我需要什么，怎么做才管用。我们开始建立起一支无与伦比的研发团队。他是制造螺钉的专家，所以我先设计了一个皮质螺钉作为第一个内植物（来考考他），然后开始研究其他东西。

这些 Müller 设计、Mathys 制造的螺钉，与 Lambotte 或 Danis 使用的相比有了实实在在的改进。由于皮质螺钉需要预先攻丝，因此 Mathys 也专门生产了丝锥（图 9.2 和 9.3）。

1958 年 10 月，Müller 在 Grenchen 地区医院（离 Mathys 的工厂

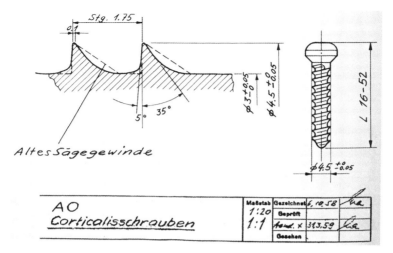

图 9.2　AO 的第一个螺钉设计。*来源：Mathys，经伯尔尼的 Hogrefe Verlag 惠允*

不远）做客座医生，为了给 Mathys 补充一些外科知识，安排他去医院参观；医院外科主任是 AO G13 之一的 August Guggenbühl。事实证明，这次参观对 Mathys 起到了决定性作用，Mathys 立即改善了螺钉和器械。短短几周，Mathys 完成了 16 项改进呈给 AO。在整个设计过程中，Müller 偏重于手术器械的"工效学"——这一概念当年还鲜为人知（图 9.4 和 9.5）。

　　从 4 月 8 日的第一次会议到 11 月 6 日的 AO 启动会，只有 7 个月。Müller 与 Mathys 密切合作，研发出了配套器械的基本元件。上呈给 G13，讨论，批准进一步测试。就当时条件而言，他们的研发速度快得离谱——只有电话和信件，没有互联网，没有谷歌，没有电子文档，没有转账，没有电脑摄像头！

就合适的资金模式达成一致

　　虽然 Mathys 的产品符合要求，但如何赚钱？别忘了，Müller 和他的朋友们并不拥有金融资本的股票。每个 AO 成员自费研发，除

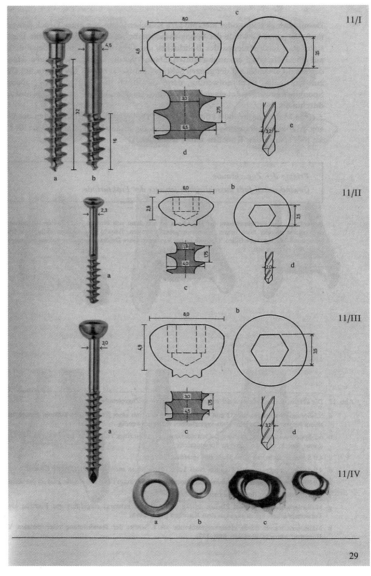

29

图 9.3 Müller 的螺钉。来源：*Springer 1977，1970，英文版*

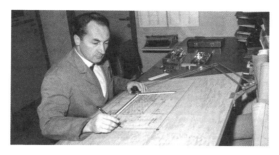

图 9.4 老 Robert Mathys 在制图桌前

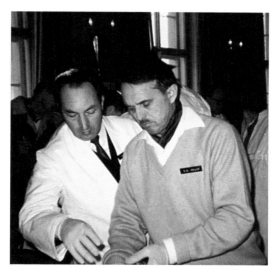

图 9.5 老 Robert Mathys 和 Maurice Müller。*瑞士 AO 基金会版权所有*

了那 500 瑞士法郎的入会费外，AO 无其他财政资源。当时只有 13 名委员，现金不足 1 万瑞士法郎。不管怎样，Müller 说服了 Mathys 等到将来某个时候再付钱，但要等多久？毕竟 AO 的委员们要对所有配套器械进行几年的测试再出售。

而 Mathys 必须保证，未经 AO 允许，不得向外界出售任何元件（手术工具、螺钉、钢板）。产权属于 Müller，产品都经过测试之后才能出售。同样，AO 委员必须承诺不将任何元件泄露给其他厂家。

Müller 以前常和一些供应商发生矛盾：他们想马上把他的设计推向市场。Müller 向 Mathys 承诺，他将在 4 年内达到"百万销售额"。说起来容易做起来难。Mathys 公司小、资金少。尽管如此，Mathys 还是接受了这些条件。两人简单地握手就达成了协议：没有合同，没有律师，没有专利律师，没有采购订单，没有秘密协议，也没有保密文件。这在今天的商业界难以想象，但当时的瑞士生意都是这么干的。

付费问题还得解决。起初，Müller 认为他和 Mathys 可以成立一家公司，然后去银行贷款。但他很快明白，这样不仅会让他与 AO 的同事难堪，也会与整个学界产生冲突。他觉得自己不能设计钢板和螺钉推荐给同行和患者，再向他们收钱。

为了规避这个问题，他让 Mathys 把所有的器械和内植物，以及制造成本的发票，寄给住在 Biel 的妹妹 Violette Moraz-Müller。她的丈夫刚刚去世，她同意把小房子改造一下，以适应日益壮大的 AO 业务。她后来成为物流和发票的负责人，在这一位置上待了大约 5 年（Violette Moraz-Müller 成为了 AO 组织的积极成员，参加研究会和 AO 培训课程。离开 AO 后，其工作被转移到 Waldenburg——那里 Straumann 公司的几名员工接替了她的工作。之后哥哥 Maurice Müller 成立了 Protek，推销髋关节植入设计，她也参与其中）。

日益增长的物流需求提出了一个挑战。Mathys 全神贯注于为 AO 设计原型，每天傍晚时分他都会来交付新模型。最初的 13 家使用医院很快扩大到了 20 家。他们会打电话订购，Moraz 的女儿会在当天晚上把包裹送到邮局，次日寄出——就当时而言，这种通过邮寄销售内植物的速度已经是飞快了。

医生的任何订单都是通过 Moraz-Müller，医院或外科医生的付款也是通过她。Violette Moraz-Müller 收取 15% 的管理费用，其余转给 Mathys。该流程的缺点是，只有在回款后才向 Mathys 付款，可能需要 3 个月。Mathys 花了大量时间在这个项目上，却牺牲了他的核心业务，财务陷入困境。Müller 向当地银行写了一封推荐信，后者随后直接向 Mathys 提供贷款。这一切安排的目的是为 AO 配套器械的开发提供资金，实质上是将资金负担转移到生产商 Mathys 身上，并信誓旦旦承诺他最终将拥有一个"4 年销售额达数百万美元"的企业，Müller 认为 4 年正是全面测试 AO 配套器械的时间。今天的银行敢这样贷款吗？！

从个人器械到标准器械套装

Müller 和 AO 委员必须解决另一个问题：配套器械谁来使用？他们一致同意，只有熟悉 AO 原则的医生才能订购器械。这意味着，开始的手术量会很小，除非更多医生熟悉 AO 手术，否则销售额增长缓慢。

1958 年 11 月的 AO 启动会议上，第一代的配套器械已经准备妥当。之后数月，Mathys 和 Müller 设计了更多的元件，包括螺钉、钢板和一种髓内钉（设计优于广泛使用的 Küntscher 钉），以及配套工具。还为 1959 年 3 月的 AO 会议准备了一种张力带装置，在钢板和螺钉之前使用。

AO 配套器械意在模块化和标准化。当手术医生要螺丝刀时，洗手护士无需再轮流递两把去，试出哪把合适。所有的器械相同、工具相同，不同医院的手术流程相似，配套器械通用。工具、钢板、螺钉和其他物品都经过消毒，装在有颜色代码的 6 个铝制箱子里，这肯定会让观察者想起汽车修理厂使用的工具箱。据说，使用盒装器械的想法源于 Mathys，他早年在观察手术时，就想到要纠正手术室中的"工具混乱"现象。最后一波，Mathys 制造了大约 20 套六铝盒套装，用于 1960 年 12 月计划在 Davos 举行的首次 AO 课程，这些套装此前已经由 AO 委员在实际手术中进行了测试（图 9.6）。

Müller 在 20 世纪 60 年代初写给 Mathys 的一封信良好地保存了下来，内有 AO 和 Mathys 的详细合作计划。这封长达 3 页的信列出了 AO 医生的反馈，以及改进工具套装的建议。它涵盖了许多细节，如工具箱的细分，对每种螺钉、螺丝刀和其他工具的意见反馈。特别是讲到对钻头不满，达到了对细节"吹毛求疵"的程度。在工效学的驱使下，大家交流完整的手术体验，最终由 Mathys 和其工厂团队完善。

直到 20 世纪 60 年代末，Müller 与 Mathys 的合作仍然基于上述商业模式。就在 Davos 举办的首次 AO 课程之前，当时在 Chur

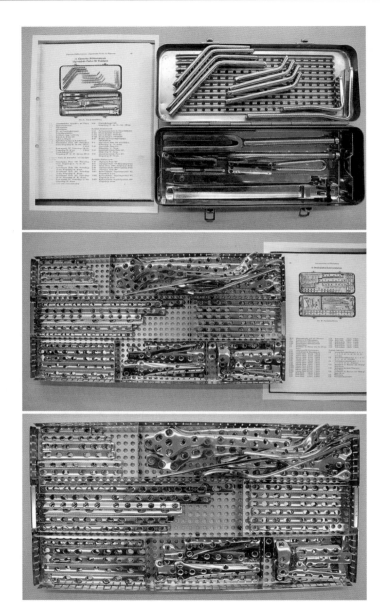

图 9.6　AO 配套器械套装。瑞士 AO 基金会版权所有

的新公司 Synthes AG 成立。从此，Mathys 向 AO 创始人所拥有的 Synthes AG 支付了许可费，后者将收益用于资助 AO 相关的研究。

成功管理 跨越鸿沟

AO 手术接骨术与其先驱 Danis 和 Lambotte 最大的不同是：为所有 AO 外科医生创建一套标准化的器械和内植物。这两位比利时先驱自己创造工具，要么在自己的车间，要么与外部供应商合作。他们没有共享工具和内植物，Danis 和 Lambotte 都是"独狼"，没有大群粉丝。AO 医生在 Müller 的领导下，成功壮大、广泛传播并标准化。他们使用了一个短语（后来创造的）来描述创新产品的销售及其在市场上的成功植入——"跨越鸿沟"（crossing the chasm）。由此大量医生很快加入（图 9.7）。

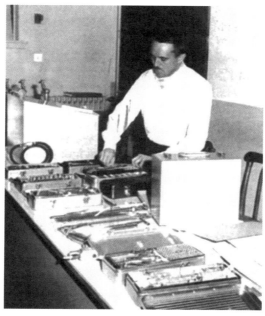

图 9.7 Maurice Müller 在展示 AO 配套器械。*瑞士 AO 基金会版权所有*

在创新者和早期使用者的基础上，AO 准备进入更大的主流外科市场，亦即从早期专科定制、满足可熟练操作的医生，转到允许普通医生参与手术。当 Müller 让更多的 G13 成员测试配套器械时，他实质上就是在寻求更广泛的市场测试反馈。

参考文献

Heim, U. F. A. (2001). *Das Phänomen AO*. Mannheim: Huber.
Moore, G. A. (1991). *Crossing the chasm, marketing and selling high-tech products to mainstream customers*. New York: Harper-Collins.
Schatzker, J. (2018). *Maurice E. Müller: In his own words*. Davos: AO Foundation.
Schlich, T. (2002). *Surgery, science and industry*. Basingstoke: Palgrave Macmillan.
Schneider, R. (1983). *25 Jahre AO–Schweiz*. Berne: Arbeitsgemeinschaft für Osteosynthesefragen.

（朱跃良　译）

10 基柱二：手术接骨术的教学

Maurice Müller 谈到 1960 年 Davos 首次 AO 课程的开始：

我认为 Davos 的首次 AO 课程是 AO 的真正开始。

教学之重

决定将教学作为 AO 的四大基柱之一绝非偶然。原本 AO 的创始人没有选择把培训或课程作为基柱。他们想表明 AO 组织致力于强调手术接骨术原则的教学。他们还认为"教学"一词传达了一种积极参与的方式，而不仅仅是单向传递信息或理论。如前所述，在开始两年的大部分时间里，Müller、Mathys 和 AO 同事密切合作设计配套器械（Müller 有时也称为"武器库"），他们对每个元件的改进都提出了宝贵的反馈，并在实际手术中测试。但是，一旦 AO 通过了完整的套装，他们就准备把它带进教室、开始授课。

手术接骨术的教学是有背景故事的。Lambotte 是早年手术接骨术的先驱，他坚持认为，永远不可能从书本上完全掌握所有手术技巧。他将手术培训比作学徒示范，认为培训应该在手术室的环境中对尸体骨骼实操。该模式成为一种师傅表演——借此教会徒弟。观看和操作远比读书效率高。Schlich 将其称为"只可意会不可言传的知识"（tacit knowledge）。

由于 AO 配套器械都是标准化的，Müller 坚信指导和教学方法也需要标准化。他也从维也纳的 Böhler 处吸取灵感，赞同那里规范的教学形式。然而，Böhler 只是在自己的医院里这样做。而 AO 创始人要考虑到瑞士内外无数医院的无数医生。这就要求他们为医生提供标准工具和标准方法——结果可复制、不同病例可比较。

AO 创始人记录了他们是怎么想的，手术接骨术的缺陷在哪里。在第 1 版和后续版的教科书中，他们不断地警告同行不要过于自信：

> 如果内固定术是由训练不足的医生进行，且没有完整的设备和无菌手术室条件，我们不好过于强烈地反对。但要知道，无自知之明的狂热爱好者使用该法，比怀疑者或完全反对者更危险！

AO 创始人在这里传达的是他们深深的信念：仅仅有配套器械是不够的。如果没有足够的训练和指导，手术的成功无法保证。这种信念使得他们阻止公开出售配套器械，确保它卖给训练有素的掌握 AO 技术的医生。

在 AO 开始之前的几年里，Müller 经历了不同类型的教学环境。他刚入 Balgrist 医院时，曾试图分享他在苏黎世地区 Fribourg 医院的手术接骨经验。据他说，仅仅用病历、X 线片的幻灯展示，不能说服任何人，更不能说服骨子里就反对手术接骨术的医生。

在 Balgrist 末期，在 Hirslanden 私立医院，Müller 给朋友们展示了两次 workshop（模拟手术的实际操作）。在 Balgrist 和 Chur，医生都在尸体骨骼上实操。此外，1960 年初在巴黎参加手外科课程时，Müller 在对尸体人手模拟手术时再次体验到了实操学习的力量。巴黎课程的新招数是电视机实时转播，Müller 后来将这种方法用在了 AO 的 Davos 课程。

技术 *vs.* 知识

最近另一作者在评论瑞士盛行的职业培训时，说到了"实践出真知"的重要性。Nassim Taleb 因其著作《黑天鹅》而闻名，他引用希腊语术语"技术 vs. 知识"（Techne vs. Episteme，即 know-how vs. know-what）提到了这一观点。当时通过手把手练习来传授手术技能和配套器械应用是新鲜事。随着 AO 发展，手术技术越来越重要，其重要性甚至超过了配套器械。

1960 年，准备 Davos 的首次 AO 课程

到 1960 年底，AO 决定设一门新课，邀请 AO 委员及他们的住院医师和助理都来参加，扩大队伍。如果每个委员都带 2 名助手，将有约 25 名助手参会，加上 AO 委员。回函蜂拥而至，申请书超过了 60 份。大部分是来自瑞士地区医院的普外科医生。一些非瑞士医生也提出了申请，其中最著名的是纽约的 Howard Rosen、Freiburg 的 Krauss 和 Weller，以及维也纳的 O. Russe，这些医生后来都在各自国家的 AO 发展中发挥了重要作用。除 AO 委员外，参会人数超过了 92 人。

课程的准备于当年年初就开始了，并在 Interlaken 的 AO 会议上彩排过。Müller 代表 AO 领导层写信提醒大家，重要的是要把各自的病例记录下来参会。Interlaken 会议还打算为日内瓦的瑞士外科协会年会（1960 年 5 月）和 11 月在伯尔尼举行的特别会议准备 AO 发言。这些材料成为 Davos 课程的基础。不过，这只是设想，实操方法仍待定。

首次课程的地点定在 AO 近期在 Davos 收购的实验大楼。授课场地一直紧缺，之后几年 AO 课程在一个电影院展示和演讲，并利用附近酒店的空房间实操练习。

Müller 是这次 4 天研讨会的课程总设计师。主要的课程教学法（后来成为所有 AO 课程的样板）如下：一小群外科医生围绕一张桌子，在"桌长"（一名有经验的 AO 医生）的指导下，用人尸体骨骼标本练习钢板和螺钉的使用。练习中使用了真正的工具。课程从创伤手术开始，一步一步地引导他们学习 AO 技术（图 10.1）。

Müller 后来解释说：

> 必须提醒大家，因为只有活骨才能愈合，所以暴露骨

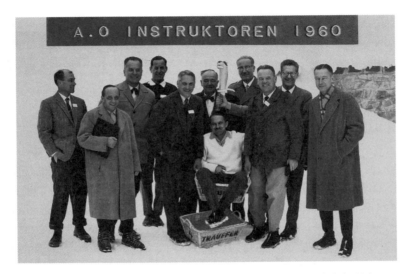

图 10.1 AO 课程教员，Davos，1960 年。*瑞士 AO 基金会版权所有*

折的过程必须微创，以保持骨的活力。其次，要恢复骨的
功能，必须先恢复形状，这意味着骨折解剖复位。形状恢
复后必须被保持，这意味着内固定。为确保愈合和无痛，固
定必须绝对稳定。然后，进行肢体的早期活动，以便完全恢
复关节活动度。遵循这些基本步骤，可避免创伤后并发症。

Müller 与 AO 的核心创始人共同承担演讲职责。他自己讲了接骨
原则，以及如何避免诸如"石膏病"之类的并发症。Allgöwer 讲了拉
力螺钉固定，Willenegger 讲了关节骨折，如踝关节。最后，Schneider
讲了胫骨髓内钉。这些课件最初是为年初举行的瑞士外科协会年会准
备的。每一位学员都进行了尸体骨骼标本的实操，所有 AO 委员都担
任"桌长"，进行指导。Müller 积极参加了实践教学。他当年 42 岁，
大多数学员比他年长，因此实施起课程的互动性并不容易（图 10.2）。

Davos 课程从一开始就有一个"保留节目"：午休时大家都戴上
滑雪板，和游客们一起登上 Davos 的斜坡。Müller 和 Allgöwer 都是
狂热的滑雪爱好者。该"节目"保留了许多年，直到当地政府警告：

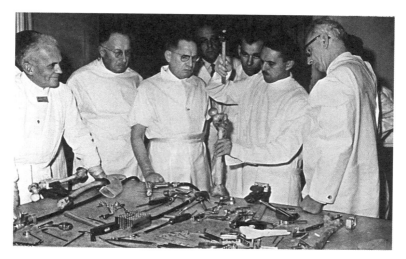

图 **10.2** Maurice Müller 在 Davos 课程上指导。*瑞士 AO 基金会版权所有*

如不停止，不再批准举办任何研讨会，尤其是这种"科学研讨会"！

2018 年的采访中，曾参加 1960 年首期 AO 课程的 Peter Matter 回忆道：

> 我不是课程的常客，因为是年轻的住院医师，在由 Allgöwer 领导的 Chur 医院工作，我负责课程后勤保障。我的职责之一是保证啤酒和香肠供应充足。课程在研究所进行，距离所有学员和教员下榻的 Schweizerhof 酒店几步之遥。当时，已经有不少国际学员：德国 8 人，美国 3 人，奥地利 2 人，法国 1 人。上午课后，大家都去滑雪，在斜坡上吃午餐。课程在 16:00 左右继续开始，常持续到 19:00 或 20:00。
>
> 令人震惊的是，大家会公开坦然讨论过去的真实病例，大多是失败病例，由在场医生提供。所有参加人员都发表意见。时不时有人站起来公开承认错误并自称是主刀。这种开诚布公后来成为了 AO 文化的一部分。

大家一致认为 Davos 首次课程圆满成功。AO 成功借鉴了许多骨创伤先驱如 Böhler 和 Danis 的经验，为我所用，创造了不同以往的独特风格——这是当时任何的主诊医生都未曾体验过的。课程上当场就有许多人要求购买配套器械，但被一一拒绝：AO 创始人不想把教学原则和配套器械销售混在一起。

首次课程时，举办方认为可能会再办一次；培训过的学员都有资质做和教。一如承诺，在第二届 Davos 论坛之前，在苏黎世一家医院为首届课程班的学员举办了二次培训班。AO 开始总想开展更多二次课程，但事情的发展出乎意料：在 1961 年的第二次课程中，有 102 名新学员注册，轰动一时。AO 的组织者开始怀疑他们的独特教学模式——手把手教学能否持续。为越来越多的老学员提供二次课程很难做到，必须放弃。取而代之的是，老学员常回来加入新课程，跟上发展。

1962 年，AO 创始人开始全神贯注地起草第一本手术接骨术教科书，他们决定那一年不开课程。但在 1963 年开设了两次课程，之后打算收工。在他们看来，教科书出版、配套器械公开后，原来的教学形式不会那么吃香了。他们没想到，课程的需求和配套器械厂家的额外赞助，继续将课程提升到了前所未有的水平，最终教学活动源源不断。增长是如何发生的？ AO 是如何管理的？将在后面章节讨论。

AO 委员都是执业医生，很清楚手术的成功取决于手术室团队合作。在 Davos 的第二次 AO 课程中，AO 为手术室护士设置了同步课程。Müller 的妹妹 Violette Moraz 作为 AO 物流枢纽的负责人，这方面经验丰富。AO 工具和内植物的使用课程颇受手术室团队欢迎。同其他课程一样，该课程也持续了较长时间（图 10.3）。

邀请 VIP 到 Davos

Davos 课程站稳脚跟后，AO 开始邀请瑞士以外的骨科和创伤"大佬"参加交流，为 AO 方法的推广做出贡献。访问贵客和学员中，甚至有 Freiburg 大学（德国）的 Krauss 教授，他是第一位

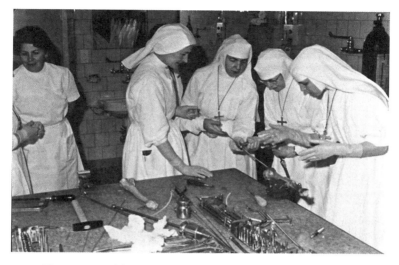

图 10.3　AO 手术室护士和助手课程。*瑞士 AO 基金会版权所有*

公开和积极支持 AO 原则的大学教授。以外还有来自英国的 John Charnley（译者注：现代关节外科之父）和维也纳的 Lorenz Böhler（译者注：当时骨折保守治疗的领军人物，见本书前面章节）。

　　Davos 的课程当初是推广 AO 的权宜之计，而今却华丽转身为骨创伤的神圣学堂。

参考文献

Heim, U. F. A. (2001). *Das Phänomen AO* (p. 117). Mannheim: Huber.

Müller, M., Allgöwer, M., & Willenegger, H. (1963). *Technik der Operativen Frakturbehandlung.* Berlin: Springer.

Schatzker, J. (2018). *Maurice E. Müller: In his own words* (p. 99). Davos: AO Foundation.

Schlich, T. (2002). *Surgery, science and industry.* Basingstoke: Palgrave Macmillan.

Schneider, R. (1983). *25 Jahre AO–Schweiz* (p. 26). Berne: Arbeitsgemeinschaft für Osteosynthesefragen.

Taleb, N. N. (2007). *The black swan.* New York: Random House.

Taleb, N. N. (2012). *Antifragile (How to live in a world we don't understand)* (p. 90). London: Allen Lane/Penguin Books.

（朱跃良　译）

11 基柱三：收集完整资料

从一开始，AO 委员就致力于记录他们的所有病例，并将这一承诺写入 AO 章程。各委员必须向其他委员提供每个病例的副本。章程进一步规定，委员必须根据统一的原则记录自己的手术接骨术；记录形式应该便于统计分析；允许所有其他委员查阅其资料，自己也可以查阅 AO 委员的所有病例。当时的外科医生喜欢展示自己的成功病例，对失败病例则遮遮掩掩，这一章程是委员间的一种意义深远的承诺。

早期的资料形式

Müller 很早就意识到了完整详细的资料很重要。最初访问 van Nes（荷兰）和 Danis（比利时）的诊所期间，他已经体会到资料缺乏或不完整的弊病很多。他发现 van Nes 根本不收集资料。Danis 只记录愿在术后随访对照的患者（X 线片）。Lambotte 在 Müller 时代之前就退休了，他有以骨折类型和手术流程为重点的绘图和 X 线片，但缺乏完整的病史记录，难以比较。

Müller 成为 Fribourg 医院的住院医师（1951—1952 年）后，仔细记录了期间 75 次手术接骨术的经验。他很快意识到，这些资料的公开共享为他招募了不少地区医院志同道合的医生。

1956 年，当 Müller 访问维也纳的 Böhler 医院时，他感到 Böhler 对每一个病例的仔细记录是成功的重要因素。这些病例资料完整，包括了治疗结果，因为 Böhler 的患者都有保险，可以随访做后续检查。Böhler 按诊断分类文档，还包括事故类型、骨折绘图。在维也纳，Müller 首次看到了打孔卡（19 世纪末在美国最先引用），这种打孔卡可以帮助自动分类。

Müller 的资料管理法始于 1957 年提交的苏黎世大学编外教授论文。当时用徕卡相机记录 X 线片，后来演变成把小的 X 线照片贴在报告卡背面的办法，这样的资料方便小巧。当然，在 X 线的胶片时代，这样做工作量依然很大，今日习以为常的数字 X 线胶片，还要 50 年后才出现。

创建标准资料体系

当 AO 创始人承诺彼此共享资料时，他们意识到，只有标准化的格式或报告才行得通。无论 Lambotte、Danis 或 Böhler 收集了什么样的资料，都只适用于自己的医院。但 AO 有 13 个创始成员，代表 13 家医院，且后续会增加更多的医院——这样就面临着单中心收集多源资料的矛盾。除非有通用标准，否则资料会一片混乱。

就骨折诊断而言，X 线片是治疗控制的最客观手段。在这方面，AO 以 Böhler 为榜样。多年来，这位维也纳医生收集了一系列患者随访的 X 线片。1938 年，他发表了一份研究：他的医院的 78 名股骨颈钉患者，每人有三次 X 线片检查。1943 年，Böhler 的病例增加到约 4000 名，约 20 000 张个人照片（传统照片也在其中）。到 1954 年，他拥有 78 349 名住院患者和 507 772 名门诊患者的详细病历记录，以及 1925 年以来在维也纳医院接受治疗的 241 000 名伤者的 X 线片。

与 Böhler 一样，AO 在其资料收集项目中使用标准化表格。1959 年，Müller 推出了彩色代码表，用于记录手术和检查，分别在 4 个月和 12 个月后实施。他还设计了打孔卡，上面可以贴上 X 线片的微型副本。每一名手术接骨术患者出院，医生应首先将黄色代码表发送至 Davos 文档中心（图 11.1）。

传统上，每个外科医生必须对患者填写三张表。表 A 收集骨折或损伤的类型、手术类型和内植物类型的信息，还要求提供术后结果的预估。表 B 记录 4 个月后的对照，并附上 X 线片。表 C 在初次损伤 1 年后填写，要求详细说明解剖复位情况、患肢功能，以及

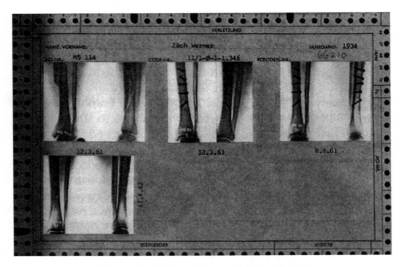

图 11.1 打孔卡。瑞士 AO 基金会版权所有

"性价比"的信息，即多久后患者恢复正常生活或工作。所涉及的问题包括：

- 总住院时间（天）
- 伤后到开始部分工作的时间
- 伤后到开始完全工作的时间
- 前后的工种比较
- 前后的收入比较
- 体育活动的能力
- 军队服役的能力

所有这些回答，辅以术后 1 年 X 线片作为证据。

Müller 认为患者重返工作与否很重要，他在 1951 年开始使用手术接骨术时，就把这点写进了他的第一份病历。这是卫生经济学问题的初步尝试（卫生经济学后来日益重要）。

这些表一次次送到 Davos 的文档中心。表上信息随后被用来制作两张新的打孔卡，其中一张留在 Davos，另一张被送回各自的医生手中。AO 外科医生还需要发送一组术前和术后的 X 线片。复制和缩小后，粘贴到打孔卡上，还给手术医生保管。

文档中心成立后的 1 年，登记了 1000 个病例，有 10 000 张 X 线片可供分析。工作量很快使工作人员不堪重负，报告也出现了延误。传统上 AO 委员是自费科研的，每个病例的数据登入开支都由各自的医生支付。

Müller 自己也承认，很难说服同事们耗时耗力地收集资料。早期他鼓励大家带着完整的资料来参会。后来 AO 遇到强烈的反对意见时，完整资料的展示发挥了功不可没的作用。认识到这点后，AO 委员改变了对收集资料的态度。如今看来，Müller 他们的做法正是循证医学的雏形。

根据搜集的资料，由 Müller、Allgöwer 和 Willenegger 组成的 AO 团队在 1963 年向德国外科医生协会做了一次重要的报告，报告了几百个完整记录的病例，提高了 AO 在德国的声誉。

尽管 AO 医生资料收集得好，但事实证明，大家接受 AO 很大程度上是由于其临床结果优越。资料在临床结果的后面发挥作用，但仍然为 AO 赢得了严谨的美誉。Müller 仍然是基金会文档中心的负责人。最终当他去往伯尔尼任职时，将文档中心也搬了过去。他在数据库的计算机化上投入了大量的精力和资源。"大数据"一词还没出现，但这已经是 Müller 和同事们潜在追求的理想——借此他们就可以获得患者的最佳疗法。

AO 文档的挑战在于编码所有信息太复杂了，且常会有随访不全的情况。批评者还指出，虽然收集了大量信息，但骨折部位不同、类型不同、医生治疗不同，无法用任何基于随机性的统计进行相关研究。这是该项目的主要缺点。

到 1983 年，即文档中心成立 25 年后，共记录了 13 万处骨折。其中，约 8 万处完成了代码表和 X 线片的收集。同时，55 万张 X 线片被复制。该数据库有助于回答许多复杂的临床问题，是许多书和论文的基础。

到 1986 年，数据库已经有超过 100 万张 X 线片，涵盖 15 万例骨折。最终 Müller 和伯尔尼大学的几个团队利用了这些海量信息制定出了分类系统（最初的分类用法语撰写，标题是"AO 骨折分类"）。该分类方法很重要，因为骨折分型统一了，就可以比较治疗效果了，任何地方的外科医生都可以交流不同的骨折治疗。

自从 Müller 从 AO 领导层卸任后，围绕文档的策略发生了变化。发生了什么变化，为什么会发生，将在近几年的研究部分讨论。

AO 是学习型组织的先驱

利用有限的资源，AO 前瞻性地将全体委员医生的经验汇集成一个单一、综合的学习曲线。此前，Lambotte、Danis 和 Böhler 只收集了一家医院的数据。如果 AO 能够管理其所有委员的数据库，并放在一条学习曲线上，且操作得当，则委员的学习曲线远远陡于数据的各自保存。当然，数据必须标准化，Müller 追求这一点，几乎是赶鸭子上架般地催促着委员们这么做（图 11.2）。

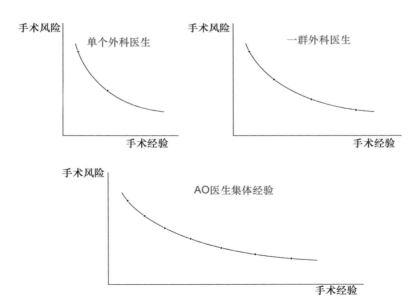

图 11.2　AO 的机构学习。来源：*Jean-Pierre Jeannet 绘制*

参考文献

Heim, U. F. A. (2001). *Das Phänomen AO* (p. 112). Mannheim: Huber.

Müller, M. E., Nazarian, S., Koch, P., & Schatzker, J. (1990). *Classifications of fractures*. Berlin: Springer.

Schatzker, J. (2018). *Maurice E. Müller: In his own words* (p. 79). Davos: AO Foundation.

Schlich, T. (2002). *Surgery, science and industry*. Basingstoke: Palgrave Macmillan.

Schneider, R. (1983). *25 Jahre AO–Schweiz* (p. 26). Berne: Arbeitsgemeinschaft für Osteosynthesefragen.

（朱跃良　译）

12 基柱四：科研使命

科研是 AO 的使命之一

AO 章程中，创始人将骨折处理的研究列为其主要目的之一，特别是"实验研究"。1958 年 11 月，AO 在 Biel 召开启动会之前的活动已经确定了 AO 委员资格。早在 AO 正式展开工作前，Chur 先前的教学课程已经启动了一些重要的科研步骤。

寻找科研场所

Chur 医院的 Allgöwer 一直在积极进行伤口愈合的研究。在寻找实验场所时，他在 Davos 偶然发现了一栋闲置的建筑，关门前是瑞士一家结核病患者研究所。二战前，Davos 有几个专门治疗肺结核患者的疗养院和保健中心，后来改成了旅馆。

这座闲置大楼内有适合用作实验室的房间，并配有一张大理石桌子，曾用于解剖尸体。Allgöwer 对此整个改装来做动物实验。他创建了外科实验室和 Davos 研究所，并成立了一个基金会，注入 1 万瑞士法郎作为启动资金，说服两个 AO 老友（Müller 和 Willenegger）捐赠同等数额。厂家和地方政府的进一步捐助使该研究所于 1959 年 6 月 18 日开始运作（AO 启动仅仅 7 个月之后）。AO 的财政结构发生变化的几年里，对实验室的资助一直跌宕起伏。有了这个独特的实验机构，加上同事的支持，AO 组织在实体上正式入住 Davos，总算有个"家"了（图 12.1）。

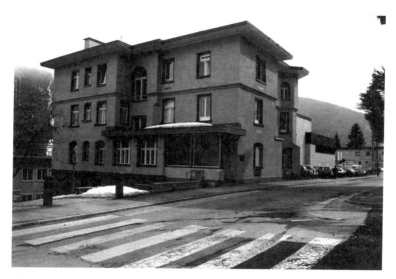

图 12.1　AO 研究中心在 Davos 的第一个"家"。*瑞士 AO 基金会版权所有*

　　除了实验室，AO 文档中心也搬到了这座楼。中心从最初的 5 名员工发展到 1967 年的 25 名员工。Allgöwer 为主任，每周花 2 天时间指导伤口愈合、休克和烧伤的研究。手术接骨术的研究于 1962 年启动。

仅靠临床结果说服力不够

　　Davos 的 AO 文档中心的壮大促进了临床研究和成果的发表。AO 委员渴望向世界展示他们独特的手术接骨术是成功的，且比 Böhler 提倡的保守的石膏管型法效果更好。尽管积累了大量临床数据，许多 AO 以外的医生仍然对 AO 方法的真实性和可重复性深表怀疑。这一时期，AO 明显依赖于个人魅力推动，辩护词总是"我们或者 Müller 能证明。看看我们的临床结果吧。"但光说不练，总是不够让人信服。

　　AO 从一开始就与 Danis（接骨术的先驱之一）的理念相同：骨折解剖复位，然后用加压接骨术对骨折进行坚强固定，术后早期活动，追求一期骨愈合。

然而，这些理念并没有被普遍接受。Danis 承认，他只依靠自己的临床结果作为证据，没有资金进行实验研究，比如动物实验。他只有一个操作间，而不是一个真正的实验室。他在接骨和加压方面的所有经验都只是经验性的，因此最终需要实验研究来证实。鉴于 AO 基本理念没有被瑞士医学界（特别是大学）普遍接受，现在有必要用实验研究来证实这些假设。AO 成员从一开始就接受和面对了这一挑战。

瑞士外科年会上的反对

AO 内部以及 AO 和医学界的辩论围绕两个主要问题：首先，没有明确的证据表明为什么加压有效，为什么加压没有引起骨吸收，以及为什么加压是骨愈合的主要因素。其次，一期骨愈合没有得到公认。除非这两个核心问题能够得到明确的回答和确认，否则辩论很可能会继续下去，批评者可能会声称，AO 缺乏足够的科学证据来证明其疗效原理。1960 年夏天，在日内瓦召开的瑞士外科年会上，AO 的创始人们获得了共 40 分钟的发言时间。四个短课分别是：手术接骨术原理（Müller）、小腿骨折固定（Allgöwer）、踝关节骨折脱位（Willenegger）和髓内钉（Schneider）。没时间进行正式讨论。这四个简短发言轰动一时，年会决定在 11 月举行第二次会议。在伯尔尼举行的第二次会议上，AO 的这四个发言遭到了来各大学医院中心的大量批评，特别是伯尔尼和苏黎世的中心。正如 AO 主席 Schneider 所指出的："没人愿意相信，骨愈合可以在无传统骨痂下完成"。

坚强固定：YES OR NO？

AO 成立之初，医学界普遍认为，任何固定（无论加压与否），都会阻碍骨折愈合。传统上，医生认为骨折会导致骨折端的骨细胞坏死。慢慢地，这些死骨细胞将被新产生的活细胞所取代。如果对骨折应用坚强固定，骨细胞的自然接近和相应的吸收过程将停止。由此造成的骨折段间的间隙可能导致愈合延迟，甚至骨不连。老的解决方案就是石膏夹板和 Küntscher 钉。一些著名专家甚至认为，任何形式的加压都会导致不稳定和不愈合。由于大多数医生接受这一观点，他们拒绝使用接骨钢板，继续坚持钉类内固定和保守治疗（主要支持者是 Böhler 和 Watson-Jones）。

AO 反而将并发症的风险或骨不连归咎为不稳定固定：即使骨折周围最小的移动也可能导致受影响区域的骨组织丢失。

生物力学来解围

AO 进行的实验研究依赖于测量新技术的出现，包括医生（AO 委员 Willenegger）、工程师（Fritz Straumann）和解剖学家（Robert Schenk）三方的合作。后来，研究人员 Stephan Perren（生物力学专家）和 Max Russenberger（工程师）也加入，并改进了测量装置，能测量到骨折块极小的压力变化。因此，研究小组最终敢说，没有坏死引起的再吸收发生。此外，AO 研究者可证明，所谓的压力性坏死不过是固定不足的结果（图 12.2）。

这些结果随后被 Müller 用来反击他们在苏黎世大学的顽固对手（他们用实验研究驳斥 AO 的实验），使得他们停止了对 AO 的官方反对。这是 AO 历史的一个转折点，因为生物力学研究结果支持加压和稳定。1971 年，这项完全证明 AO 观点的研究结论被纳入欧美的骨科权威教科书中。

说到科研，要提一下 AO 的非医学专家，包括生物学家 Perren（Stephan Perren 于 1964 年加入 AO 研究中心，担任主任；他曾在 Chur 为 Allgöwer 工作，在 1996 年卸任前担任主要角色）、材料学家 Steinemann 和 Straumann，以及解剖学家 Schenk，他们与 AO 医生 Willenegger 一起为 Müller 等提供证据，才能在学术会议上令人信服。这种跨学科合作是 AO 研究秉承的一个标志。

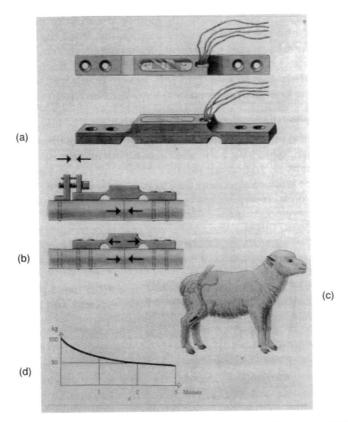

图 12.2 Perren 张力测量装置。*来源：Schlich（2002 年），第 92 页。经同意复制*

一期骨愈合：YES OR NO？

很长一段时间内，一期骨愈合的现象都是 AO 研究的主要任务。AO 出现前，外科界一直认为骨痂的形成在骨折愈合中起着核心作用。只有少数医生或研究者提出了不同的观点，其中包括 Lambotte 和 Danis 这两位比利时手术接骨术的先驱。尤其是 Danis 坚持认为，最佳的内固定实际上会减少骨痂的形成，骨痂的出现表示治疗不完美，而非自然现象。Danis 的观点站在了医学界大多数人的对立面。1963 年前后，AO 医生首次展示全套配套器械时，大家依然普遍认为骨痂是正常骨愈合所必需的。

伯尔尼大学骨科的 Max Geiser 对 AO 理念的反对最凶，他做了实验来证明 AO 是错误的。他将兔人为造成骨折，研究了骨愈合过程的不同阶段。总结说，骨愈合总是从骨痂形成开始，这些骨痂保护骨折，骨折端的死骨逐渐被活骨组织取代。Geiser 等认为，无骨痂愈合是医生一厢情愿的想法。这些论点需要 AO 回应。

AO 医生在分析 Geiser 的研究时指出，他实验用的环扎法固定骨折是不够稳定的（环扎术是一种通过线缠绕来固定骨折的方法）。兔子的骨痂恰恰是由于固定不坚强所致。目前为止，只有 AO 有足够的技术通过他们自己的固定装置达到绝对的稳定性。

解剖学家来解围

AO 委员 Willengger 曾在 Basel 大学任教，他联系了该大学的解剖学家 Robert Schenk，请他用组织学研究骨愈合的性质。解剖学家和其他生命科学专家都承认这种方法，使用显微镜观察组织并从新的角度观察骨痂区域所发生的变化（常规的 X 线片无法显示）。当时还没有人能够破解骨内部的愈合过程。

Schenk 和 Willenegger 通过一家地区制药公司获得了实验动物（狗）。截骨后的动物植入固定装置，进行组织学检测，使用了当时最新研发的追踪材料来研究效果。Schenk 想证明骨愈合确实是通过哈弗斯系统（骨单位）内的骨血管发生的，最终沿着骨折端形成新骨和骨连接。正常健康的骨在不断代谢：破骨细胞和成骨细胞均衡作用，不断产生新的骨细胞。研究还表明，坏死不是由内植物或加压引起的，而是由骨折本身引起的。整个加压愈合过程中，没有形成额外的骨痂。对一期骨愈合过程的这种描述，使用了更为复杂的组织学证据，足以扭转医学界的观点，转向 AO。AO 现在可以说，虽然骨痂本身没有坏处，但骨折的无骨痂愈合表明手术接骨术的坚强固定理念是正确的（图 12.3）。

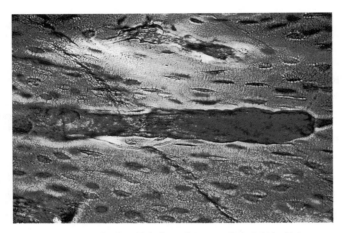

图 12.3 组织学和骨愈合。*瑞士 AO 基金会版权所有*

　　争论直到 1969 年才结束，当时 AO 科学家 **Berton Rahn** 将狗身上使用的实验方法再次应用到兔子身上。使用最新的 AO 动态加压钢板，他证明了 AO 观点的正确（即骨折需要坚强固定），以及 Geiser 在兔子身上的错误发现（即骨折端骨痂形成）是由于固定方法不坚强所致。

参考文献

Campbell, W. C., & Canale, S. T. (1971). *Campbell's operative orthopedics* (12th ed.). St. Louis: C. V. Mosby Co.

Heim, U. F. A. (2001). *Das Phänomen AO*. Mannheim: Huber.

Hutzschenreuter, P., Perren, S. M., Steinemann, S., Geret, V., & Klebl, M. (1969). Effects of rigidity of internal fixation on the healing pattern of osteotomies. *Injury, 1*, 77–81.

Schlich, T. (2002). *Surgery, science and industry*. Basingstoke: Palgrave Macmillan.

Schneider, R. (1983). *25 Jahre AO–Schweiz* (p. 19). Berne: Arbeitsgemeinschaft für Osteosynthesefragen.

（朱跃良　译）

13　化敌为友，推广理念

推出 AO 理念

如前章所述，好几次 AO 领导层要向敌对的瑞士外科医生展示其理念。最初只能依据临床经验，而收集科研证据需要更多时间。

第一次争论：日内瓦（1960 年）

建立 AO 并开发配套器械，AO 认为是时候把他们的项目推给更多人了。直到此时，AO 基本上都是内部委员会面，制定原则和说明，总结手术经验，反馈配套器械的好坏。第一次辩论出现在 1960 年 5 月在日内瓦举行的瑞士外科年会上。

显然，瑞士外科界对 AO 及其理念反应剧烈，因此，在日程的最后留出了 40 分钟让 AO 演讲者陈述。AO 委员会前早已商定将时间划分为四段，每段 10 分钟。代表 AO 演讲的有四位核心成员：Müller、Allgöwer、Willenegger 和 Schneider，共同展示 AO 开展的一些活动。

Müller 首先发言，阐述了手术接骨术和内固定的原理。Allgöwer 讨论了拉力螺钉固定胫骨骨折，引用了他在 Chur 医院治疗过的 400 个病例。Willenegger 讲了 118 例踝关节骨折脱位，在必要时用稳定的拉力螺钉固定和钢板固定。最后，Schneider 引用 246 例信息完整的病例解释了胫骨骨折的髓内钉固定。这四个报告后来都以论文形式发表了。

如前所述，四位 AO 医生的陈述引起巨大的反响。因为是在当天议程的末尾演讲，所以没时间讨论。这成为瑞士外科界的一个热门话题，学会决定同年晚些时候在伯尔尼召开第二次特别会议，用更多时间来讨论。

第二次争论：伯尔尼（1960）

瑞士外科年会于同年 11 月 24 日在伯尔尼举行了第二次会议。会议在伯尔尼大学的大礼堂召开，约有 400 名成员出席。在这一整天的会议上，上午的议程为骨折治疗的一般问题和手术接骨术，而下午专门讨论胫骨骨折的治疗。

上午的会议上，Müller 用 30 分钟来阐述内固定和手术接骨术。他讨论了无可见骨痂的骨愈合，并引用了当时已经完成的一些动物实验结果。Müller 展示了他的临床病例、长骨髓内钉方法和最好的髓内钉器械。他还谈到了 AO 委员的手术接骨术的并发症和失败经验。

瑞士外科协会的领导在 Müller 之后安排了三位外科学会的委员发言，陈述自己的观点、反驳并指出手术接骨术的危险。会议的目的显然是要败坏 AO 名声，使其"流产"。带头发难的是 Hans-Ulrich Buff（1913—2004），Solothurn 的外科主任，即将要当苏黎世大学的外科主任。第二个对手是 Karl Lenggenhager，伯尔尼的 Insel 医院的普外科主任，第三个是 Max Geiser（Max Geiser 生于 1926 年，曾是 Dubois 教授的住院总医师，后来成为伯尔尼大学骨科一名高级外科医生），一位同样来自伯尔尼的骨科医生。这三位，加上三位学会领导，展开了对 AO 的正面进攻。

这次会议很重要，我们得参考 Müller 的回忆（而非他人）。先看看 Müller 多年后的回忆：

> 在演讲中，Buff 医生将拉力螺钉固定描述为一种过时的老方法。他认为如果胫骨骨折需要手术，髓内钉是唯一合适的技术。他真的不知所云。他展示了胫骨远端骨折

的病例用髓内钉固定，但必须用石膏辅助固定，因为髓内钉固定都不稳定，还有骨缩短。Lenggenhager 和 Geiser 医生（都来自伯尔尼大学）对所有胫骨骨折都是先牵引后石膏固定。他们顽固地认为全世界也都这么干，而 AO 医生即将犯下严重的渎职罪。Geiser 访学英国，那里也认为闭合性骨折必须保持闭合治疗（译者注：即不开刀）。

当时，普外科医生只熟悉两种手术适应证。第一，环扎法可用于胫骨螺旋骨折，但必须辅以石膏固定。第二，骨干中段横向骨折可用髓内钉治疗。AO 认为胫骨骨折应该切开复位，稳定内固定。其中，加压固定和 1 周后开始肢体活动的理念是革命性的——他们根本无法接受。

我们所展示的一些东西过去曾被使用过。如《拉力螺钉原理》这本书在 1941 年由 Danis 出版，但无人问津。AO 方法是基于我根据在 Fribourg 的经验写下的稳定内固定的原则。随着时间的推移，我只做了一些小修改，但一切都已经公开过了，特别是 1957 年在苏黎世我的关于外形和功能的演讲中。1957 年以来，Allgöwer 的诊所已经非常擅长用拉力螺钉固定胫骨干螺旋骨折。3 年后（1963）我们把这些早期的 AO 病例出版在一本德文书中。1965 年，英文版出版，名为《骨折内固定技术》。

AO 同事和我都觉得我们小胜了一把，因为学会原本可以采取措施封杀我们。不知何故，理智占了上风，他们克制住了，没有官方封杀。但很明显，AO 面对的是一个充满敌意的世界，还远没有准备好接受我们的任何思想、理念或其他。几周后 Davos 首次 AO 课程开讲，事情才开始热起来。

下午讲胫骨骨折。日内瓦会议又有三个 AO 演讲：Bandi 替换了生病的 Allgöwer，介绍了钢板和螺钉内固定的 AO 治疗，Schneider

介绍了胫骨髓内钉技术，Willenegger 讲总体疗效。讨论开始了，还是看 Müller 的回忆吧：

> 会议结束时的气氛如同敌军对峙。在场的外科医生都焦虑不安。我到 St.Gallen 医院的任职加剧了他们的忧虑。还有人谈到我最近去纽约一事——1960 年 9 月参加 SICOT 会议演讲（译者注：SICOT，国际矫形与创伤外科学会，是世界骨科与创伤领域最具有权威性的学术组织之一。在该会议上演讲是一种荣誉）。这一消息又传回了瑞士。更引起普遍焦虑的是，就在这次会前，我们宣布将于 1960 年 12 月 10 日在 Daovs 举办首次 AO 课程。医生们得知课程内容包括了我们新的手术原则，学员将能用我们的配套器械和内植物在尸体骨骼上实操。我们强调课上只使用新 AO 器械和内植物，但不出售。这一宣布引起了普外科医生极大的恐慌：他们不仅患者会减少，还无法染指新 AO 内植物和器械。
>
> 他们一听到这个，就指责我们对患者隐瞒信息，采取了不专业的行为。雪上加霜的是，AO 将敞开大门，接纳新手和进修医生学习新技术。他们更是不爽。
>
> 普外科医生的担心和愤怒可以理解。真正让我吃惊的是骨科医生的反对。在这之前，他们不做急诊，现在他们突然想到骨科医生（按照 AO 理念）以后要进行创伤手术和骨折治疗。更揪心的是，我们主张所有下肢骨折应该尽快手术治疗——这意味着常常要夜里手术。

AO 医生是"颠覆者"

哈佛商学院教授 Clayton Christensen 出版了一本新技术引入的书。以"颠覆性技术"（disruptive technology）一词解释重大创新的冲击力。尽管该词是 AO 配套器械研发 40 年后出现的，但 AO 创始人们当年面临的问题相同。伯尔尼年会那帮外科医生当时的反应是创新者常常遇到的典型反应，这种反应全部倾泻到了 AO 身上。

Müller 对那些会议的回忆表明，AO 挑战了当时外科界的主流做法。总体来说，骨科医生当时面临的是一种完全不同的技术，如果接受，将会改变他们的工作方式。此外，AO 医生除了 Müller 外都不是骨科医生，而是地区医院的普外科医生。没有一个人是教授，甚至 Müller 也不在大学任职。AO 创新的骨折内固定治疗构成了一个三重威胁：颠覆现有的治疗策略，颠覆整个骨科专业团队，颠覆外科医生各自的角色。颠覆不要紧，关键是这个颠覆是由一帮年轻、资历不够、无大学背景的外科医生发起的——这一点老家伙们无法接受！

反对派也从哲学的角度反对 AO。这一指责由 Lenggenhager 和 Geiser（伯尔尼大学医院两教授）以及 Buff（苏黎世大学候任外科主任）发起。尤其是 Buff，他赞成保守的骨折治疗方法，认为 AO 方法是唯机械论和唯科学论。Buff 认为外科医生的角色是艺术家，而不是科学家。在他看来，外科医生的职责不是提倡内固定技术，而是引导和陪伴患者度过长时间的保守治疗（使用外固定和石膏），而手术只能在骨不连发生后再用。这种观点和 AO 理念当然是"针尖对麦芒"的。

Müller 刚刚被任命为 St.Gallen 州医院一个新分院的外科主任，这是当时医学界强烈抵制的一个因素：AO 老大终于获得了一个大医院的职位，很可能有一个更强大的基地来宣传 AO 理念。

伯尔尼会后，AO 认为自己很幸运：瑞士外科协会推迟了正式封杀。从即将在 Davos 举办的 AO 课程来看，封杀会使 AO 理念"流产"。

理念推向国外

国外的医学界起初也对 AO 充满敌意。AO 医生早年曾在一些国际会议上作报告。最早的报告之一是由 Müller 于 1960 年在纽约举行的国际矫形与创伤外科学会（SICOT）会议上发表的，Müller 在会上就手术接骨术的不同方面作了几次演讲。对于他在纽约会上得到的反应我们知之甚少，但在法国举行的法国整形外科和创伤外科协会（SOFCOT）会议上，一位亲 AO 医生的演讲曾被当场打断，被指责"不要跟着瑞士农民学"。

同样，德国很长一段时间内对 AO 理念就算不是敌对，也是相当冷淡。1962 年，德国一位骨科大佬在教科书中写道："一个简单的骨螺钉能撑多久？这种想法是乌托邦"。AO 创始人之一 Schneider 回忆起在德国展示 AO 内植物时，观众中传来口哨声。

邀请 VIP 来 Davos 克服阻力

据说，为了寻求支持，AO 邀请了一些顶尖的创伤外科医生来 Davos 参加他们的年度课程。这些贵宾来自许多不同的国家，包括一些当时最著名的创伤和骨科医生。

最早支持 AO 理念的大学教授之一是来自 Freiburg 的德国外科医生 H.Krauss 和他的团队。1960 年他受 Müller 和 Willenegger 之邀进行访问，了解了 AO 理念后，他还派了一些住院医师参加了几次 Davos 的早年课程。Freiburg 成为第一家完全采用 AO 技术的德国医院，他们的外科医生 Siegfried Weller 后来成为了 AO 的主席。正是这个 Weller 早年将稀缺的内植物和手术器械经边界运入德国。

1961 年，赫赫有名的外科医生 J.G.Charnley 应邀成为 Davos 课程的主宾（第 25 章将介绍 Müller 与 Charnley 的深度接触和互动）。来自维也纳的 Lorenz Böhler 也在 1964 年作为贵宾参加了 Davos 课程（此前，他的儿子 Jörg 参加了首期课程，并将 AO 理念带回了奥地利）。这种将顶尖外科医生带到 Davos 的做法无疑有助于推广 AO 的内固定理念，尽管在德国、奥地利和其他国家取得突破还需要几年时间（图 13.1 和 13.2）。

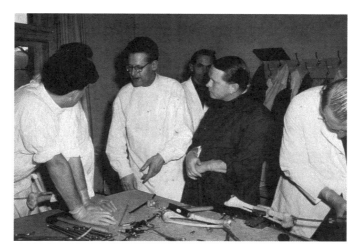

图 **13.1** John Charnley1961 年访问 Davos 课程。Martin Allgöwer（左二）和 John Charnley（右二）。*瑞士 AO 基金会版权所有*

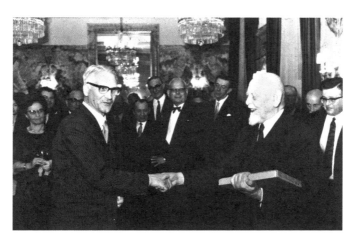

图 **13.2** Lorenz Böhler 教授（右侧）参观 Davos 课程。*瑞士 AO 基金会版权所有*

拿下全医学界

AO 的创始人大多是年轻的外科医生，没有大学教授的光环。他们在这场手术接骨术之战中引领行业——瑞士以外的外科大佬曾将这一手术描述为"危险的手术"，只有最熟练的医生才能做，而且应尽量避免手术，遵守既定的、保守的骨折治疗。有些人可能会认为这是一个自杀式任务，但早期的 AO 医生坚信其技术的优越性，以及对患者的好处。最终，他们的献身精神，加上他们的手术技巧，赢得了胜利。

参考文献

Christensen, C. M. (1997). *The innovator's dilemma: When new technologies cause great firms to fail*. Cambridge, MA: Harvard Business School Press.

Christensen, C. L. (2003). *The innovative solution*. Brighton, MA: Harvard Business Press.

Heim, U. F. A. (2001). *Das Phänomen AO*. Mannheim: Huber.

Müller, M. E., Allgöwer, M., & Willenegger, H. (1965). *Technique of internal fixation of fractures*. Heidelberg: Springer.

Schatzker, J. (2018). *Maurice E. Müller: In his own words*. Davos: AO Foundation.

Schlich, T. (2002). *Surgery, science and industry* (p. 154). Basingstoke: Palgrave Macmillan.

Schneider, R. (1983). *25 Jahre AO–Schweiz*. Berne: Arbeitsgemeinschaft für Osteosynthesefragen.

（朱跃良　译）

14 寻找商业模式

寻找一种商业模式

Robert Mathys 自 1958 年春与 Maurice Müller 握手签署协议以来，就参与了许多元件原型的设计；在 1958 年 11 月该组织启动日时，这些原型呈给了 AO 成员。Mathys 是一位技术娴熟的工匠，他明白在有足够的手术证实之前（可能需要 3 ～ 4 年），他无法出售任何内植物和器械。

Mathys 研发原型和制作样品，必须要有新机械和新设备，其中一些是在贷款后才买的。1959 年底，他的总债务约为 30 万瑞士法郎，对一家小型工具加工车间的老板来说是笔大数目。除了直接的材料和劳动力成本，他还没有得到任何报酬，更不要说时间成本和机器投资了。把他的产品送到医院的安排是由 Müller 的妹妹 Violette Moraz-Müller 执行的，但这也意味着，在医院向 Violette Moraz-Müller 付款之前，他收不到钱。回款时间长是个麻烦。

此时，Müller 联系了 Mathys 的银行家，保证最终会大规模生产，内植物和器械会有商业销售，Mathys 会有大量收入。这位银行家给了 Müller 面子，因为 Müller 医生的名气越来越大，而且他家是 Biel 一个有声望的商业家庭。然而，Müller 很清楚，协议必须加强并更加正式，以便使投入了大量时间的 Mathys 宽心。从 Mathys 的角度来看，到那时为止，他只和 Müller 及其妹妹打过交道，从来没有见过其他医生。为了减少不确定性，他还渴望从 AO 那里得到一份正式的独家合同。而此时他们还没有签订任何合同。

对于当今高科技初创企业者来说，这些事听起来太不可思议。放到今天，同样的情况下，发明者、投资者和企业家会签署无数的保密表格，进行冗长的谈判，与众多律师打交道，过 N 遍商业计划书和财务预估报表。从现代商业的角度来看，没有任何订单就运送手术器械和内植物到各家医院？这难以想象。

1960 年初终于起草了一份合同，供 Mathys 与 AO 医生 Müller、Allgöwer、Willenegger 和 Schneider 于 1 月 6 日在 Chur 举行的会议签署。在这份文件中，签字人同意成立一家新公司，Mathys 拥有50% 的所有权。这家公司预期销售额会增长，最终变成了一家股份制公司，AO 可以拥有多达 50% 的股本。这显然照顾到了 Mathys 的生意，正式把他作为唯一的独家供应商。

一位值得信赖的顾问加入 AO 团队

经过这些讨论和谈判，一位新人物加入了 AO 创始人的行列，他将从组织和财务的角度对基金会的发展产生很大的影响。因为创始人中除了 Müller，都缺少商业和金融经验，Allgöwer 邀请他在 Chur 的会计师 Peter von Rechenberg（1920—1992）帮忙指导。他是当地一家名为 Curia AG 的会计师事务所的合伙人，素有"税务专家"的美誉，经常对非营利组织的财政咨询进行指导。在 AO 的头 30 年，von Rechenberg 成为所有主要组织的重要顾问，参与生产商如 Mathys 等的所有商业协议。他脾气好，经常调解、平息外科圈的冲突和分歧。据说，von Rechenberg 和他的公司 Curia 已经着手起草了第一份合同草案，但从未得到正式批准。他将在下一阶段发挥更大的作用——在 AO 和厂家之间建立正式机构（Curia AG 位于 Chur，从 Peter von Rechenberg加入后，一直是 AO 组织的会计师事务所。他的儿子 Andrea von Rechenberg 活跃在 Curia，至今仍在处理 AO 事务。他的女儿 Brigitte von Rechenberg 成为了一名外科兽医，多年来一直与 AO 打交道）。

这项最初提出的协议并未完成。反复考虑后，外科医生们很快达成共识：作为一个致力于手术接骨术研究的非营利组织，他们不能同时投资参与一个商业营利公司，生产销售内植物和器械。又过了一年才有了解决办法：1960 年 12 月成立一个不同的组织结构，新公司名为 Synthes AG，注册地在 Chur。

创建 Synthes AG Chur 让 AO 创新变现

整个 1960 年，AO 一直在讨论建立一家公司，既符合 AO 的非营利性质，又允许 AO 批准的配套器械商业化。AO 医生在会议上展示他们的手术器械时总能引起很大的购买兴趣。彼时，只有 AO 委员和一些筛选过的课程学员才被允许购买。AO 计划在 2 年后，即 1962 年 9 月，向普通医生开放销售。由于内植物的订单数量预计将迅速增加，AO 希望确保安排妥当，遂与 Mathys 签署了商业协议。

与年初相反，Synthes AG Chur 现改成只为 AO 股东服务。AO 是非营利组织，不愿意只有生产商赚钱。毕竟医生认为 AO 配套器械背后的想法是他们自己的，组织在研究和教育方面仍有很大的资金需求，在医学界确立 AO 理念需要克服很大的阻力。这一切都需要资金。但医生们认为个人从他们的创新中获利不符合伦理。

商业模式创新 确保资金来源

当医生们在困境中寻找出路时，Müller 想了个办法——成立新公司 Synthes AG Chur。Synthes 是根据瑞士法律成立的有限公司，负责协调生产，在公众和医学界代表 AO 配套器械，参与利润分配。

Synthes AG Chur 的主要收入是生产商在销售内植物和器械时支付的许可费，用于资助 AO 活动，如研究和文档中心，以及其教育工作。向生产商收取许可费，公司必须拥有自己的知识产权。但设想中的 Synthes AG Chur 无任何知识产权。与 Mathys 合作开发的配套器械的所有专利权和设计权均为 Müller 的独家产权。这样一来，免税的生产许可费就收不到了。为此，Müller 做出了一个至今仍影响 AO 的最终决定。

慷慨捐赠

Müller 无偿捐赠了他所有的专利权（连同在 AO 成立前于 Fribourg 和 Balgrist 医院申请的）给新建的 Synthes AG Chur。包括后来被称为"Müller 套装"的配套器械——螺钉套装盒和钢板套装盒，加上髋部钢板套装盒。Müller 或任何 AO 成员未来所有的研发专利同样也将一脉相承地免费捐给 Synthes AG Chur。在这种史无前例的慷慨示范下，无偿捐献知识产权给 AO 这一志愿行为不断强化，时至今日，依然可以在 AO 感受到，尽管之后我们看到这点上发生了一些变化（Synthes AG Chur 的创始人非常了解其他国家的做法，即外科医生将他们的设计授权给厂商，并将他们的名字贴在上面，然后获得高达 20% 的商业利润作为回报。AO 医生们不想这样，而 Müller 对设计和专利的无偿捐赠起到了带头作用）。3 年后，Müller 对这一无私的行为评论道：

> 我考虑了很久。捐赠我的知识产权将确保为瑞士 AO 的未来提供必要的资金。这种捐赠知识产权的行为后来成为 AO 所有人的行为标准。AO 外科医生自愿将他们开发的新知识产权转让给 Synthes AG Chur，以确保集团的发展、福利及其共同目标。

保留一个

Müller 将所有专利转让给 Synthes AG Chur，唯有一样例外：他保留了髋关节手术相关的专利和研发成果，包括制造、分销和销售 Müller 髋关节产品等。后来，这一决定使他朝着不同的髋关节置换术发展，并以 Protek AG 的形式开始这一单独的商业运作，1967 年开始，到 1989 年出售（详见第 25 章）。

安排对 Synthes AG Chur 的控制

　　Synthes AG Chur 以股份有限公司的法定形式成立，其名义股本为 50 000 瑞士法郎，分为 50 股，每股 1000 瑞士法郎。大约 40% 的资本已缴清。股东是 AO 的四位创始人——Müller、Allgöwer、Willenegger 和 Schneider。尽管朋友们鼓励他多占，但 Müller 还是知足地只占了 14 股，剩下的由其他 3 人分享。Schneider 和 Willenegger 各获 12 股，Allgöwer 持 11 股，将其中 1 股转让给财务顾问 von Rechenberg，作为 1 股股东（图 14.1）。

　　Müller 后来说，他不需要超过 14 股，这个数字就可以控制公司了，只要他能让其他三股东中的一个股东同意他的话。因为 Schneider 是他最亲密的朋友，在 Schneider 1978 年退休前的 20 年里这种运作一直良好。因此，Müller 可以专注于商业安排，而 Allgöwer 和

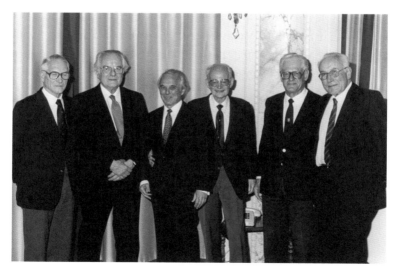

图 **14.1**　AO 创始人（从左至右）Willenegger、Schneider、Müller、von Rechenberg、Allgöwer 和 Bandi（后者不是 Synthes AG Chur 的股东）。*瑞士 AO 基金会版权所有*

Willenegger 对他们的研究项目获得资助感到满意。据 Müller 说，他几乎每天都和 Allgöwer 通电话，讨论与 Synthes AG Chur 有关的问题。在最初的 20 年里，他们之间没有任何分歧。

股票只能按票面价值出售，医生们一直遵守直到签署更正式的协议。股东们考虑到了从公司退休、死亡的情况。这一重要规定如何影响 Synthes AG Chur 的长期发展将在后面探讨。

在章程和股权协议中，Synthes AG Chur 被设计为一家非营利公司，规定股东不得从其股份中获得任何经济利益。所有的资金都用于 AO 的研究和教育等事业。

Müller 解释道：

> Synthes AG Chur 的设计方式是，作为董事会成员的医生，我们将保留对我们的资金及其分配的指导和完全控制权，绝不用于个人用途，而只用于研究、教学和开发。

该协议是在 AO 于 1960 年 12 月 Davos 首次课程之前完成签署的。尽管它还没有澄清 Mathys 和 AO 之间的业务安排，但 Synthes AG Chur 的成立使其有可能继续正式建立业务关系。Synthes AG Chur 的创建初旨是将 AO 创新变现，建立稳定的资金收入，保证 AO 及其项目的长期生存。

参考文献

Heim, U. F. A. (2001). *Das Phänomen AO*. Mannheim: Huber.
Schatzker, J. (2018). *Maurice E. Müller: In his own words*. Davos: AO Foundation.

（朱跃良　译）

15 扩大生产商队伍

一位冶金专家加入了 AO 团队

发展过快造成了 AO 和 Mathys 之间的合作不顺畅。随着 Mathys 加大生产力度，从原型到量产出现了产品质量问题。内植物失败开始出现并逐渐增多。更让 AO 担心的是，内植物在体内出现了腐蚀，导致了患者肢体的局部炎症，这些炎症很难与更严重的急性感染区分开来。Mathys 自己也意识到了这一点，他联系了当地的一位物理学家，但未能找到根本原因。

当医生们讨论这些问题时，Willenegger 积极地参与、寻找原因。通过在 Liestal 的扶轮社联系人，他联系了当地商人 Reinhard Straumann（1892—1967，博士，Stuttgart 技术大学教授）。自 1938 年以来，他一直是 Waldenburg 的 Tschudin ＋ Heid AG 公司的老板，生产手表部件，本人也是冶金专家。他是一位成功的企业家，还拥有其他几家公司。他之前曾管理一家手表组件公司，为平衡弹簧（Nivarox）和特殊合金（Nivaflex）申报了两项全球专利。Nivarox SA 成立于 1934 年，位于 Le Locle（Neuchâtel），1984 年被 Swatch 集团收购。1951 年在 Saint-Imier 成立 Nivaflex 公司，它和 Nivarox 公司都生产特殊的钢合金，用于手表行业的关键部件。

1954 年，Straumann 把实验室改成 Ing. Reinhard Straumann 博士研究所，配备了冶金研究和测试设施，以便利用在钟表和医疗行业的专业经验挣钱。为了表彰这些成就，Stuttgart 技术大学授予他荣誉博士学位和提名教授。

Straumann 兴趣广泛，被认为是一个横向思考者，对许多不同的领域感兴趣（见于 2018 年 5 月 24 日在 Lörrach 对 Straumann 研究所当时的冶金员工 Ortrun Pohler 的采访）——空军军官、跳伞爱好者、运动医学的先驱，以及跳台滑雪学员和跳台滑雪空气动力学专家。由于一次跳伞事故，他住院治疗了一段时间，之后开始研究骨骼结构。果然，Straumann 立即对 AO 内植物相关的冶金问题产生了兴趣。其子 Fritz Straumann 负责该所的研究部，负责所有 AO 相关问题的沟通。他还以观察员身份报名参加了 Davos 首届 AO 课程。Straumann 的组织不仅为 AO 带来了冶金知识，还带来了产业理念（经营着几家制造企业）。

其子 Fritz Straumann（1921—1988）也是一名经验丰富的工程师。曾就读于 Le Locle 的 Ingenieurschule HTL（Höhere Technische Lehranstalt），即高等技术研究工程学院。该学院和钟表业密切相关。后来，他领导了 Straumann 研究所的冶金测试部，其在基础研究方面造诣颇深，参编了 AO 的首本书《内固定手册》（1963 年出版）。

对 AO 来说，关键的是 Straumann 一家在 Waldenburg 的技术团队能来帮他们的忙。该团队致力于解决腐蚀问题，并能够确定一系列金属问题的根本原因。团队重要成员包括：1957 年入职并从事 AO 冶金研究的 Ortrun Pohler、（她还审查了本章节的后面内容，并就解决 AO 配套器械的冶金问题一事补充了更多细节）、ETH-Z 物理学家 Samuel Steinemann（1923—2016）、负责 AO 配套器械文档资料的 Fridolin Sequin（1921—1989），以及从事 AO 配套器械技术设计和开发的 Paul Gisin（1925—1995），他后来研究钻头，最终钻头被纳入 AO 配套器械中。

Danis 早就提出了不锈钢材料的一些问题。Danish 喜欢使用含铬、镍铁和微量碳的 V2A 钢。事实证明，不锈钢并非不锈，生产工艺很重要。Straumann 研究所进行的研究确定了 AO 内植物所用的不锈钢有缺陷。在 Ortrun Pohler 的领导下，深入研究了不同表面处理和破坏下体内内植物的耐腐蚀性。

时光荏苒，Ortrun Pohler 记得有一天，Fritz Straumann 走进她的办公室，把刚从 Willenegger 收到的腐蚀和破损的内植物放在办公桌上——让她调查，对破损内植物进行分析，寻找可能的原因。钢板的断裂面显示出缓慢的金属疲劳开裂这一典型现象。负重下，骨折处的钢板经历了循环载荷，说明手术接骨术的固定不够稳定。

内植物腐蚀强度不同，原因不同。明显的腐蚀坑连成通道进入材料内部，是由腐蚀溶解产生的纵向的"渣"（杂质）造成的。这些杂质是不需要的"元素"，如氧、硅和硫化锰。此外，钢板的化学结构没有达到最佳的抗全面腐蚀性能（虽然也是一种 V4A 钢，且含钼元素，以提高耐腐蚀性）。这些发现意味着 AO 内植物需要一种质量更高的不锈钢：一种具有更高纯度和最佳成分、微结构及机械性能的钢。

结果在市场上很难找到这种高质量的、可大规模量产的不锈钢。最终，Straumann 团队锁定了法国一家钢铁生产商，他们拥有罕见的熔渣重熔工艺装置——去除"渣"，并接受钢板定制材料的严格要求。Pohler 和同事开始与这家合格、达标的法国生产商合作。然而，供应的钢板材料质量很快开始下降，Straumann 研究所又不得不与德国的一家生产商进行合作。德国供应商的材料不仅标准过硬（超标），而且供应稳定。

Pohler 研究了 AO 内植物钢的各种性能，寻找最佳质量。最终做成的钢板即使是冷加工，对应力腐蚀开裂也不敏感；在严酷的试验溶液中，也不会发生全面腐蚀或点蚀。

期间，Pohler 直接与生产商交涉质量问题。她也加入了相关国际标准组织，常代表瑞士和 AO 担任工作组的主席。

最终 AO 内植物专用钢合金成为了全球标准（少数国家例外）。美国供应商从未达到与欧洲供应商完全相同的规格，为了妥协，内植物 ISO 的标准将就了美国供应商的规格。但 AO 标准要求更高。更为复杂的是，某些内植物的应用需要不同的机械性能，如软、硬、超硬，必须针对特定内植物的不同类型的原材料进行规定。Ortrun Pohler 说：

> 在 Waldenburg 和 Davos 开了无数次会，花了 2 年时间才搞定这个问题。

Davos 的 AO 研究中心还进行了金属和合金的生物相容性试验。为确保材料质量一致，Mathys 和 Straumann 的不锈钢原材料采购全部通过 Straumann 研究所，进行材料和质量检查后运到 Mathys——该流程持续多年，甚至后来延续到美国的 Synthes 工厂。

Synthes AG Chur 和生产商之间达成协议

在没有任何厂商参与的情况下，AO 医生们安排好了财务，创建 Synthes AG Chur。现在他们可以抽身思考三者的内涵：医生-AO-Mathys 等厂商。

在 AO 的 Synthes AG Chur 和厂商达成最终协议之前，还差一步：Fritz Straumann 很快意识到了 AO 内植物的市场潜力，非常渴望成为生产商；他的加入也可以帮助 Mathys 度过财务困境。但 Mathys 显然害怕如果他自己不能解决冶金问题，AO 通过 Synthes 转向别的厂商。这样一来他可能会完全失去 AO 业务。这种情况需要解决。

谈判涉及 Mathys 和 Straumann 两家公司的核心商业利益，非常复杂。达成协议的时间远超预期，持续了 1 年多（直到 1961 年）。同年 3 月，Mathys 突然停止交付原型设计。他拒绝将机械图纸交给 Straumann，坚称需要一份新的协议，他希望得到帮 Straumann 开工的相关补偿——安装、设计和其他直接费用，总计约 22.5 万瑞士法郎。要么 Mathys 罢工，要么 Straumann 支付大笔补偿金。AO 让两个生产商围坐在一张桌子旁，试图让他们接受一项协议：将他们都任命为生产商，两家产品相同。

谈了约 2 年，到 1963 年 11 月 21 日，Synthes AG Chur 与 Mathys 和 Straumann 两位厂商的协议最终定稿。随着 1962 年 9 月 AO 配套器械的正式商业化，大家都意识到需要解决两个生产商之间的各种商业冲突。Synthes AG Chur 的财务顾问 von Rechenberg 在保持两生产商参与、推动妥协、达成协议上功不可没。

AO 决定将配套器械推向市场。1962 年 9 月，在瑞士 Schaffhausen 的一次外科会议上，首次公开展示了整套配套器械。大家都表示赞同，外科界渴望拥有配套器械的呼声此起彼伏，AO 很难捂住不卖。原本是计划 1963 年进入市场，这样有足够的时间与临床经验，但人人都想要买。后来的结果表明，在没有足够的指导和培训的情况下使用配套器械，很可能导致手术失败。这些失败又常常被 AO 反对者利用来证明手术接骨术不如保守疗法。

最初在一个目录中提供两套配套器械：简单螺钉的基本套装，售价 1110 瑞士法郎；完整版螺钉套装（含松质骨螺钉），售价 1778 瑞士法郎。可定制额外工具。定制订单可在 8 ～ 10 天内交货，价格比标准套装高 20%。所有套装和部件都由 Bettlach 的 Mathys 生产。

在 Olten "瓜分世界"

签署最终协议前大家都意识到，Mathys 和 Straumann 在世界市场上无序竞争是灾难。为避免混乱，Mathys 建议主要市场的分配应抽签决定。据说当时 Straumann 的工作人员把所有的市场按潜力分组，在一个"中立"地开会，既非 Mathys 的公司地点（Bettlach），也非 Straumann 的公司地点（Waldenburg），而是 Olten 火车站餐厅，与两家公司的距离大致相等（图 15.1）。

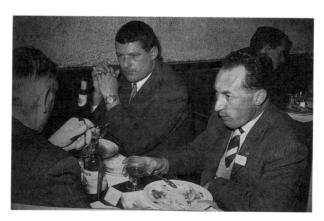

图 15.1 1962 年，Fritz Straumann 和老 Robert Mathys 在 Davos 一个 AO 课程晚宴上。*瑞士 AO 基金会版权所有*

　　Straumann 员工把认同并且分组好的地址写在纸上进行抽签。有一个市场例外，那就是德国，它被认为是当时潜力最大的市场。为了解决这个问题，Robert Mathys 干脆在车站的报摊上买了一张德国地图，双方在地图上画了一条横穿德国的线，将德国划分为德国北（包括当时的民主德国，即东德）和德国南。通过抽签，Mathys 得到北，Straumann 为南。世界其他市场又抽了很多签才分完，因为 Mathys 比 Straumann 年长，所以每次他先抽签。

　　Mathys 获得了整个非洲大陆。Straumann 抽到瑞士。两人继续轮流抽签，Mathys 最终获得亚洲、德国北、奥地利、中东、法国、意大利、南斯拉夫和希腊市场，Straumann 则是德国南、英国、西班牙、斯堪的纳维亚半岛、拉丁美洲和北美市场。两家公司现在都可以通过建立自己的销售渠道来自由开发这些市场。

　　2 年后，在进一步完善两个生产商之间的市场分配时，他们选择均分德国军队（西德）的所有销售。Mathys 除了东德，还有罗马尼亚和保加利亚。作为回报，Straumann 获得了捷克斯洛伐克、波兰和匈牙利的销售权。

　　这时你可能会说："等等，这是违法的！"没错，根据国际竞争法规的规定，这在今天是非法的。在 1963 年的当时，法律则不同：分割瑞士以外的市场本身不违法。瑞士反垄断竞争法的标准是查看是否有真实的对其他参与者的负面市场限制。该法并不排斥垄断的被动或主动形成。这与美国现行的竞争法和垄断法有很大不同。在这样一家不起眼的火车站小餐厅里，分配如此巨大的全球潜力市场——这太罕见了。

　　不管怎样，当时市场瓜分的参与方都不觉得自己有错。但在 AO 和 Synthes 的后期发展中我们将看到，这个决定在大约 25 年后会再次困扰大家。

　　1963 年 11 月 21 日签署的商业协议是许多此类合同中的第一份，是 AO 通过 Synthes AG Chur 与厂商 Mathys 和 Straumann 签订的。双方在本协议项下享有相同的权利，并将"合作制造和分销骨手术器械和内植物"作为其宗旨。值得注意的是，协议内容中没有列出"手术接骨术"。

签字人确认 Synthes AG Chur 是根据 AO 原则设计的配套器械相关权利的唯一所有者，Synthes 授予两个生产商生产和销售此类手术工具和内植物的独家权利，两者的产品系列相同、规格相同，但市场定价可以不同。生产商承诺相互合作，相互支持，以保证所有市场上内植物的平等供应。作为该协议的回报，Mathys 和 Straumann 将向 Synthes AG Chur 支付销售额的 15%，用于进一步的研究和文档收集。为了计算许可费，生成商和 AO 保留了一份定价表副本，每个项目的成本和价格相同，仅用于核算许可费。

两个生产商都与 Synthes AG Chur（而非 AO）签署了独家许可协议。在 Synthes，决策者是四位医生股东（Müller、Allgöwer、Schneider 和 Willenegger）。在这一点上，AO 的其他医生成员实际上被排除在决策过程之外，包括财务细节、配套器械市场化和给医生的指导。

同时 AO 内部和医生间继续讨论配套器械公开化。需求和市场压力持续增长，为了不被指责为"垄断医疗体系"，配套器械提前到 1962 年底入市，医生们这才罢休。Straumann 的产量还没上来，大家一开始只能从 Mathys 那里采购；Mathys 的生产快速增长，走出了财务困境。

回顾这第一份合作协议，可以得出这样的结论：AO 通过创建 Synthes AG Chur，做到了鱼和熊掌兼得。医生们可以远离配套器械营销和商业，同时设法创造一种融资工具，有助于进一步实现 AO 的目标。

最早的财务记录可以追溯到 1961 年，当时所有的销售都通过 Biel 的协调办公室，由 Violette Moraz Müller 管理。记录显示销售额约为 77 万瑞士法郎。其中约 41.5 万是购买支出，大概是 Mathys 供应的内植物和工具。协调办公室向 Davos 的实验室转账 7.3 万瑞士法郎。去掉所有支出，获小利 2.2 万瑞士法郎。实验室费用已高达 25 万瑞士法郎，部分资金来自商业捐赠。从 1961 年开始，AO（后来通过 Synthes AG Chur）开始吸收越来越多的运营资金。

从 1962 年开始，通过创建的 Synthes AG Chur，财务报表显示配套器械许可费一路增长，从 1962 年的 16.4 万瑞士法郎到 1963 年的

22.4 万瑞士法郎，再到 1964 年的 27.9 万瑞士法郎。许可费来源于 Mathys 公司和 Straumann 公司，汇给 Synthes 公司，使 AO 的研究所 Davos 实验室的捐款得以增加。1962 年开始为 7 万瑞士法郎，1964 年增加到 18 万瑞士法郎。数据显示，Synthes 收入的 60% 左右用于支持 AO 的研究工作。在以后的几年中，这一比例越来越大。

参考文献

Heim, U. F. A. (2001). *Das Phänomen AO*. Mannheim: Huber.

Mathys, R., Jr. (2014). Schlossern für die Gesundheit. In F. Betschon, et al. (Eds.), *Ingenieure bauen die Schweiz* (Chap. 12.4, Band 2, p. 423). Zurich: NZZ Libro.

（朱跃良　译）

16 掌控生产商的委员会

医生设法控制生产商

如 Maurice Müller 所说，AO 技术委员会 [Technische Kommission（TK，德语），Technical Commission（英语）] 源于确保质控：一旦生产商从 Synthes AG Chur 获得了生产 AO 配套器械的专有权，就需要一个流程来确保 Mathys 和 Straumann 生产和销售的所有此类内植物和配套器械得到 AO 及其医生的批准。

AOTK 的创建是必要的，因为 AO 配套器械的所有权利都属于 Synthes AG Chur。在 Synthes 内部，只有四个 AO 创始人是股东（Müller、Allgöwer、Willenegger 和 Schneider）。某种程度上，这四个股东在向两个指定生产商 Mathys 和 Straumann 下达指令方面拥有垄断地位。生产商必须接受 Synthes 的指令，意味着他们的自由并非无限制。

当 TK 于 1961 年 11 月创建时，是一个非正式团体，由四位 AO 创始人、Synthes AG Chur 股东、生产商（Mathys 和 Straumann）组成。TK 每年举行几次会议，投票通过决定，少数服从多数。会议决定对所有 TK 成员、医生和生产商都具有约束力。TK 构架确保医生始终占多数。TK 的决定对没有 Mathys 和 Straumann 生产的配套器械的 AO 医生也具有约束力——任何增改 AO 配套器械的建议都必须通过 TK，TK 有最终决定权。但 AO 医生可以自由地使用其他工具，有时也可以采用其他来源的内植物——不存在"必须只用 Synthes 内植物"这一说。

119

四位 AO 创始人出席了第一次 TK 会议，其他人包括老 Robert Mathys、Fritz Straumann、两位 Straumann 员工（Vogt 和 Karpf）和 Violette Moraz Müller（之前，她在 Biel 的家中协调所有 AO 配套器械的买卖）。Müller 为会议主席，主持由 AO 和 Synthes AG Chur 的财务和法律顾问 von Rechenberg 负责。

会议讨论了 AO 配套器械的所有元件，医生在内植物使用和研发上的新经验。尽管生产商与 Synthes AG Chur 签订了独家合同，但 AOTK 成了决定 AO 配套器械任何增减变化的圣坛。实际上，没有 TK 的正式批准，Straumann 和 Mathys 都不能生产和销售 AO 手术方法相关的任何内植物和器械。

Müller 从 TK 成立起一直担任主席，直到 1987 年退休。据所有人说，他是老大。虽然决定要以多数票通过，但大多时候是 Müller 启动的紧急会议，没有进行正式表决。TK 的作用是确保所有 Synthes/AO 品牌产品的安全性和有效性。新产品一旦被 TK 接受，就只列出其专业名，隐匿发明者的个人信息。该产品就成为 AO 产品，而非某个医生的产品。

AOTK：强大的焦点小组

今天的商业世界到处是使用焦点小组的参考资料（译者注：焦点小组，focus group，是由一个经过训练的主持人与一小组遴选来的被调查者交谈，获取有关问题的深度了解。常常可以从自由的小组讨论中得到一些意外的发现）。焦点小组中，客户告诉生产商他们对产品的看法。公司维系着广泛的消费者小组，以获得成功产品所必需的第一手信息。AOTK 系统可以被看作此类小组的早期版本，现代营销人员的必备渠道。AOTK 的角色早于今天的"焦点小组"，它无疑是现代配套器械营销的一个重要组成。

虽然 TK 初衷是将外科医生的经验提炼成标准化的产品和内植物，但 TK 系统也使生产商 Mathys 和 Straumann 受益。授权两公司只生产和销售 TK 批准的产品，消除了产品是否被医疗市场接受的不确定性。所有 AO 配套器械的研发是 AO 医生主动行动的结果。没有 Müller 和 AO 同事，Mathys 和 Straumann 没有能力推出这些产品。每一个加入 Synthes 产品目录的 AO 产品都经过了手术测试、讨论，并得到了经验丰富的外科医生的批准。一旦加入目录，就保证了某种程度的市场需求。

AOTK 开放创新的一面

TK 的存在就像一个高度专业化的营销研究部门，不断地冒出新的想法，改进市场上的产品，并将生产商置于供应链的角色。AO 的任何成员都可以向 TK 提出创新方案，以供调查、测试和最终批准。这基本上也适用于非 AO 成员，尽管最初大多数提议的创新来自创始人的核心团队。

由于生产商代表总是在场，AOTK 会议成了医生和生产商的反馈环。生产商也可以提出产品替代品，但如果被 TK 否决，生产商必须停产，不能将其列入任何产品目录。

AOTK 保守顽固的一面

开始 3 年，Müller 是 TK 的主导力量，所有新的设计理念都来自他。后来，其他医生也慢慢开始贡献设计理念。1978 年，Müller 主席对 AOTK 的控制受到了严重挑战，当时他赞成将带锁髓内钉作为 AO 概念引入 AOTK。尽管 Müller 提出了热情的请求，Perren 作为研究主任也发表了积极的报告，但他还是无法说服 TK 的其他医生同事将这一创新添加到 AO 配套器械中。多年后，Müller 回忆这是他作为主角的痛苦转折点，是他在 AO 及其 TK 的影响力逐渐减弱的开始。

关于引入交锁髓内钉的讨论也显示了 TK 系统运作的局限性。起初它被拒绝了，但后来又被接受了，并很快成为主打产品。拒绝引进源于 AO 坚持绝对稳定的理念，而当时大多数 AOTK 成员认为髓内钉不够稳定。从将内固定技术应用于骨折治疗起已经 20 年了，这些曾经的技术革命性颠覆者变成了老顽固，难以从 AO 外部吸收新发展。革命者自己也快要被革命了。

AO 活动的间接促销作用

AO 医生或 AO 组织开展了许多其他活动，有利于生产商的业务量提升。Mathys 和 Straumann 都不是医疗设备公司，之前也没有建立针对医学界或医院的销售营销渠道。

在医学期刊上发表的 AO 经验的研究论文，以及 AO 创伤经验，间接增加了基金会的声誉，也对 AO 批准的内植物的销售产生了强大而积极的影响。AO 提供的课程也有如此的各种有益的影响。据报道，配套器械年度销售订单的一半以上和课程学员直接相关。

AO 医生的这些活动和免费宣传超出了单个生产商的能力。如果宣传不是免费的，就像医疗领域典型的公司，那么必须聘用发言人和顾问并付费。当这种合作开始时，Mathys 和 Straumann 仍然是资源非常有限的小公司。他们可以集中精力投资生产设备，然后再投资海外销售业务。一开始，为了增加 AO 的销量，他们主要是发挥物流功能：生产和运输。随着时间的推移，这种情况将发生变化，特别是当生产商自己积累了越来越多的医疗经验时。

AOTK 成为商业纠纷的仲裁者

和生产商关系的早期，AO 和 TK 面临着一个内部 "Voka 事件"。两位 Straumann 高管 Vogt 和 Karpf 3 年来参加了所有 TK 会议，并因此对 AO 配套器械了解颇深。他们离开 Straumann，成立了自己的公司，名为 Voka，就在 Mathys 附近的村庄（Voka 坐落在 Selzach——Bettlach 邻近的一个村庄，最终成了 "Osteo"，后来被 Stryker 收购，后者至今仍在经营该工厂，生产手术接骨术的内植物）。他们生产、运作和销售山寨版的 AO 产品。由于只生产，无研发费用，Voka 的销售价格比 Mathys 和 Straumann 低了约 25%。在随后的 TK 会议讨论中，AO 医生不愿意被卷入他们认为是"商业问题"的讨论中，TK 建议生产商放弃价格竞争。相反，AO、Synthes 和 TK 通过强调研究、教育和质控来赢得外科医生，对付盗版。

AOTK 成为营销论坛

除了技术开发，AOTK 还控制市场开发和生产商的营销传播活动。TK 特别注重确保生产商的销售部门提供的信息符合 AO 的书籍和教材。

当 Mathys 和 Straumann 开始扩大其海外销售和代理网络时，TK 也进行了干预。AOTK 阻止西班牙 AO 绕过 AOTK 设计或运输内植物；有时 TK 会收到投诉，建议某些生产商提供更好的运输和库存服务。

AOTK 成为 AO 的永久元素

直到今天，AOTK 机构仍然是 AO 组织的一个非常重要的组成部分。在 1984 年 AO 基金会成立之前，它一直处于至高无上的地位。其部分职能，特别是市场营销和预算分配，随后被分给基金会领导层。1984 年之后，AOTK 更加注重批准内植物、器械以及外科手术。它是如何演变的，将在稍后的"AOTK 的今天"中加以介绍（见第 44 章）。

参考文献

Schatzker, J. (2018). *Maurice E. Müller: In his own words* (p. 132). Davos: AO Foundation.
Schlich, T. (2002). *Surgery, science and industry* (p. 64). Basingstoke: Palgrave Macmillan.

（朱跃良　译）

17 AO愿景、使命、价值和战略

前3年的成就

1961年，AO成立3年后，这个由13位医生创建的团队已经在发展中碰到一些关键问题。他们不仅建立了一个正式的组织，还开发了一整套手术内植物和器械（统称为"配套器械"），并在实践中测试成功；招募了一批生产商，准备加大生产；此外，还摸索出了一个独特的商业模式，让他们能够为组织的发展提供支持和资金。最后，也许最重要的是，在与医学界关于其内固定和手术技术有效性的辩论中，他们赢了。所有这些都是在自愿的基础上进行的，而AO成员同时也忙于自己的外科工作。无论从哪个角度看，这都是一项惊人的成就，将为今后的工作奠定基础。

愿景、使命、价值、战略

AO的医学成就当然值得详述。然而必须认识到，该组织头几年的许多行动已不仅仅是医疗性质的。在这场冒险中进行了大量的组织建设，让人想起了创建一个商业企业所需要的一切。AO医生像企业家一样创建了一个企业，尽管他们并不认为自己是企业家。他们把自己看作是在非营利性领域创建一个社会企业。

大型商业组织的领导者通常认为，他们的战略方向就是定位企业的愿景，通过使命、价值来实现，当然，还要确定战略目标。从企业领导者的角度来研究AO的早期是很有价值的，借此可以更全面地了解组织的发展成就，而不是仅仅局限于"医生建立非营利基金会"这么简单。

从外部来看，AO 的"愿景"是彻底改变骨折的治疗方式，创始人认为当时的保守疗法很失败，因其导致功能下降、残疾增加。AO 委员渴望有广泛的影响，展望着一种不同的、更好的骨折疗法。他们不是基本技术或技能的发明者，但他们肯定是该方法成为全球新标准的主要推动者。

AO 有自己明确的"使命"，那就是把手术接骨术的基本能力传授给所有的外科医生，让天才技术平民化。AO 努力开课，培训医生，并为他们配备最好的工具和内植物，所有这些都是为了最大限度地提高患者疗效。AO 医生不想自私地独占技术，而是打算分享，共同进步。

透过《AO 守则》的字里行间，我们可以看到它背后的"价值"。守则没有特定的价值部分（现代公司或组织都有）。但守则对 AO 成员的责任方面有一些明确的要求。AO 价值鼓励成员之间的公开讨论，无需顾及资历——这种做法当时的医院并不常见。

除了价值之外，还有一个关于如何相互交流的明确声明，这一切都是在自愿的基础上进行的。AO 的成立不是为了个人利益。该组织没有带薪职位，医生委员自愿抽出时间为组织工作。就慷慨而言，也许最大的示范是 Maurice Müller，他将自己配套器械的专利无偿捐赠给 AO，为早年的 AO 价值观树立了楷模。这就建立了一个标准：委员们免费向组织转让各种发明或知识产权。

最后，同样重要的一点是，AO 定义了一个"战略"，即它打算如何进一步发展。与其他外科技术的发明者相比，AO 的创新医生们通过迅速使用新技术和新器械，成功地走出了"创新者困境"。生产商向 AO 附属公司 Synthes AG Chur 支付许可费的商业模式的建立，以及利用这种基于许可证的收入流来实现 AO 愿景、使命和价值的利益和增长，意味着这些文字不仅仅是口号，而是转化为可以付诸行动的有形概念。有了这样的资金保证，AO 就掌握了自己的命运，基本上不需要政府或其他机构的捐助。在组织上，通过 AOTK 这样的单位，他们创造了能够确保持续创新的工具。

　　回顾 AO 的发展，人们会惊讶地发现，将现代商业理念应用到 60 年前医生所做的事情上是多么容易。虽然没有受过正式的商业培训，但 AO 在许多领域的行动比现在通常所说的"现代战略概念"早多了。讲述 AO 创新很快让人想到"开放式创新"等概念。AO 开放市场的方法可以用"跨越鸿沟""测试营销"和"焦点小组"等术语来表示。AO 的财务安排突出了"收入流""商业模式"和"自举融资"的概念。该组织在生产时所做的安排就是我们谈论的"供应链管理"。所有这些术语都是当今商科学生所熟悉的，但在 AO 创立时，这些术语都未出现。

　　因此，根据当今世界各地商学院所教授的标准企业战略流程，对 AO 作为一个组织的头 3 年进行审视，AO 的创始人遵循了当时不为人所知的原则。他们几乎是凭直觉这样做的，而且在某些方面领先于他们的时代。除了经营医院外，没有一位创始人有过正式的商业培训或经验。他们本能地找到一种方法，以一种出人意料的有效方式走到了一起。此外，在没有任何现代通讯工具的条件下，他们非常迅速地把事情做成了。

　　最初是由志同道合的外科医生组成的协会，后来演变成了一个结构复杂的名副其实的"社会企业"。AO 创始人既不知道"创业"一词，也不知道"社会创业"的概念。60 年后，它们成为了通用商业词汇的一部分。

　　这些原则和策略如何服务于 AO，以及它们如何影响未来，将在接下来的章节中讨论。AO 此时步入了一个新的阶段。

（朱跃良　译）

第二部分

成长壮大

18 组织壮大

从有到强

从 20 世纪 60 年代中期一直到 1984 年，AO 适时达成了一系列最重要的协定，促使 AO 基金会渡过了初创阶段，并做成了几件大事，包括：章程的通过、生产商协议的缔结以及配套器械的市场引入。这一时期，AO 为获得传统医学界的认同做出了不懈努力，且在 Davos 开设了首批 AO 课程。

一批志同道合的外科医生齐心协力，致力于骨创伤治疗革命，将理念付诸切实行动，最终发展成为一家肩负着强烈社会责任的企业。适时，AO 基金会采取了一种更具体的组织形式，使得许多机构具有明确的授权，做好准备去直面当时并不接受其基本理念的医学界。

AO 基金会壮大阶段的发展，并不像早期那样有清晰的时间脉络，而是许多事件分分合合、缠绕发展。下图显示 AO 的成长历程何等错综复杂。为避免在不同事件、不同时间线间跳脱，我们以一条主轴阐述，直至 20 世纪 80 年代中期（AO 的壮大阶段结束）。故本篇各事件的时间线应被视为齐头并进，最终拧成一股坚韧的绳索，代表了整个 AO 组织（图 18.1）。

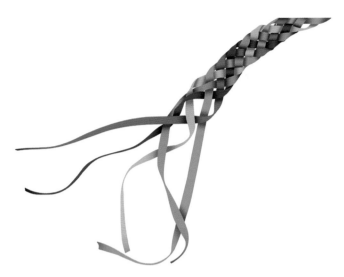

图 18.1　各股线合成一坚韧绳索。*瑞士 AO 基金会版权所有*

起家

在 AO 这样充满活力的企业里，很难确定精彩的蜕变闪耀于哪一时刻——转瞬之间，星星之火已经燎原。但如果要确定一个具体的时间作为临界点，那就是 1961 年到 1963 年。在此期间，许多重要因素融合在了一起：AO 开始大规模生产内植物和手术工具，与 Mathys 和 Straumann 公司签订生产商协议；培训课程在 Davos 开班并且持续；在 Davos 建立了研究实验室，运行了一些重要项目；说服瑞士外科界相信 AO 骨折处理方法；最后，AO 创建了一些重要的机构部门，如技术委员会（TK）和 Synthes AG Chur，把体系架构纳入了财务和创新流程，同时也解决了某些管理问题。AO 创建了多个组织单位，发起了多项倡议，为争取认同采取了更多的行动，随着这些举措，单一的协会已经发展成为了一个复杂的企业，但仍然离不开成员的自愿参与。

壮大

1963 年至 1984 年是 AO 企业的壮大阶段，随着 1984 年 AO 基金会的成立而结束。这一时期是 AO 历史上重要的组织发展阶段。其间，AO 于 1983 年举办了其创立 25 周年纪念活动。

要将企业发展中所经历的事件、行动、挑战和人才招募一一细数，是一项巨大的挑战，因为这些初期的创举毕竟横跨了 20 年的时间。为了呈现全景，我们将千头万绪的发展脉络进行梳理，使其独立成篇，易于理解。一件事的前因后果讲述完毕，再另起一事。较之开篇就进行宏大叙事，这种描述方法容易形成"散点透视"的印象，这种叙事方式是必要的，能使人更深刻地理解 AO 企业的复杂性，这一复杂性产生的力量将于本节末尾举例说明。

（吴明昊　译）

19 Mathys：从零开始 建立工厂

白手起家

1960 年下半年，Synthes AG Chur 成立，该公司向器械生产商 Mathys 和 Straumann 授予独家许可，此外，还在 1961 年底与两家公司签订了生产 AO 许可的内植物和手术器械的协议。专业化和大规模生产的道路逐步明晰。到 1962 年，Mathys 和 Straumann 专供 AO 配套器械，但两家公司及股东需要就如何进一步发展达成共识。而正如第 15 章所述，当在两家公司之间分配好全球市场时，最终的障碍便消除了。

商定过程中还有两个问题有待解决。最主要的问题是早期内植物中发现的腐蚀和偶然的断裂。由于原料不锈钢需要具备非常特殊的等级和成分，需要由既有检测设备又有技术的 Straumann 公司来检测所有的材料。因此，最初两家生产商的原材料都由 Straumann 负责从 Waldenburg 统一采购，采购地位于 Bettlach 以北约 1 小时车程。

第二个问题是关于扩大生产。由于两家公司被许可销售的是同一种产品，因此两家生产商都必须保证，无论谁生产了一种特定的植入元件，都必须与另一家公司生产的植入元件兼容并完全相同。这只能通过设备和工艺的标准化生产来实现。

最初，老 Robert Mathys 很难接受这一事实：他需要与第二家供应商分享即将激增的产量和自己积累的生产技术。毕竟多年来，他与 Maurice Müller 一起投入了大量时间来生产原型，并致力于全系列 AO 配套器械的开发，这部分时间并没有得到任何补偿。增加

Straumann 作为第二生产商所产生的紧张和冲突被 AO 的法律和财政顾问 von Rechenberg 缓和了，他在两家公司之间扮演了"调停人"角色，解决了可能会引发广泛法律纠纷的问题。

与 Straumann 相比，Mathys 因更早地建立了生产线而具有优势。因此，他一直在为 Straumann 代工，直到后者在 Straumann 家族企业的所在地 Waldenburg 开设了一家新工厂。基于供应商合同，Mathys 为 Straumann 生产第一批产品对解决 Mathys 的财务困难至关重要，这成为了一个让大家都重回正轨的重要筹码。由于 AO 配套器械的生产从一开始就被证明利润丰厚，Mathys 很快走出了财务困境。

产能扩张

1946 年，老 Robert Mathys 在 Bettlach 创办了自己的小工作室。他的工作室位于 Bettlach 火车站对面的一座小建筑里，这里既是工作室，又是家庭住宅。1955 年，这个工作室雇佣了 10 个人。1958年，当他第一次见到 Maurice Müller 时，工作室有 15 名员工，而且 Mathys 经营着挣钱的生意。4 年后，就在 AO 配套器械正式上市之前，这里的雇佣人数达到了 40 人，销售额为小几百万瑞士法郎（图 19.1）。

Mathys 公司一直保持独资经营的法律形式，直到 1976 年该公司改制为合资形式的 Robert Mathys Co.。1990 年又第二次改制为一家有限责任公司 Robert Mathys AG Bettlach。

为了满足不断增长的需求，Mathys 数次扩大其生产能力。最初一次在 1963 年，第二次在 1966 年，第三次在 1968 年至 1969 年。在此期间，雇员人数和销售数字都出现了急剧的增长，工作室的规模也不断扩大。到 1980 年中期，雇员数量增加到大约 400 个，其中大部分的人员增长是在 Mathys 担任 AO 生产商的头 20 年间发生的。与此同时，Mathys 的销售额从 1966 年创纪录的 200 万瑞士法郎上升到 1985 年的 9800 万瑞士法郎。关于 Mathys 集团的公司如何在接下来的 20 年里再次增长 5 倍，将在后面的章节中讲述（见第 34 章）。

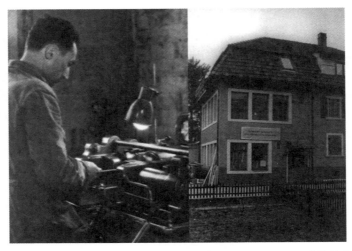

图 **19.1** Mathys 公司成立初期。*来源：小 Robert Mathys，经允许转载*

处理生产制造中的复杂问题

Mathys 早年曾为一家名为 Bosshard 的工业螺钉批发商提供过产品，因此对高精度和高质量的螺钉生产非常熟悉。螺钉的机械加工需要以钢棒作为原料。生产过程包括铣到削等多道工序，而实现这些步骤需要获得特殊的机械加工设备。此时，一家当地的机床供应商 Monnier + Zahner（成立于 1964 年）脱颖而出，并在未来成为了世界领先级别的螺钉生产设备供应商，而这也正是与 Mathys 合作生产医用级别螺钉的结果。

而对于钢板制造而言，原材料是以矩形板材的形式采购的。铣削、钻孔和冲孔的工艺被应用其中。钢板的轮廓是锻造出来的。而当 AO 转向制造新型的动态加压板（dynamic compression plate，DCP）时，则需要配备更强大的计算机数控机床。

髓内钉一开始就是 AO 配套器械的一部分，它由瑞士 AO 的主席 Schneider 和 Straumann 的雇员 Gysin 进行了大幅度的重新设计，并由 Mathys 首先制造。这种髓内钉遵循折叠钉的原理，须与其他内植物采用不同的制造工艺。

接下来的几年中，Mathys公司不断扩大厂房面积。第一次扩建是在1958年，依赖当时的家庭工作室。之后又在Bettlach进行了几次扩建。现在，到小镇参观的游客仍然可以看到Mathys公司园区的不同发展阶段的建筑物。同时，Mathys在附近的其他城镇获得了更多的生产场所，其中最好的方式是购买现成的工厂，也就是Grenchen和Selzach，以及之后的Balsthal。与新建工厂相比，购买和改造现有的生产场所是一个更快捷、更经济的手段，尽管如此，还是在Bettlach园区进行了新工厂建设。

内植物的生产带来了一个特殊的挑战——随着AO课程的开设，所需的器械数量同时增加。Mathys主要负责器械的生产，但很快就遇到了技术工人不足的问题。当时瑞士不承认医疗器械生产是一门独立的技艺，也不承认其学徒资质，Mathys收购了奥地利Salzburg的一家公司。那里的工人有资质且人数足够。

接下来的20年里，AO内植物的制造能力快速发展，从最初的200种增加到1200种。每个品种需要多种不同的制造工艺来实现，而且最好在不同的工厂或地点进行制造。小工作室生产出身的Mathys，以一种令人钦佩的方式操控了这种复杂性。1975年，他的业务销售额增长到了3000万瑞士法郎，拥有170名员工，并在接下来的10年里又增长了4倍。

20世纪70年代中期，瑞士钟表业严重衰退，影响了Mathys工厂附近的许多生产基地，而这也为工厂的人员配置提供了帮助。手表部件制造技能与医疗内植物制造技能联系了起来。换个角度看，当第一批亚洲电子表在20世纪70年代初进入世界市场时，Mathys和AO的生产缓冲了瑞士手表制造商所遭受的冲击（图19.2）。

国际扩张

在分配给Mathys的市场中，Mathys在德国北部地区Bochum建立了第一个销售子公司，这里同时也是一个创伤外科中心。1964年，

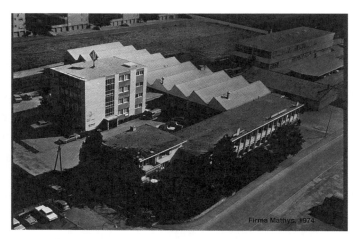

图 19.2　1974 年，Bettlach 的 Mathys 工厂。*来源：小 Robert Mathys.，经允许转载*

在欧洲、法国、比利时和意大利也相继成立了销售子公司。而澳大利亚也是首批销售子公司所在地之一。后续开展的其他市场区域有南非（1978 年）、新加坡（1979 年）和印度（1977 年）。

小 Robert Mathys 说：

> AO 内植物的市场显然是由 AO 提供的课程推动的。作为生产者，我们只是为产生的需求提供产品，而很少需要去销售产品。当某一地区的需求激增时，我们就建立销售子公司，而激增的原因就是在 Davos 以外的地方推出了 AO 课程。

老 Robert Mathys 是如何创业的

一家早在 1960 年就经历了财政紧缩的独资企业，是怎样为如此可观的增长筹措资金的呢？Robert Mathys 并不能依靠个人或家族财富实现这一点。在没有任何外部资本注入的情况下，他完全依靠自己的资源建立了自己的公司，这在今天可以被称作自主创业的经典模式。

而作为一个典型的企业家，他的财富由公司的价值构成。

小 Robert Mathys 继续说到：

> 父亲自己为企业的增长提供了资金。当 AO 内植物大规模生产时，尽管可以说企业很缺钱，甚至是濒临破产，但高盈利很快产生了足够的现金流，后续增长完全来自企业内部的财务。我们不支付股息，所有利润都用于业务再投资，避免通过银行等外部债务进行融资，同时我们支持销售子公司的财务，直到其能够自己盈利。

为销售子公司提供前期资金，购买设备以扩大生产，购买新工厂和场地以扩大产能，并持续更新工厂设备以跟进 AO 内植物的发展和改进，所有这些都由 Mathys 提供资金。内植物业务的潜在盈利能力有助于产生良好的收益和现金流。尽管没有得到银行家投资的帮助，没有得到私人股本公司或其他商业机构的帮助，也没有利用政府补贴——这些都是当今商业世界经常使用的工具——Mathys 还是实现了快速扩张。

Mathys 公司对产业的持久影响

Mathys 公司的成长对产业的影响不仅仅基于 AO 内植物的生产。公司也逐渐参与了 Maurice Müller 早期髋关节假体的研发和生产，促进了瑞士塞纳机床（Monnier ＋ Zahner）公司的成长，同时引导了 Thommen 医疗公司——一家牙科内植物公司的建成，由 Maythys 公司提供资金，并由 AO 内植物生产汇集的经验提供指导。

作为一个附加的合作条款，Mathys 通过在 AO 课程期间向 Synthes AG Chur 支付许可费，Mathys 成为支持 AO 组织经费的最大单一出资者。到了 20 世纪 80 年代中期，Mathys 每年向 Synthes AG Chur，即间接向 AO 组织贡献约 600 万瑞士法郎。

（吴明昊 译）

20 Straumann 加盟为生产商

相逢扶轮社

Straumann 研究所——这是该公司正式的称谓——带着解决内植物腐蚀问题的办法以合作生产商的身份加入了 AO（这一过程在第 15 章中讲述）。当时，Reinhard Straumann（1892—1967）在扶轮社见到了 AO 合伙创始人 Hans Willenegger，接受了帮助 AO 进行冶金研究的挑战，他也与 Willenegger 达成协议，成为了 AO 内植物生产商。

Straumann 撬动行业发展

Straumann 当时已经是一位成功的企业家，除了 Straumann 研究所（全名曾为 "Institut Dr. Ing. Reinhard Straumann"。后来称为我们文中提到的"研究所"）之外，还拥有几家企业。直到 1938 年他一直经营着一家手表部件公司，开发了手表平衡弹簧（Nivarox）和特殊合金（Nivaflex）两项全球专利。这两家企业都使用特殊合金钢生产手表部件。此外，Straumann 还是 Tschudin ＋ Heid 的法人和首席执行官，该公司是位于 Straumann 家族居住地 Waldenburg 的机械部件制造商（Tschudin ＋ Heid 的最初运营可以追溯到 1892 年，总部位于 Waldenburg，直到今天，它一直为各种行业生产零部件）（图 20.1）。

当 Straumann 公司有资格成为 AO 生产合作伙伴，并作为 Synthes

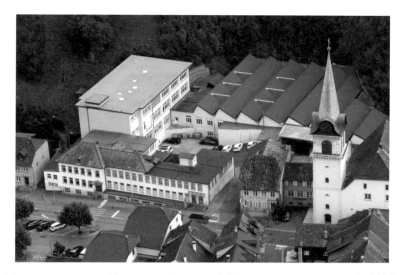

图 20.1　Waldenburg 的 Tschudin ＋ Heid。*来源：Thomas Straumann. 经允许转载*

AG Chur 生产商协议的联合签署人时，公司并没有一个生产内植物的工厂和相应的产能。短期之内，需要从零开始建立一个符合条件的工厂，同时这个工厂也必须位于 Waldenburg（Straumann 研究所所在地）。在最初的市场推广期，Mathys 公司向 Straumann 公司提供了市场所需的内植物产品，但没过多久，Straumann 公司就开始自己生产。

　　Straumann 公司不仅仅是一个冶金研究所。创始人 Reinhart Straumann 当时负责 Waldenburg 的 Tschudin ＋ Heid 的运营，以及 Reinhard Straumann 姻亲原有的生意。Tschudin ＋ Heid 生产手表行业的部件。Reinhard Straumann 通过结合两项针对手表行业的技术专利 Nivaflex 和 Nivarox，并且部分拥有它们的专利权，积累了大量高标准部件的制造经验。但那时位于 Waldenburg 的 Straumann 组织规模仍然很小，只有 40 ～ 60 名员工在研究所工作。按严苛标准加工特殊钢材的零件是 Reinhard Strauman 的专长，因此他能迅速满足 AO 配套器械的制造要求（图 20.2）。

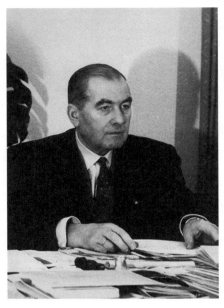

图 20.2　Reinhard Straumann。*瑞士 AO 基金会版权所有*

Fritz Straumann 的加入

1960 年，当 Reinhard Straumann 与 Willenegger 会面讨论 AO 产品的腐蚀问题时，他很快让儿子 Fritz 带头调查分析。在 Straumann 和 AO 的整个合作过程中，Fritz Straumann 一直起着牵头作用。因此，他是 Davos 第一届 AO 课程的参与者，代表着 Straumann 关注 AOTK（AO 的技术委员会）的事宜，旨在引导合作（图 20.3）。

AO 生产商 Mathys 和 Straumann 都在迅速应对制造挑战方面提供了额外的帮助。由于配套器械性能必须完全相同，Straumann 必须采用和 Mathys 一样的设备，也因此不需要从零开始创建整个生产流程。复制由 Mayths 开创的生产工艺的做法是完全正确的。

Straumann 组织在与 Mathys 共享的背景下，扮演了两个特殊的

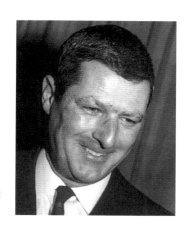

图 20.3 Fritz Straumann 在 Davos 的 AO 课程上，1969。*AO 基金会版权所有*

角色。首先，由于其在冶金领域深入的认知，Straumann 担任了多年的采购公司角色，为两家公司采购合金材料、不锈钢以及后期的钛合金材料。其次，Straumann 在 Mathys 从 Biel 搬离期间接手了他的销售办公室，当时 Maurice Müller 的妹妹（常驻办公室经理兼物流经理 Violette Müller）再婚了。来自 Waldenburg 的货物被运往瑞士的医院，因为在 Olten 的交易中瑞士市场已经分配给了 Straumann。

随着 Straumann 公司的不断成长，Straumann 重组了其在 Waldenburg 的公司，并将 Synthes/AO 的内植物单元转移到一个单独的业务单元，称其为 Straumann 医疗，它仍然隶属于 Straumann 研究所。同时，冶金研究公司以及在 Waldenburg 和 Jura 的手表部件公司也是研究所的组成部分。

与 AO 合作前，Straumann 研究所就已经在 1957 年搬进了 Waldenburg 的新基地。1973—1974 年，Straumann 专门建了 Unteres Gebäude 大楼来生产 AO 内植物。扩张资金是借助内部资源完成的，得益于 Nivaflex 和 Nivarox 这两项金属合金专利稳定的使用费。与 Mathys 组织明显不同的是：Straumann 已经有一个运转良好且盈利的企业为研究所的运作和内植物生产提供资金，而 Mathys 则需要依靠内植物的生产来直接产生内部资金。Straumann 在与 AO 合作时已经是一个成功的企业家和实业家，而 Mathys 则还在这条路上努力成就自己。

在 Straumann/AO 生产的早期阶段，在那里工作的人认为他们的组织拥有不同类型的人才，他们有各种专业的工匠，可以熟练地生产各种产品的技术设计原型。同时他们不是按照现代制造企业的标准方式组织起来的。物理学家和冶金学家就在机修工和机械师的身边工作。这种工作环境切合 Reinhard Straumann 和 Fritz Straumann 自由心流的管理思想，Fritz 在 Reinhard 去世后接管了整个 Waldenburg 的业务。对不同业务的会计和记账没有以清晰的成本会计模式分开。正是在这种环境下，由于跨学科的合作和横向思考的支持，AO 内植物腐蚀的问题才能得到最终的解决。

国际扩张

国际销售业务由国外的销售子公司，或类似于 Mathys 公司经营方式的经销商进行开发和支持。Straumann 在指定区域设立了办事处，覆盖了大部分拉丁美洲地区，包括阿根廷、玻利维亚、巴西、智利、哥伦比亚、厄瓜多尔、墨西哥、巴拉圭、秘鲁和委内瑞拉。在欧洲，Straumann 在德国南部的 Freiburg 以及捷克、匈牙利、希腊、英国、爱尔兰、挪威、波兰、葡萄牙、西班牙和瑞典都设有办事处。

在之前公开的 Olten 协议中，美国市场也分配给了 Straumann，需要花一段时间将其发展壮大。最初，Straumann 指定了美国大型制药公司 Kline French（SK）作为其美国经销商，销售由瑞士发出的所有产品。经历了缓慢的启动期却得到令人失望的结果后，Straumann 组织放弃了 AO 给予的美国销售权，但保留了作为该市场内植物供应商的权利。有关美国市场开发背后的经验将在下一章中介绍。

到 20 世纪 80 年代中期，Straumann 贡献给 Synthes AG Chur 的研发费用约占 Mathys 向其捐资的 80%。到 1984 年，Straumann 每年的出资约为 400 万瑞士法郎，低于 Mathys 报告的 560 万瑞士法郎。造成这种差异的部分原因是，1977 年 Synthes USA 从 Straumann 手中独立出来后，美国部分的收入就不再包括在 Straumann 报告的数据中了。

对产业和技术的影响

　　Straumann 在发展 AO 业务的同时，还通过 Straumann 研究所进行了牙科内植物的早期开发，并随着 1974 年在伯尔尼大学首次成功进行的临床试验，以及 1980 年在 André Schroeder 教授的帮助下成立国际植入学团队而达到高峰。这一协作成果得益于 Straumann 在 AO 内植物方面的经验，并在后来成为 Straumann 研究所牙科内植物业务和成功的国际分支的基础。我们将在稍后详细回顾这部分（见第 49 章）。

　　鉴于研究所拥有多样技术技能的性质，Straumann 对 AO 发展的贡献并不局限于生产和销售。Straumann 的技术人员在各种各样的 AO 项目开发中发挥了重要作用，并且正如后面章节讲述的那样，又帮 AO 扩张到兽医领域，走到了该领域最前沿（见第 24 章）。

参考文献

Schlich, T. (2002). *Surgery, science, and industry* (p. 165). Basingstoke: Palgrave Macmillan.

（吴明昊　译）

21 征服国际市场

欧洲的经验

随着 AO 配套器械的公开销售，以及器械制造商 Mathys 和 Straumann 之间划分世界市场的完成，在瑞士本土以外的市场销售产品的切实行动得以开展。在国外寻找代理人的首次尝试集中在德国和奥地利，因为 AO 医生与这两个国家保持着广泛的专业联系。这两个国家一直以来都有广阔的医院网络用于治疗事故和创伤病例。但是，要开拓市场，必须说服这两个国家主要创伤中心的创伤外科医生。然而，罗马不是一日建成的。

抢滩德国

当时，Kuntscher 髓内钉已在德国被广泛采用，此外还有石膏结合牵引床进行的骨折保守治疗。AO 内固定治疗法遇到了德国主流创伤外科医生广泛的抵触。要想增加销售，就必须克服这种阻力。

与早期在瑞士的情况类似，创伤的保守和手术治疗的利弊在德国存在着激烈的争论。当时德国最著名的创伤外科医生，也是世界上最古老的创伤医院的院长 Heinrich Bürkle de la Camp（1895—1974）于 1960 年 4 月在慕尼黑举行的德国外科年会上发表了主题演讲。他虽然重申了对髓内钉技术的支持，但警告他的同事们，为了治疗创伤，把"异物"引入人体是危险的方法。来自维也纳的 Lorenz Bohler 在这场演讲中接着指出，手术接骨术是治疗骨创伤最危险的方法之一。

在这种敌意的背景下，AO 医生们利用自己的私人关系来避免举行像发生在瑞士一样的对抗性会议。AO 创始人之一 Willenegger 是离德国边境不远处的 Liestal 医院的负责人，他与 Freiburg 大学的 Ludwig Heilmeyer 教授私交良好。他们在输血事务上展开过合作。通过这种关系，Heilmeyer 将 Willenegger 引荐给了外科手术主席 Hermann Krauss 教授。之后，Willenegger 和 Müller 收到了去参加德国西南部创伤协会会议的邀请，该会议在上述慕尼黑举行的更大的会议之前召开，这就使得他们能够在会议上针对骨折开放性手术的治疗原则进行演说。7 名最近在 Willenegger 医院做过手术的患者被邀请过来，向与会人员展示自己的运动能力。Krauss 对此印象深刻，于是派遣他的高级实习生 Leo Koslowski 前往 Interlaken 参加下一届 AO 会议，以更多地了解 AO 的理念。同时，来自 Freiburg 会议的其他嘉宾也参加了会议。几个月后，Krauss 和他的一名实习生 Siegfried Weller 参加了 Davos 的首届 AO 课程。

鉴于 AO 配套器械供应的规定，直接向 Freiburg 医院提供足够的产品是很难的。AO 组织规定只有接受过该组织培训的外科医生，例如在 Davos 参加过 AO 课程的医生，才能订购内植物。由于 Weller 参加了 Davos 的第一次课程，他成为了内植物运输的中间人，亲自往返于 Straumann 公司本部 Waldenburg 和 Freiburg，用他的汽车穿越德国和瑞士边境运送设备、内植物、螺钉和 X 线片。1963 年，Straumann 因为国外市场分配，被划定负责德国南部的市场，于是在 Freiburg 开设了一个销售办事处，靠人力运输内植物才结束。

这些密集的接触使 Freiburg 成为了 AO 在德国的第一个滩头阵地，那里的大学医院也成为德国的第一个 AO 医院。1959—1960 年，Freiburg 外科诊所进行了 177 例手术接骨术。到 1967—1968 年，这个数字上升到了 1261 例。Weller 也在 1994—1996 年成为了 AO 基金会的主席。Freiburg 也在 1965 年成为了第一次在瑞士以外举办 AO 课程的所在地。

从 Freiburg 的第一个滩头阵地开始，AO 理念通过外科医生们的个人联系和工作调动传递到了其他德国医院。第一个重要的人事调动是关于 Jörg Rehn 的，他从 Freiburg 去了 Bochum，在那里他接替了 AO 理念反对者 Bürkle de le Camp 的职位。考虑到 Bochum 的重要性，Mathys 选择该市作为其德国北部办事处的所在地，地点位于其公司被分配的区域内。

更重要的调动是一些 AO 的支持者们调动到了 Mainz。1963 年，两位来自 Freiburg 的医生 Fritz Kümmerle 和 Carl Heinz Schweikert 在 Mainz 就职。随后在 1969 年，Fritz Brussatis 回到了德国，他是 AO 创始团队中唯一的非瑞士成员。

与瑞士相比，AO 理念在德国的传播有着完全不同的模式。在瑞士，当地医院执业的自主外科医生组成了独立网络，主要通过他们来传播和传授如何将 AO 技术应用于外科手术。然而在德国，这种传播是通过 Freiburg 等重点医院的初级外科医生进行的。值得注意的是，Krauss 是 Freiburg AO 早期的支持者，也是该诊所的负责人，他完全支持 AO 方法，但从未亲自将其应用于外科手术。手术接骨术由最初在瑞士接受过培训的初级外科医生实施。

抢滩奥地利

在奥地利建立 AO 理念并不是一项小任务。Lorenz Bohler——常被称为"创伤学教皇"——是奥地利创伤外科界的主导人物，他在奥地利的专业事故小组网络中的地位举足轻重。早在 1958 年，Müller 就访问过奥地利医学界，向他们介绍其手术接骨术的理念。当时，大多数外科医生都持高度怀疑态度。一个偶然的机会，Lorenz Böhler 的儿子 Jörg Böhler 在 Freiburg 接触到了 AO 的演讲。他和其他年轻的奥地利外科医生是首批参加 Davos 课程并将信息带回奥地利的人。

更重要的是来自 Graz 的年轻奥地利外科医生 Harald Tscherne 的访问。他在 1963 年访问 Bochum 时接触到了 AO 理论。他得到了 Graz 的外科主任 Franz Spath 的支持，Spath 派他的儿子去调查当时身为 St.Gallen 外科主任的 Müller，看他是否能胜任给自己女儿做手术。术后的调查报告给予了赞誉，整个 Graz 医院都转而相信了 AO

理论，在不到 4 年的时间里便开展了近 1000 例手术接骨术。

与德国类似，奥地利鼓励用 AO 理论的是一位通常不参与骨折治疗的主任（Spath），他推荐给了年轻医生。在这种积极的支持下，Graz（并非维也纳）成为了奥地利的滩头阵地。到 1982 年，已有 200 多名奥地利外科医生参加过 Davos 课程。最终，奥地利所有 50 多家独立的骨创伤事故医院都成了 AO 理论的追随者。奥地利成为 Mathys 销售区域的一部分。Mathys 公司于 1963 年在那里建立了一个子公司，并在 Salzburg 建立了一个生产手术工具的工厂。

到 1984 年，Synthes AG Chur 和 AO 商标的内植物的市场份额在德国占 80%，在奥地利占 90%，在比利时占 70%，在法国占 50%，在意大利占 10%。瑞士没有数据报告，但也可以保守地估计与奥地利和德国占比差不多。

抢滩加拿大

在加拿大，AO 理念的扩展遵循了类似欧洲核心国家的模式：一群感兴趣的外科医生转变为 AO 方法的拥护者，并由他们传出有效的信息。多伦多是加拿大支持者的聚集中心。一些 AO 理论的早期接受者，在加拿大乃至全球 AO 基金会后来的发展中起到了重要的作用。Marvin Tile 和 Joseph Schatzker 是其中的两位佼佼者，他们分别于 1992—1994 年和 1998—2000 年担任了 AO 基金会主席。Tile 于 1965 年在伦敦当研究员时接触到了 AO。当时有人建议他去见 "St. Gallen 一位名叫 Maurice Müller 的人"，他便接受建议，从善如流。1968 年，Tile 第一次参加了 Davos 的 AO 课程，并于 1969 年回到多伦多地区，在当地协助举办了北美的第一届 AO 课程。

1965 年，Schatzker 还是多伦多的一名年轻医生时，就接触到了 AO 医生。他记得 Müller 在众多听众面前讲解骨折治疗的 AO 理论。当时，Müller 的英语说得并不流利，Schatzker 就坐在前排，手持一根教鞭，翻译幻灯片。他回忆起在会议结束时，一位加拿大最资深的创伤外科医生站了起来（这些医生通常与英国保守骨折治疗学院关系很好）说："Müller 教授，你可能很出名，但其实你是最大的骗子！"这就是 AO 医生早期在加拿大所遭受的待遇，不过这种情况很快就得到了改变，这在很大程度上要归功于 Schatzker 和 Tile 的工作。

Schatzker 还在 1967 年参加了 Davos 课程，很快就参与了将主要的 AO 教材翻译成英语的工作。因为最初的那本书没有任何注解，随后他与 Tile 一起完成了第二本书。为了证实 AO 理论的正确性，Schatzker 请其他创伤外科医生把他们的失败案例交给他来应对。在 2 年的时间里，Schatzker 成功地处理了大约 40 个疑难病例，并在一次公开会议上向其他创伤和整形外科医生展示。这次活动极大地帮助了多伦多传统外科团体对 AO 理念认识的转变，并在这里成功举办了第一届 AO 课程。

加拿大 AO 支持者的成功不仅为 AO 在加拿大的发展铺平了道路，也通过医生们参加美国的许多学术会议，帮助扭转了 AO 在美国的局势。James Kellam 来自当年的活动中心多伦多，他曾与 Tile 和 Schatzker 一起接受培训，并于 2004—2006 年成为 AO 的第三任加拿大主席。美国市场规模巨大，一流的骨科中心比比皆是，市场准入更是困难重重（见第 22 章）。

参考文献

Heim, U. F. A. (2001). *Das Phänomen AO*. Mannheim: Huber.
Kuner, E. H. (2015). *Vom Ende einer qualvollen Therapie im Streckverband* (pp. 153–154). Köln: Kaden.
Schatzker, J., & Tile, M. (1967). *The rationale of operative fracture care*. Berlin: Springer.
Schlich, T. (2002). *Surgery, science and industry*. Basingstoke: Palgrave Macmillan.

（吴明昊　译）

22 进军美国

立足北美

与欧洲市场相比，AO 在北美市场（尤其是美国市场）的进展要慢得多。接受 AO 理念的途径通常是医学界的交流和吸引热衷新技术的外科医生。根据 Olten 协议，整个美国和加拿大市场都分配给了 Straumann，但如果没有足够数量的外科医生采用 AO 的方法，内植物的销售将会非常缓慢。

美国的外科界普遍对手术接骨术持怀疑态度。1960 年，美国骨科协会主席对之发出了警告，当时的主流态度是"保持骨折闭合"。

1959 年夏天，就在 AO 成立几个月后，Müller 第一次访问美国。他在欧洲遇到过一位美国外科医生，这次应邀乘船前往。到达纽约后，Müller 没预约就去拜访了哥伦比亚大学骨科主任。主任对 Müller 的幻灯片印象很好，主动打电话给他在美国各地的朋友安排交流。于是 Müller 被引荐到许多龙头骨科医院。回瑞士前，他总共做了 27 次演讲，被邀请参加将于 1960 年在纽约举办的著名的国际矫形与创伤外科学会（SICOT）会议。

1960 年 9 月，Müller 回美参加 SICOT 会议，也面对了美英顶尖骨科医生的质疑。恰在此时，另一个影响 AO 在美国发展的关键会面也在进行之中：Howard Rosen（1925—2000）当时在纽约一家医院实习，有个朋友也是骨科医生。该医生的老叔叔是一名网球爱好者，患有肱骨骨不连。历经 4 次手术失败，美国似乎没人能治。看了 X 线片，Müller 告诉两位医生："带他来瑞士，手臂很快会痊愈，

3 个月内就能再次打网球了。"不久后，这位年老的患者去了瑞士，Müller 为他做了手术。患者臂中带着钢板回美，Müller 让 Rosen 负责患者在美国的后续治疗。手术给 Rosen 留下了深刻印象，他和朋友 Herbert Sandick 在 1960 年 12 月报名参加了当年首届 Davos 课程。回国后他们的行李箱里装着全套的 AO 配套器械。

接下来就是 AO 在美国的砥砺前行。Rosen 医院的外科主任持续好几年时间不允许他使用 AO 配套器械。Rosen 向他的兽医朋友求助，发现 AO 配套器械在兽医手术中效果很好，并通过这种操练获得了经验。这也使 Rosen 成为后来 AOVET（AO 兽医）的创始成员，这一组织由 AO 全球网络中在兽医骨科领域里的医生、科学家和其他专家组成。

美国：医生即销售

在纽约举行 SICOT 会议期间，Müller 结识了活跃在美国内植物销售市场的 Howmedica 公司的代表。进一步讨论后，Müller 同意留下 1 套 AO 配套器械，握手合作，授予了 Howmedica 公司复制 6 套的权利。如果器械没有销售出去，Howmedica 公司承诺会将其销毁。Mülle 2 年后又回到美国，询问公司卖得怎么样。Howmedica 公司复制得非常好，其中几套已被美国的外科医生成功使用，但该公司因为担心万一失败他们可能会遭到诉讼而已经决定停止代理器械。如所承诺的那样，Howmedica 公司销毁了他们所有的复制品。

几年后，美国《创伤杂志》（*Journal of Trauma*）发表了一篇评论，阐述了 AO 在向美国外科医生介绍 AO 理念时所面临的问题。根据 Thomas Schlich 所说：

> AO 技术中存在一个严重的问题，即 AO 技术应用的前提是卓越的外科手术技巧和精密的器械。AO 委员是花了多年时间开发技术的手术大师。他们完善了一套套漂亮的器械，并以高超的技巧使用它们。因此，每一个对骨折

治疗感兴趣的年轻医生都对这些器械产生了兴趣，并希望
立即在自己的医院试用。这却是问题所在：初学者不可能
很快地模仿好这些外科医生，就像一个业余滑雪者不可能
成功地复制奥运会滑雪冠军的表现一样。"

这段话反映出老医生对 AO 技术望而却步，但年轻医生却跃跃
欲试。瑞士有业界、补给和培训等支持，而这些在美国却都是缺失
的，这加大了 AO 技术失败的风险。

建立 Synthes USA

这段时期 Müller 结束了和美国市场的直接联系，他完全忙着
St.Gallen 医院的工作，并且已经计划转到伯尔尼大学医院。他很乐
意将美国市场的发展交给 AO 创始人 Martin Allgöwer。Allgöwer 在
早期接受培训时就有美国市场经验。他和 Straumann 一起合作开发
这一重要的市场。Straumann 授权总部位于费城的制药公司 Smith，
Kline & French（SKF）为其在美国的经销商。

同时 AO 也面临着关于其缩写和品牌名称的问题。当时，一家
美国公司——美国光学（American Optical）已经注册了 AO 作为
公司名称的缩写。为避免不必要的法律纠纷，AO 决定在美国使用
ASIF（内固定研究协会）一词为其缩写。

美国市场发展的速度仍非常缓慢。SKF 组织了一次包机让美国
外科医生参加 Davos 课程。公司抱怨销售量不大，年销售额仅约 40
万美元，还抱怨从瑞士运输和供应太麻烦。虽然为降低初学成本而
开发了"配套器械简化包"，也未能增加市场。同时，瑞士两家生产
商的产能依然上不去，到 1972 年引进新开发的动态加压板（DCP）
时，Straumann 的产量已不够满足美国市场。

1974 年，由 Allgöwer 领导的瑞士 AO 核心，以及 Synthes AG
Chur 的其他股东，决定与 Straumann 联合成立他们自己的公司 Synthes
USA，并停止与 SKF 的代理协议。然而，考虑到市场的规模，原本

很低的销量还一再下滑，亏损也在逐步累积，Synthes USA 在美国并没有任何分销或销售活动。美国本土的 Synthes 管理层与瑞士医生股东争论，是否需要组建一支销售队伍并为其配备汽车？建立欧洲市场时这两个都不是必需条件。

Synthes USA，以及在加拿大和墨西哥的公司所有权，都是由一家名为"ASIF 控股"的苏黎世股份有限公司持有的，该公司允许对 AO 医生股东姓名保密。最初的资本为 70 万瑞士法郎，为了弥补越来越多的亏损，必须不断增加资本投入。股东包括 AO 元老和 TK 的成员 Müller、Allgöwer、Willenegger 和 Schneider，以及 Fritz Straumann（毕竟这是他的市场）。而 Mathys 对北美市场没有任何权利，也不是股东。后来少数其他人入了股，但仍然保密。

Straumann 继续作为这家合资企业的独家供应商，从瑞士工厂为其供货；而 Synthes USA 则成为了美国独家经销商。这是 AO 医生第三次不得不向其中的一家公司注资。第一次是在 AO 研究所资本化时；第二次是在创建 Synthes AG Chur 时；现在 Synthes USA 需要启动资金，以及随后运作所需的资金。

直到 1975 年 8 月，AO 与 SKF 的协商才告一段落，并就现有存货的付款达成了共识。新成立的美国 Synthes 有限公司以总计 19.6 万美元的费用从 SKF 获得了所有的剩余库存。商标 DCP 也从 SKF 转移到了 Synthes AG Chur。

为了运营美国公司，AO 医生们聘请了一名来自加拿大 Protek 的经理，他是 Müller 旗下的髋关节内植物经销商，通过 DePuy 公司在加拿大和美国经营业务。曾在早期参与 SKF 工作的 Jim Gerry 回来担任了营销经理。当销售缓慢，亏损持续累积时，Müller 从他的 Protek 髋关节内植物业务中借钱以帮助公司渡过难关。然而，真正的突破来自 Allgöwer 和一位乘客在一次跨大西洋航班上的偶然相遇。

Hansjörg Wyss 加入

Martin Allgöwer 和 Hansjörg Wyss 因都喜欢开私人飞机而认识。

1975 年，Wyss 为总部位于布鲁塞尔的美国公司 Monsanto 工作时，发展了一项向欧洲个人销售美国私人飞机的副业。Allgöwer 就是顾客之一，当时他已经有了飞行员执照。结识后，Allgöwer 向 Wyss 提出了一些关于 Synthes USA 的问题。Wyss 似乎拥有丰富的管理经验，但也很谨慎，不想立即介入。之后他成为了公司的兼职顾问，负责 Synthes USA 的管理和预算业务，并定期与美国经理会面。大约过了 2 年，Wyss 才承诺接手而成为全职经理。当时，Synthes USA 有 25 名员工，年销售额为 300 万美元（图 22.1）。

起步阶段，Wyss 充分了解了创伤和骨科手术所有的纷繁难懂之处。接管 Synthes USA 前，他还提出了一些他加入的必要条件，以推动公司在美国市场取得成功。具体来说，Wyss 首先希望成为合伙投资者，其次，他要求 AO 承诺，在未来 10 年里，每年至少在美国开设 2 次基础培训。

Wyss 预计，大约要 5 年公司才能盈利。从瑞士进货价格高，Wyss 坚持在美国建立一个工厂以服务北美市场。但是，由于 Straumann 是 AO 美国市场独家生产商，而 Synthes AG Chur 则在美国有独家销售权，如果不改变瑞士 Synthes AG Chur 与 Straumann 之间存在的契约排外关系，这种构想不可能发生。在欧洲举行的 Synthes USA 董事会争论后，Wyss 如愿以偿，获准在科罗拉多州开设一家工厂，于

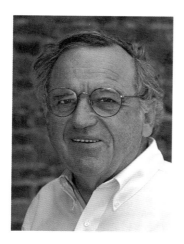

图 22.1 Hansjörg Wyss，2004。*瑞士 AO 基金会版权所有*

1979 年开始投产。

虽然老 Robert Mathys 没有参与美国市场，但他一再说，如果他是 Straumann，他会在美国自己建立一个工厂。之后 Straumann 让出了整个北美市场给新来者 Wyss，只以最低限度的资金参股 Synthes USA。后来事实证明，这成了美国市场发展的关键时刻。

通过课程的开放和给许多年轻医生发放奖学金，销售额逐步增加了。但直到 1980 年，美国公司仍未脱离困境。一次董事会上，Wyss 提议了一系列有关营销操作上的变革，而这却与欧洲 AO 生产商的做法背道而驰。建议之一是做直销，自付佣金，这引发了激烈的争论。在其他一些 AO 股东的支持下，Wyss 最终如愿。Müller 持反对意见，但却没有产生效用。这是 Wyss 和 Müller 关系的一个转折点：Müller 随后抱怨他在董事会失去了影响力。在他看来，最亲密的朋友和合作伙伴 Allgöwer 似乎更顺从于 Wyss。随着 Wyss 进入 AO，创始人团队开始分化，最终导致 Müller 退出，从 AO 董事会辞职。私人关系让位给了商业利益。

美国市场新策略的结果令人振奋。销售额从 1975 年仅 220 万美元的低点开始逐步回升，1980 年达到 1300 万美元，每年的增长率达15% ～ 20%，1984 年达到 3000 万美元。在许可费的支出方面也可以观察出类似的趋势，Synthes USA 根据其在美国的产量支付相应的许可费。到 1984 年，这家美国公司向 Synthes AG Chur 支付了大约 200 万瑞士法郎的许可费，Synthes AG Chur 是所有与 AO 相关的知识产权许可费的持有者。相比之下，当时 Straumann 向 Synthes AG Chur 支付了 400 万瑞士法郎，Mathy 支付了 560 万瑞士法郎。1982 年，Synthes USA 的雇员达到 183 人。然而，直到 20 世纪 90 年代初，美国业务才在销售和授权收入方面超过了 Mathys 和 Straumann，从而成为 AO 最重要的收入来源。

Jim Gerry 作为销售经理，亲眼见证了 Synthes USA 的成长，他看到了收入惊人的增长很大程度上是由于销售模式的改变。Synthes 的销售团队在创伤和骨科方面受过高水平的训练；他们在技术上也比其他竞争团队更加熟练，长时间在手术室帮助医生工作，并且随叫随到。这样，他们不再仅仅是传统的销售人员，而是成为外科医生的朋友和合作伙伴。Gerry 解释道："我们彻底改变了美国的创伤外科。"

进军美国市场是 AO 建立全球销售网络最困难的一步。尽管生产商 Mathys 和 Straumann 在所有被授权的国家都建立了全资销售公司或经销商，但美国市场的规模很特殊，仅仅通过 Davos 的课程来树立 AO 理念是不够的，到了最后，确实需要一家专门的公司，用来定期拜访外科医生和医院。Wyss 是第一个认识到这一点的人，并与 Synthes USA 一起最终完成了公司的战略目标。

现在，AO 要应对三家生产商的问题了。

参考文献

Schatzker, J. (2018). *Maurice E. Müller: In his own words*. Davos: AO Foundation.
Schlich, T. (2002). *Surgery, science and industry*. Basingstoke: Palgrave Macmillan.

（吴明昊　译）

23　扩展配套器械

配套器械改进永远在路上

在 AO 配套器械被认可和使用的头 20 年里，其经历了一个持续改进的发展期。改进的驱动力来自 AOTK，也就是 AO 技术委员会，所有关于配套器械和手术方法的重要决定都是在那里做出的。与此同时，在 Davos AO 研究中心也在进行一些重要的改进，改进有时是为了更好的产品操作性，有时则是于科学新观点的出现。

以老 Robert Mathys(Mathys 公司) 和 Fritz Straumann(Straumann 公司) 为代表的两家生产公司也基于他们在内植物和材料方面越来越多的经验而不断做出贡献。比如，在 Waldenburg 的 Straumann 研究所，对材料学的研究为 AO 内植物的材质提供了新视野。

当 AO 公开其第一套配套器械时，大约有 200 个工具组合在不同的工具箱里。20 年后，发展到了 1400 多个不同的工具。

一如既往的是，AO 并非作为一个单一、封闭的组织实体来运作。它的功能是集合不同类型的参与者，这些参与者都位于不同的群体，在不同的地区为不同的组织或公司工作。他们虽然彼此独立，但为同一个目标——"为患者实现更好的临床结果"而共同工作。使用现代管理术语来说，AO 作为一个自我管理的团队工作，因共同的目标团结在一起，无需首席执行官（CEO）的存在。

以圆孔钢板为代表的第一代配套器械

第一代配套器械是在 AO 理念下创造的——实现绝对的稳定，结合骨加压，最大程度地促进骨愈合。内植物的设计反映了这种理念。这一时期的主要钢板是带圆孔和螺钉的加压钢板（compression plate，CP）。这些加压钢板有窄的、宽的、长的和短的，以及 1963 年发行的管状半管板（图 23.1）。

最初，配套器械有五种颜色编码的器械盒，即铝盒，包含所有关键操作中使用的必要形状和形式的内植物、螺钉和手术器械，列举如下：

1. 螺钉器械盒［皮质骨螺钉（红）和松质骨螺钉（红 / 黄）］，由 Müller 开发。
2. 钢板器械盒（黄色），由 Müller 开发。
3. 髋关节板器械盒（蓝色），由 Müller 开发。
4. 髓腔钻器械盒（绿色），由 Müller 开发。
5. 髓内钉器械盒，由 Müller、Allgöwer 和 Weber 开发（1963 年引进）。

最初的标准配套器械于 1960 年和 1961 年的首届 Davos 课程中得到了使用，这早于 TK 的创立。最初主要使用在大腿和小腿的长骨骨折。一段时期后，针对其他类型的骨折增加了更多的器械盒（图 23.2）。

由 Müller 开发的加压和拉紧装置用于在安装钢板和螺钉之前对骨碎片施加临时的压力。每一年或每半年，AOTK 都会批准特定用途和病情使用的钢板，并使它们可分开销售。

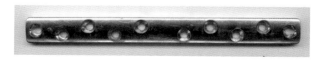

图 23.1 圆孔钢板，1958—1959。*瑞士 AO 基金会版权所有*

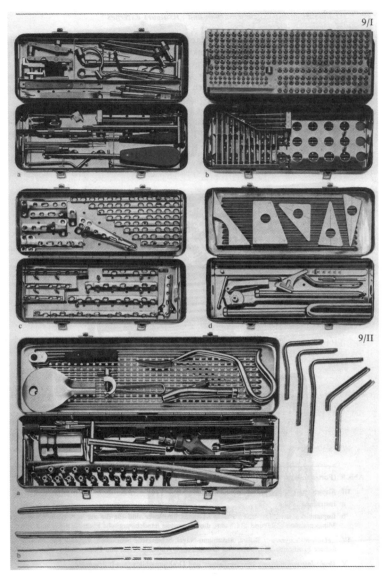

图 **23.2** AO 配套器械陈列。来源: *AO Technik der operativeven Frakturenbehandlung*，*Springer*，*1977*，*p.21*

以 DCP 为代表的第二代配套器械（1966）

动态加压板（DCP）的开发是 AO 配套器械的重大进步，思路来源于生物工程师 Stephan Perren 的研究。之前，Stephan Perren 在 Chur 医院工作时加入了 Davos AO 研究小组。

Davos AO 研究所（ARI）成立以来就一直在研究压力对骨愈合的影响。他们研发了一种特殊装置，内置在标准圆孔钢板中。藉此系列研究，证明了压力对骨愈合有益。他们用临时加压装置对骨折加压，行钢板和螺钉固定；插入迷你测量计后发现压力值在加压开始即不可控。进一步研究显示，即使经验丰富的医生，靠该加压装置和圆孔钢板也不能确保稳定加压。Perren 总结：钢板圆孔做长，就能避免压力丢失（图 23.3）。

进一步研究确定，在上这种特殊钢板前无需使用可活动的加压装置。DCP 上每增加一枚螺钉，都增加了沿骨折线的压力。这一发现由 AO 创始人 Martin Allgöwer 在临床试验中进行测试，并于 1966 年获得专利。DCP 最初只提供给 AO 医生和课程学员；在积累了足够的经验后，DCP 又于 1971 年增加了标准器械盒。最终，DCP 成为了一种高度通用的钢板，可以各种尺寸生产。从而也为其他解剖专业（如颅颌面外科和兽医）的医生开发配套器械提供了助力。

事后看，DCP 是 AO 配套器械主体的重要补充，是研究所上下共同努力的结果。起初是为了 AO 医生骨加压的量化。测量表明，医生很难在每次手术中都达到稳定和充足的加压。带有加长孔的 DCP 应运而生。研发过程涉及许多不同背景的科学家和医生，包括生物力学、工程学和外科；同时更需要一个改装设备来生产这种新型钢板的工厂（图 23.4）。

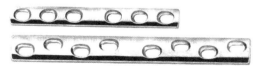

图 23.3 动态加压板（DCP）

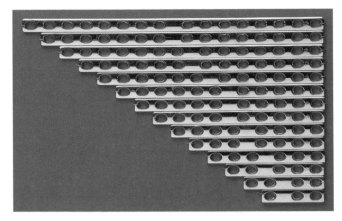

图 23.4　DCP 配套器械。*瑞士 AO 基金会版权所有*

动力髋螺钉（DHS）推出（1978）

经广泛讨论，动力髋螺钉才成为 AO 配套器械的一部分。它最初由 Küntscher 的器械设计师设计，在美国很受欢迎，也在接受过 AO 培训的美国医生中使用。AO 老手术方法是在股骨近端骨折中使用带有角度的钢板（角钢板）——与 DHS 的应用相同。这种角钢板自 1959 年以来一直是 AO 手术器械盒的一部分。AO 将使用这种更易上手的 DHS 视为手术技术低劣的标志，然而，当临床更易上手的 DHS 缩短了髋关节手术时间，减少了并发症，加之竞争对手跃跃欲试，AO 感到必须尽快采取行动。最终 Straumann 与 Basel 和美国的医生合作开发了这种器械；这项发明对 TK 施加了压力，令其批准 AO 使用这种器械。这一器械在临床和商业上都取得了成功。完整的 DHS 器械盒于 1980 年推出。

AO 设计的 DHS 的最终推出证明了 AOTK 系统的灵活性。AO 系统之外新开发的器械能够找到可以进入该系统的路径，尽管通常慢于竞争者一步。因为每个创新的想法都需经过严格的临床测试，所以这种开放式创新在早期实践中总是受到限制。但许多 AO 医生都支持这种方法，并时常提醒同事们：快速服务市场往往和安全地服务患者矛盾。

扩展手术器械盒

在 TK 领导下，AO 开始由 AO 医生着手推出连续的套装，即完整的器械盒。这些器械盒工具定期推出新版本，既与时俱进，又不失其初始优点。

AO 将定期重新发布的标准器械盒和定制器械盒区分开来。20世纪 60 年代首次推出了标准器械盒，1969 年重新发行，1975 年对所有优质器械盒进行改进。标准器械盒的后续版本包括了所有改进过的内植物和手术器械。

AO 配套器械的使用扩展到了更多不同的骨折，对不同器械盒的需求也不断提高。它们越来越专业化。以下是第一个 20 年里在市场上推出的器械清单以及主设计医生（可获取相关信息）：

1962 年 髓内钉器械盒（Schneider）
1964 年 上肢骨折器械盒（Heim）
1970 年 兽医器械盒（小动物）
1971 年 DCP 器械盒
1972 年 上肢骨折器械盒
1973 年 断钉取出器械盒（Mathys）
1975 年 外固定架器械盒
1976 年 基础器械盒
1976 年 颅颌面外科器械盒
1979 年 骨刀、骨凿器械盒
1980 年 小骨骨折器械盒（手腕）
1980 年 DHS 器械盒
1980 年 螺纹扳手（螺丝扣）器械盒
1981 年 松质螺钉（全螺纹）器械盒
1981 年 用于美国市场的螺钉器械盒

1982 年（改进版）上肢骨折器械盒
1982 年 螺钉器械盒
1982 年 灭菌器械盒
1983 年 环扎术器械盒

增加钢板的形状和尺寸

随着配套器械越来越专业化，AO 医生们继续贡献他们的临床经验，增加越来越多的形状。后来这些新形状随着新一代的钢板重新发布，产品的数量显著增加。包括：

中和板
角度板
管状板
异形板
支撑板（多种不同形式）
勺状板
蝶式板
T 形板
桥接板

这些钢板也同样有不同尺寸、不同孔数，变化万千。因此，配套器械整体更复杂了。

各类螺钉

作为 AO 配套器械的一部分，螺钉有两个主要功能：将钢板固定在骨头上，将骨块固定在一起（此时被称为拉力螺钉）。螺钉可以通过其插入骨的方式、大小和适用的骨类型进一步区分。另外，螺钉与螺丝刀的连接方式也不相同。自攻自钻螺钉须在钻入之前在导向器内进行预钻。非自攻螺钉须对应其螺纹进行精确的预钻。

大量的螺钉类型使得一盒配套器械盒含 150 枚不同的螺钉，超过 50 个螺钉品种或型号。毋庸置疑，这么多不同种类的螺钉必然会显著增加制造的复杂性和分销物流的挑战。

在一历时数年（从 1960 年到 1963 年）的研究中，Heinz Wagner（任教于德国 Münster 大学）在动物模型上测试了各种 AO 螺钉，证实了 AO 的皮质螺钉和松质螺钉都很优越。这两种类型的螺钉是最初 Maurice Müller 设计的一部分，并被认为是 AO 配套器械的基本元件之一。

克服材料问题

所有内植物材料开始都是不锈钢，如前所述，腐蚀问题最终导致了 Straumann 研究所参与开发一种特殊处理钢，以确保品质。

早期 Straumann 研究所和 Davos AO 研究实验室就不同材料进行了研究。广泛测试了钛后，发现其为一种耐受性很好的植入材料。市面上可买到的纯钛不含任何有毒成分。随着钛合金成分的改进，可以达到不锈钢内植物 90% 左右的强度，成为解决组织耐受性或免疫并发症问题的好材料。

但关于钛的争论持续了一段时间，这也体现了欧美市场的不同。在欧洲，最初对不锈钢内植物的担忧使钛成为替代材料。尽管制造成本是不锈钢的 2 倍，但欧洲医生发现钛引起的并发症和过敏反应更少。美国的情况不同。试验表明，不锈钢过敏是由皮肤所致，植入骨就不会发生。因此，美国在很大程度上仍是一个"不锈钢内植物"市场，而欧洲和亚洲则更有力地转向了"钛内植物"市场。鉴于美国内植物市场体量最终大于欧洲市场，不锈钢仍然是钢板和螺钉最常用的材料（但最新一代的髓内钉、颅颌面内植物和脊柱内植物都是由钛合金制造的）。

扩张到其他领域的创伤手术

当 AO 增加了两个主要的专业组时，AO 配套器械进一步扩展。向兽医组的扩展需要增加新的手术工具、钢板和螺钉。成立颅颌面（CMF）和脊柱专家组时，更是增加了一整套新的内植物。这些器械的尺寸通常更小，由小钢板和小螺钉以及额外的手术工具组成。

AO 骨折手术方法学扩展到许多不同地区，迫使 AO 生产商扩大了产量，增加了零件的种类，器械迅速增多。有些地区偶尔缺货不足为奇。

但北美市场供应是重中之重。供应权最初划给 Straumann。Sythnes USA 成立，为 Straumann 内植物在北美的独家代理商，但供货依然跟不上。这当然是 HansjÖrg Wyss 挂帅 Synthes USA 后坚持在美国本土生产，以满足当地市场的原因之一。最终美国业务的决策权发生重大调整：AO 管理层到 AO 内植物生产商产生新格局，医生和生产商在 AO 配套器械研发上的角色出现变化。进入 20 世纪 80 年代中期，这一医生、生产商的新调整带来的矛盾，需耗时多年才能解决。

参考资料

Heim, U. F. A. (2001). *Das Phänomen AO*. Mannheim: Huber.

Hutzschenreuter, P., Perren, S. M., Steinemann, S., Geret, V., & Klebl, M. (1969). Effects of rigidity of internal fixation on the healing pattern of osteotomies. *Injury, 1*, 77–81.

Müller, M. E., Allgöwer, M., Schneider, R., & Willenegger, H. (1991). *Manual of internal fixation* (3rd ed.p. 179). Heidelberg: Springer.

Müller, M. E., Allgöwer, M., & Willenegger, H. (1963). *Technik der Operativen Frakturenbehandlung* (p. 54). Berlin: Springer.

Schlich, T. (2002). *Surgery, science and industry* (p. 204). Basingstoke: Palgrave Macmillan.

（吴明昊　译）

24　AO兽医（AOVET）：人帮动物

动物爱好者聚集到 AO 麾下

AO 早期的一些医生和企业家是动物爱好者，既养过小型动物，也养过大型动物，尤其钟爱马匹。他们中有两位成就非凡。第一位是 August Urs Guggenbühl（1918—2009），他是 G13 成员，1957—1983 年担任 Grenchen 地区医院的外科主任（Grenchen 医院也是 Maurice Müller 第一次带老 Robert Mathys 去观摩手术的地方）。朋友们称呼他"Guggi"，他曾在 Liestal 的 Willenegger 手下接受训练，是圈内公认的爱犬人，他因经常带着许多大型犬在捷豹敞篷车的后座上四处飞驰而闻名。当地兽医为爱犬做手术的技能不足，于是他开始亲自向兽医讲授 AO 手术，甚至亲自上阵。

有时，Guggenbühl 会向他的 AO 同事展示他与兽医合作接骨手术的 X 线片。Willenegger 知道 Fritz Straumann 对兽医方面的支持，因此安排他们见面。Straumann 是第二号热爱动物的 AO 成员，对 AO 与兽医的联系产生了重大影响。Straumann 拥有许多匹马，他将它们饲养在 Waldenburg 的 Straumann 别墅和附近的 Bechburg，家人在那儿训练他们的马匹。此外，爱犬也是他们的家庭成员。

与 Guggenbühl 的会晤开创了卓有成效的合作，最终促成了 AOVET 的创立以及系统化的 AO 手术接骨术在国际兽医学领域的普及。

动物骨科的情况

就像在人类医学中一样，由于诸多因素的影响，在兽医领域开展骨外科手术比开展软组织和器官的普通外科手术要晚得多。有效的骨修复术在每个案例中因地制宜地开展，但是由于对成功进行手术接骨术所需要的前提条件方面的理解存在巨大差距，常以出现并发症而告终。这种情况和人类医学相似。随着 1958 年 AO 的创立，所有问题都得到了系统性的研究，促进了 AO 原理和技术的快速推广，最终也被应用到动物手术中。

动物的骨科或创伤外科手术可以追溯到 20 世纪 40 年代，当时人们偶尔开始将 Küntscher 的髓内钉技术运用在动物身上。虽然只需要调整髓内钉的尺寸，但终究是将人类手术技术应用到了动物手术中。20 世纪 40 年代有一例这样的早期手术，AO 创始人 Hans Willenegger 协助瑞士兽医 Jacques Jenny 将 Küntscher 髓内钉植入了 Willenegger 太太的爱犬 Kai 的髓腔中。这个故事之所以具有重要意义，是因为有一位 AO 创始人 Willenegger 参与其中，故事发生前他甚至还没有参与 AO 手术接骨术，还有一位兽医 Jenny，她在美国大型动物兽医手术的进一步发展中扮演了重要的角色。正是 Willenegger 指导，并和 Schenk 一起在 Liestal 进行了早期动物实验，为 AO 提供了有关前文提到过的骨骼愈合机制的重要研究成果（图 24.1）。

伯尔尼的仁心兽医

在兽医和 AO 成员正式合作前，曾有过几次邂逅和活动。在伯尔尼大学的 Equine 动物诊所，一位经验丰富且敬业的兽医外科医生 Björn von Salis 长期以来一直在关注受伤马匹的治疗。当他还是个小孩时，他参加了跳马比赛并目睹其中一匹马摔断了腿，那匹马被当场处死，从此他决定当名兽医。后来他学习了如何给马进行麻醉，但对于马的骨折治疗方法一直不满意。为了获得博士学位，他在 20 世纪 60 年代中期移居 Basel 地区，同时继续在附近的小型动物诊所工作。在那

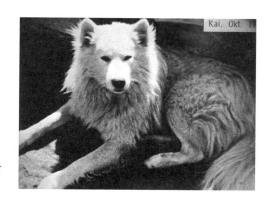

图 **24.1** Kai。*瑞士 AO 基金会版权所有*

儿，他遇到了两位兽医——Ferenc Kása 博士（"Feri"，1935—2017）和 Gerhilde（"Geri"）Kása 博士，他们一直与儿子一起在小型动物诊所工作。

1967 年，Fritz Straumann 带着他的狗去了 Basel 的兽医诊所，结识了 von Salis。Salis 对 Straumann 的狗进行治疗，并经常拜访 Straumann 在 Waldenburg 的家，照料那几匹马。当 von Salis 注意到 Straumann 与 AO 组织及其接骨技术和内植物研发有如此广泛的联系时，他告诉 Straumann，大型和小型动物缺乏充分的骨折治疗，并询问他是否可以考虑并帮助他探索将 AO 内植物和对应方法应用在大型和小型动物手术中。Straumann 曾经考虑过同样的问题，认为这个研究很有意义，愿意用内植物和器械支持这项工作，并在他的研究所的实验室和车间中进行研发工作。

Salis 第二次访问 Waldenburg 时，带来了一堆冰冻的、在意外中骨折的马骨。Straumann 邀请 Ortrun Pohler 参与研究，后者在其研究所从事 AO 研究项目，自 1960 年以来一直忙于解决内植物断裂和腐蚀的问题。Pohler 被邀请来帮助兽医探索 AO 内植物用于兽医的可行性，在必要时开发所需的器械，并且在当天与 Salis 一起检查了他带来的马骨。

Pohler、Salis 和 Straumann 一起系统开展每周工作计划。他们使用 AO 标准配套器械将收集的骨折先固定，然后测试其抗负荷能力，以获得有关其在接骨术中有效性的初步数据。他们使用 Salis 最近发明的新型移动救护车来拍摄 X 线片，证明 AO 配套器械可以在相对简单的马骨折中发挥作用，前提是手术时要遵守 AO 为人类创伤病例建立的生物力学原则。当时的 AO 配套器械无法治疗复杂的动物骨折。为此 AO 配套器械的某些元件需要修改，甚至需要开发全新的内植物和器械。当时对大型动物的骨愈合过程知之甚少，但早期的病例表明，与人类相比，马骨折的愈合时间更长。

Salis 邀请了 Kásas，他认为 AO 方法也可能适用于小型动物，例如猫和狗。Kásas 敏锐地意识到小型动物的兽医学缺乏令人满意的骨折治疗方法，非常乐意加入在 Waldenburg 的 Straumann 研究所。他们很快发现 AO 配套器械治疗小动物骨折确实有效。他们的深入参与极大地促进了 AO 稳定内固定技术在小动物骨科手术中的普及。

成立 Waldenburg 派

但有一个难题：兽医以及内植物设计者几乎没有外科手术经验，更别说手术接骨术。尽管如此，Pohler 和 Straumann 通过研发产品和参与 AOTK 的方式，定期与 AO 医生合作，并通过 Willenegger 结识了 Guggenbühl。

兽医 Kásas 和 Salis 与 Pohler、Straumann 和 Guggenbühl 一起，于 1968 年成立了一个工作组，每周三下午和晚上定期在 Waldenburg 开会。随后，一些当地兽医带着病例加入了会议。人类外科医生 Guggenbühl 任讲师，教兽医如何对动物进行有效的手术接骨术。Davos 课程的教学中使用的每个参数都适用于动物的手术接骨术。甚至 X 线技术和手术计划的方法都是适用的。然后就由兽医根据他们治疗的不同骨折或动物类型来选择最佳方法。通常在周末和晚上，Guggenbühl 会给动物做手术，边做边教。

马儿"Maxlie"的故事

为了测试内植物在马身上的接骨效果，Fritz Straumann 从屠宰场中救出了一匹叫作 Maxlie 的马。Davos AO 研究所（ARI）负责人 Perren 与两位外科医生 Guggenbühl 和 Peter Daetwyler 以及兽医 von Salis 一起对这匹马进行了截骨术。Fritz Straumann 和两名员工当助手。Perren 借机来测试 AO 为人研发的新钛板。于是 1968 年 11 月，位于 Frauenfeld 的 von Salis 的动物诊所，第一批两块 4.5 mm 钛制 DCP 被应用于"Maxlie"接骨术。人-动物的内植物互通研发成功了（图 24.2）。

在整个愈合期间内固定稳定。愈合后将钢板取出，经研究发现，钢板、钢板/螺钉连接件和组织均无金属磨损或降解迹象。Maxlie 一生都很愉快，没有并发症，并且得到了很好的照料。

创建 AOVET

从 1967 年开始，一群兽医的非正式会面被大家戏称为"Waldenburg 派"。实验工作带来了积极乐观的结果，猫、狗在第一批手术接骨术病例中快速康复，人们渴望建立一个适合兽医的 AO 型组织。AO 董事

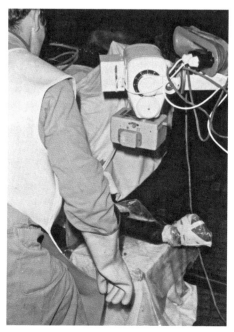

图 24.2　马儿 Maxlie 的手术。*瑞士 AO 基金会版权所有*

会和 AO 医生同意了为兽医创建 AO 组织并协助将专业知识从人类手术转移到兽医手术的请求。

AOVET 由 Willenegger 于 1969 年 8 月 31 日 在 Waldenburg 正式创建，von Salis 担任第一任主席，并且一直担任该职位至 1980 年。Pohler 受任秘书一职。组织章程是按照 AO 的章程精心设计的，当然，还需要对会员条件进行必要的更改。Straumann 首先提供了用于开发新内植物和组织需要的资金和技术支持。通过 Pohler，AOVET 间接地（后来又直接地）成为了 AOTK 的成员。AOTK 是讨论并批准所有内植物和手术工具的中央协调机构。但有一段时间，AOVET 在法律上仍然是一个独立的实体，直到后来成为 AO 的一个部门并得到整个组织的支持。

动物内植物和人内植物相互促进

要想成功把人用内植物转化为兽用，必须改进内植物，尤其是螺钉的大小和形状。动物骨骼的大小和结构与人骨骼不同，Waldenburg 团队很快就意识到，用于人类创伤的标准的 AO 配套器械并不完全对动物适用。因此他们设计了一款特殊的 DCP。Pohler 为兽医手术制造的 3.5 mm 小皮质骨螺钉最终也成为了人类骨内固定用的标准 3.5 mm 皮质骨螺钉。进一步的发展涉及小型钢板和 2 mm 螺钉的使用（AO 兽医 Gerhilde Kása 博士记得在 Freiburg 给 AO 创伤医生做一个新的微型钢板和螺钉的报告时，Schilli 教授很有兴趣，这种小型器械就转用于颅颌面外科手术）。此时，配套器械的研发、兽医团队的形成以及他们与 AO 的关系已全面发展。

来自 Waldenburg 不同领域的研究者和医生加入的过程起初很不正式。后来研究变得越来越科学，并在内植物设计中模仿 AO 流程。Fritz Straumann 派出了自己的团队，特别是 Ortrun Pohler，他从事内植物的设计和原型制作。但是，所有参与者投入的时间基本上是自愿的，没有得到报偿，这也是仿照了早期 AO 的经验。该群体团结在一起是因为他们有帮助动物的强烈欲望。

只有严格遵守 AO 原则，才有可能在兽用和人用内植物之间进行转化。兽用内植物的质量与人用相同，制造和品控相同，材料相同。兽医和人类创伤小组之间的其他合作包括在小型动物外科手术中使用 2 mm 螺钉。这点上 Kásas 的经验很重要，因为他们的实验主要围绕小动物。这些内植物和螺钉后来成功用于颅颌面外科手术（见第 25 章）。与医学界采用手术接骨术如出一辙，在 Lörrach 的这个小型动物实验领先于德国大学动物外科的兽医技术。德国大学在动物中采用手术接骨术是在很久之后。这并不是因为缺乏兴趣，而仅仅是因为需要时间来调整他们的内部操作程序以适应严格的 AO 方法。后来他们与德国大学开展了非常积极的交流。

将 AO 技巧用在动物身上面临着挑战。大多数 AO 内植物已在绵羊身上进行了测试。但是，羊的骨骼结构与人类的骨骼结构不同，因此可以成功模拟与内植物材料的相容性，但不能模拟内植物本身的合适形状。种类繁多的动物体型是一个巨大的挑战，因为内植物须既能用于大型犬一样的大动物，还要用于非常小的动物，甚至鸟类（图 24.3）。

一条圣伯纳犬如何帮助 AOVET 进入北美

可以肯定地认为，与 AO 相关的许多扩张都是出于偶然事件或会议，AOVET 也不例外，跨越大西洋的原因是一条瑞士最典型的土狗圣伯纳犬的股骨骨折。在纽约执业并照料那只狗的兽医 Bruce Hohn 听说过 Howard Rosen。后者是一位美国外科医生，也是第一届 Davos 课程的参与者。当 Hohn 联系 Rosen 借用他的配套器械对狗进行手术时，Rosen 建议他们一起做手术，而不是让 Hohn 自己学习手术操作。通过这种接触，两人建立了终生的友谊，Rosen 也向美国兽医界迈进一步。在 AOVET 成立不久后，Hohn 和其他一些美国兽医一起在 1969 年加入了 Davos 课程。

当 Hohn 搬到位于俄亥俄州哥伦布的俄亥俄州立大学时，他为美国 AOVET 创立了两个滩头阵地中的一个。第一个滩头阵地是在 1970 年为兽医举办的一场 AO 课程，有 99 人参加；第二个滩头阵地是在宾夕法尼亚大学开设的一门课程，教员是名瑞士兽医 Jacques Jenny，她

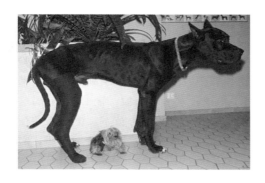

图 24.3　从大丹犬到小狗。*瑞士 AO 基金会版权所有*

还于 1943 年协助 Willenegger 为狗进行了第一台髓内钉手术。可以这么说，通过教学和 AO 理念，美国的 AO 兽医胜过美国的 AO 医生——Davos 的人类 AO 课程此时还没传到美国呢。

夯实 AOVET 的基础

从 1970 年开始，AOVET 提供定期的年度课程，首先在瑞士（Bettlach），然后在美国（俄亥俄州）。AOVET 开始以不同语言开设课程，出版物随后跟进。该组织持续在国际上发展。1986 年 Ferenc Kása 在德国成立了第一个 AOVET 分会，并担任主席。1982 年，德国的第一期培训课程在 Giessen 举行。

为了更好地协调，1976 年在 Waldenburg 成立了 AOVET 中心，由德国小型动物专家 Dieter Prieur 领导，他一直担任这个职位直到 1991 年退休。Straumann 研究所多年慷慨地支持该小组的办公场所。Fritz Straumann 逝世后办公地点于 1992 年迁至苏黎世，并在 Jörg Auer 担任秘书长一职期间隶属苏黎世大学。AOVET 在 20 世纪 80 年代中期以后的发展将在本书的后面介绍（见第 43 章）。

参考文献

Auer, J., & Pohler, O. (2013). *History of AOVET: The first 40 years*. Davos: AO Publication.

（朱辛钰　译）

25 进入其他创伤领域

AO 进入其他创伤领域

直到 20 世纪 70 年代中期，AO 的大部分活动都集中在长骨骨折上。AO 以此为中心，创建配套器械。后来活动增加，从长骨扩展到其他骨骼（成人人体有 206 块骨），即颅颌面和脊柱学科，后来还进入了手足领域。

进入颅颌面外科

AO 内植物在颅颌面外科手术中的应用是在著名颅颌面外科医生 Bernd Spiessl 教授（1921—2002）于 1966 年从 Hamburg 搬到 Basel 担任主任开始发展起来的。骨科和创伤的同事口口相传，颅颌面外科医生对 AO 方法论的兴趣日益浓厚。

Spiessl 将一位年轻的医生 Joachim Prein 带到了 Basel，他成为了使 AO 内植物和配套器械用于颅颌面外科手术的主要驱动者。Prein 很早就通过 Davos 的 AO 研究中心参与了研究，在那里他与该中心的负责人 Perren 以及 Berton Rahn 和 Reinhold Ganz 合作，后来在促进 AO 创伤内植物的研发中发挥了重要作用。

大约在同一时间，由 Feri 和 Geri Kása 领导的 AOVET 团队在德国 Freiburg 举行的 AO 大会上做了演讲，目的是让大家知道兽医是如何走进创伤领域的。作为该演讲的一部分，他们展示了一些新近试验的小型内植物，这激起了颅颌面外科医生的兴趣——他们终于有了颅颌面创伤适用的内植物。

在 AO，最初的研究只在绵羊上进行，现有的 AO 配套器械不适合在这些动物上进行颅颌面研究，原因是钢板太厚了。当老 Robert Mathys 设计出可折叠的三维立体板时，便取得了突破，Prein 后来赞其"巧妙"。

到 1974 年，在 Davos 进行第一次颅颌面外科培训后，AO 开始认识到颅颌面是创伤的一个特殊领域。2 年后，AOTK 批准了第一代颅颌面配套器械常规销售。尽管 Mathys 已经解决了可折叠板的问题，但 Straumann 研究所对颅颌面领域的进一步发展提供了更多的支持（图 25.1）。

在 Straumann 研究所，Fritz Straumann 早在 1970 年就开始从事 AO 内植物的开发并应用于口腔手术。这种兴趣最终引向了颅颌面外科内植物应用。如前所述（见第 20 章），1974 年对于 Straumann 具有里程碑意义。那一年，他将牙科内植物带到伯尔尼大学进一步研发。最终，这一行动使 Straumann 对口腔内植物产生了更大的兴趣，从而以独立公司的形式创立了独立的牙科业务部门（Straumann 牙科业务在 1999 年从 AO 内植物业务中分离出来，单独组建）。

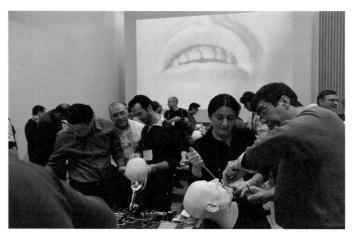

图 25.1 颅颌面外科课程实践练习。*瑞士 AO 基金会版权所有*

在美国市场，随着后来成为 AO 主席（2008—2010 年）的颅颌面 / 神经外科医生 Paul Manson 的积极参与研发，美国 Synthes 开始支持颅颌面专用内植物的开发。1985 年，首届颅颌面外科课程在美国佛罗里达州的 Amelia 群岛开设。

由于颅颌面并不是一个单一的学科，而更多是一个领域，因此不同外科专业之间总是存在冲突和竞争，而所有这些都与颅颌面有关。相关的医学专业包括口腔颌面外科、整形外科、耳鼻喉科和口腔外科。正是由 Prein 开设课程，在 AO 召集下把所有这些专业集中到了一起，而不仅仅是有限的颅颌面外科。1984 年美国首次全面实施，后来成为了 AO 颅颌面课程的标准。

AO 创伤中颅颌面外科的发展始于处理肢体外的其他部位，从下肢和上肢开始，最后是需要更小的内植物和相应器械的其他部位。

进入脊柱外科

早在 1977 年的 AO 会议上就讨论过脊柱骨折，会议上许多内容都涉及脊柱手术。直到 1981 年的 Davos 课程才将脊柱专科包括在内。AO 医生和厂家都对资源投向脊柱手术、内植物、器械、课程的商业潜力提出了质疑。AO 内部的许多人认为该专业手术数量不够。脊柱专家人数也非常少。

Max Aebi 的到来为这场辩论注入了活力。Max Aebi 是一位年轻的外科医生，他在 Basel 开始了手术生涯。在那里他与 Allgöwer 接触，后者预言脊椎手术将成为"未来"，从而鼓励了 Aebi。20 世纪 70 年代后期，Aebi 在瑞士国家自然科学基金会的资助下访问了多个国际脊柱外科中心，包括美国。返回瑞士后，Aebi 与 AO 及其 TK Spine 建立了联系。TK Spine 是之前在内固定先驱 Erwin Morscher（Basel）的领导下成立的。

然而，Aebi 对瑞士现有的脊柱手术方法并不满意。他看到了在法国使用的各种方法，并成为瑞士第一个使用新手术方法的医生。Aebi 渴望改进现有技术，于是与 Allgöwer 重新取得联系。Aebi 敦促为脊柱手术创建单独的 AO 分部。通过与 John Webb（诺丁汉，英国）组队，两人很快推进了脊柱的研发（类似于 TK 的工作）。该小组于 1987 年 1 月正式成立，并在 AO 天才技师同时是研发人员的 Robert Frigg 的帮助下，得到了 Straumann 研究所的支持。他们最终设计了一种可同时处理骨折、畸形和退行性疾病的"通用脊柱系统"。

通用脊柱系统取代了由 Morscher 宣传的老一代的内固定，从而在两个派系之间造成了紧张局势。一些"年轻的叛军"私下将其称为"宫斗"，这样一来，新的脊柱 TK 就形成了，并得到了 AO 的财政支持，现在名为 AOTK Spine。Aebi 移居 Montreal 的 McGill 大学数年后，开始教育和研究计划。AOSpine 于 1999 年正式成立时，John Webb 和 Max Aebi 成为其第一任主席（图 25.2）。

AO 脊柱（AOSpine）和 AO 颅颌面（AOCMF）的区别

AO 颅颌面和 AO 脊柱这两个专业的发展确实遵循不同的途径。AO 颅颌面成立较早，有正式组织，在 AO 脊柱成立之前就已开设了课程和培训。在 AO 组织的主流中，AO 颅颌面的发展没有那么多争议，发展也更加和谐。颅颌面配套器械的发展也是如此。颅颌面专

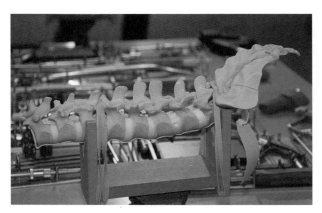

图 25.2 脊柱课程。*瑞士 AO 基金会版权所有*

业并非只由单一的外科医生组成，而是始终将几种外科专业结合在一起，共同形成一种通用方法。

相比之下，脊柱专业的发展被描述成一种"老古董"与"少壮派"的冲突。脊柱外科医生内部显然存在争议，在取得进展之前这种分歧必须首先解决。从整个 AO 的可用资金中获取大量资源是另一个持续存在分歧的问题。当三个生产商的脊柱内植物的许可证收入开始增长时，如何适当分配资金就成为了争论的一部分。

全髋关节置换领域

髋关节手术一直是骨科医生主导的领域，尽管它涉及相当一部分创伤领域的知识。但是，髋关节手术和全髋关节置换术的整个发展与 AO 创伤手术分开而又平行。

创伤、髋关节置换术与 AO 之间的联系多是个人纽带，有时以不同的方式交织并且涉及 AO 的一些主要参与者，主要是 Maurice Müller。实际上，许多 AO 医生也参与了髋关节手术。必须强调的是，AO 配套器械从一开始就不包括髋关节置换术，这是有原因的。

1961 年 2 月 9 日，Maurice Müller 在 St.Gallen 医院担任主任时（1960—1967 年），在欧洲大陆首次用了全髋关节置换术。这次手术不是偶然的，因为 Müller 在苏黎世的 Balgrist 医院做住院总医师时（1952—1957 年）就专注于髋关节手术而不是创伤。他对髋关节的兴趣可以追溯到他在荷兰游学期间——1950 年他拜访过荷兰医生 van Nes。

在 Fribourg 医院（1905—1951 年），Müller 做的大部分是长骨骨折，也做一些髋关节手术。在 Balgrist 期间以及在"飞刀"时期（1958—1960 年），他使用来自美国或英国的内植物和技术进行了许多髋关节手术。他还将髋关节手术教给了 AO 同事。

与老 Robert Mathys 开发 AO 配套器械的整个过程中，两人还合作研究了髋关节假体，使用不锈钢假体进行全髋关节置换。内植物由 Mathys 制造，其中包括 1961 年初为 Müller 制造的第一个内植物的零件。对于后期的钴合金模型，Müller 将内植物交由 Sulzer 公司生产，该公司是位于苏黎世 的 Winterthur 的一家大型技术和工程公司。Mathys 则继续生产用于髋关节置换的手术器械。

为了让器械生产商与 Synthes AG Chur 之间建立 AO 合同，Müller 将其设计和专利捐赠给 Synthes AG Chur。他明确表示，在 1960 年的早期生产商草案协议以及 1963 年的最后一份合同中，均不涉及任何与他的髋关节外科项目有关的专利或模型。与 Müller 一起参与创建 Synthes AG Chur 的同事批准并接受了这一点，从一开始就表明 AO 创伤和全髋关节置换假体的路径是分开的。

其他 AO 医生与英国全髋关节置换术领袖 J. G. Charnley 保持着密切的交流，后者是 1961 年 12 月 Davos 课程的 AO 主宾。数位 AO 医生，包括 Chur 和 St. Gallen 医院的资深医师，都亲自拜访了 Charnley，Müller 在 St. Gallen 医院的住院总医师 Hardy Weber 则在英国与 Charnley 待了一段时间。一些 AO 医生设计了自己的全髋关节置换假体，导致他们内部有些摩擦。只要 Müller 还是 St. Gallen 的主任，Weber 就不得在医院植入自己设计的假体。直到 Müller 担任伯尔尼大学教授之后，他才这样做。Weber 随后成为 St. Gallen 的主任，最终与一些共同投资者建立了自己的公司（Allopro），并在同一家公司 Sulzer 生产他的假体。

在管理髋关节假体业务方面，Müller 在很大程度上重复了他为 AO 倡导的业务方式。他于 1965 年创建了 Protek 基金会，随后成立了 Protek AG，该公司致力于其髋关节内植物销售。这类似于 Synthes AG Chur 和 Mathys / Straumann 之间的生产协议。根据他的信念，外科医生不应该从自己使用的手术内植物的销售中获取个人利益，他将所有的利润从 Protek 转移到了 Protek 基金会，并用这笔钱来资助他在伯尔尼大学的研究。Müller 任命 AO 的法律顾问 Peter von Rechenberg 担任 Protek 董事长一职。为了提高透明度，他将 Protek AG 从伯尔尼大学搬到另一个地区，从而使髋关节内植物的操作与所有 AO 活动都分开了。

作为一家公司，Protek AG 由 Müller 独资。最初，通过 DePuy 分销的 Protek 在美国市场上表现不佳。代理权到期后，Müller 创建了 Protek Inc 为美国子公司，同样举步维艰。在第三次尝试中，Müller 从 Synthes USA 聘请了一位 Wyss 培训的高管，销售终于有了起色。这也是 Wyss 对 Protek 开始感兴趣的时候，但他同时也沉浸于与 Synthes USA 建立 AO 创伤业务。Müller 的 Protek 进入美国市场的过程与 Synthes/AO 有着惊人的相似之处（2018 年 4 月 18 日在伯尔尼对 Ueli Aebi-Müller 教授的采访。Ueli Aebi 是 Maurice Müller 的女婿，对其投资的事情了如指掌）。

多年后的 1989 年，Müller 将 Protek 的业务剥离给其内植物生产商 Sulzer，后者曾经收购了 Hardy Weber 的 Allopro 业务。在销售过程中，Protek 与 AO 之间的关系变得紧张，因为在国际市场上大约有 25 家代理商将 AO 内植物（主要是 Mathys）与 Protek 产品共同销售。AO 医生对 Protek 出售给 Sulzer 不满，因为 AO 内植物和 Protek 髋关节通过同一渠道出售，这使他们与商业的关系过于紧密。当 Protek 由 Müller 掌控时，为医学研究提供了好处；由 Sulzer 掌控时，盈利成了主要目的。

最终，Sulzer 内植物业务被美国另一家大型跨国公司 Zimmer 收购，后者是 AO 内植物的竞争对手。全球范围内进行了大量髋关节植入手术，达到了"世纪外科手术"的成就，在很大程度上超越了与创伤相关的业务。事后 AO 创始成员意识到，AO 应该进入这项业务，尤其是在他们继续将全髋关节置换术作为其外科手术操作的一部分时。

起初，Synthes USA 的首席执行官 Hansjörg Wyss 以及 AO 集团内一股不断壮大的力量对接手髋关节置换业务感兴趣。在 Wyss 加入 Synthes USA 之前，Müller 已经任命了另一家美国公司 DePuy 作为其在美国和加拿大的经销商。后来，Wyss 意识到如果将髋关节置换业务更早地并入 Synthes USA 创伤业务中，那么他的销售团队会主推容易赚钱的髋关节假体内植物，而不是培训苛刻的创伤内植物。

当髋关节内植物与创伤内植物结合在一起，往往是髋关节内植物的厂家迅速成长，然后收购创伤内植物厂家。AO 是否错过了一次重大机遇？商业策略师可能会对此争论不休。无论哪种情况，这都不是

Müller 的 Protek 公司的定论——该公司将在与 AO 相关的其他发展中发挥作用。

参考文献

Schlich, T. (2002). *Surgery, science and industry.* Basingstoke: Palgrave Macmillan.
Schneider, R. (1983). *25 Jahre AO–Schweiz.* Berne: Arbeitsgemeinschaft für Osteosynthesefragen.

（朱辛钰　译）

26 传递信息：门徒、传教士、翻译和搬运工

AO 信息传达到世界的每个角落

前几章阐述了一个不断发展的组织蓝图——每年递增的成员和资源，不断扩展的 AO 配套器械，以及一个与企业家合作建立的完整的产业链。凭借 AO 会员们付出的精力和努力，组织版图得以扩张。因此，有必要展示他们薪火相传的方法，并透露一些为之负责、为之努力的各类"传火者"的背景资料。

新信息传播的主力：门徒

瑞士历史学家、欧洲历史敏锐的观察家 Gonzague de Reynold（1880—1970 年）曾评论说，所有政治革命都必定会在某个时候扩张。由于 AO 理念可以看作外科手术的革命，看到这一运动采用扩张模式就不足为奇了。这并不是指要征服哪个国家，而是要征服外科医生的思想，并在全球各个角落树立 AO 理念。

一开始是 AO 的核心创始成员（G5）积极参与出国旅行以传播AO 理念。1959 年，在建立组织之后仅仅数月，Müller 成为第一个为了推广 AO 理念前往美国的人。他乘船前行，饱受晕船之苦。他花了两个月的时间，尽可能多地去观摩美国的骨科中心。之后他多次去美国和加拿大宣传 AO 理念。

其他创始成员中，Schneider 最常去德国。Walter Bandi 从 Interlaken 退休后才开始旅行。Martin Allgöwer 从医院辞职后，也前往美国和其他国家 / 地区旅行。在所有 AO 创始人中，Allgöwer 是最有语言天赋的（会说好几种语言），并且在普外科方面享有世界盛誉。他的美国之行也与他和美国销售地区的 Straumann 组织存在紧密联系有关。Hans Willenegger 有时被称为 "AO 的使徒"，他可能是 G5 中最完美的旅行者。作为 AO 国际的第一任总裁（1973—1983 年），他成为出国传播的主力。他甚至将 AO 理念和配套器械带到了当时的东德，一时成为传奇。他还前往拉丁美洲和亚洲的许多国家。从许多方面来看，他是一位天生的老师，在传播 AO 理念方面孜孜不倦。通过出国，他招募了许多年轻的外科医生加入 AO 社区（图 26.1）。

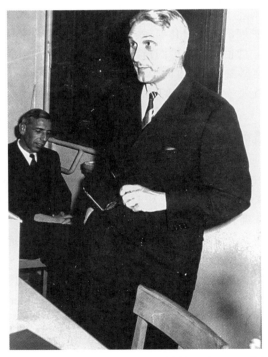

图 26.1　Willenegger 在 Davos 早期课程上的教学。*瑞士 AO 基金会版权所有*

Willenegger 记下了他的旅行记录，统计截止于 1990 年，甚至包含他已不再担任 AO 国际总裁的阶段，他已访问了 123 个国家的 244 个城市，坐飞机累计飞行约 125 万公里。在作为 AO 大使环游世界时，他结识了成千上万的外科医生。

Peter Matter 是首届 Davos 课程的成员，后来成为 Davos 医院的外科主任，他对 Willenegger 作为使徒的角色作了评论：

> 担任 AO 第一任国际总裁期间，Hans Willenegger 是 AO 的"传教士"，他在世界各地旅行里程超过 100 万英里，介绍 AO 理念。他在不同国家有广泛私交，在医疗会议上进行演讲，并在培育了该国家或地区的一些本地支持者之后，推动与 AO 课程有关的更加密集的活动。他甚至努力用当地语言和他们进行交流，尤其是在西班牙语国家，尽管——我想补充一点——他的思想和语言表达始终都是瑞士德语的方式。Willenegger 是有巨大奉献精神、育人精神的 AO 使徒。

AO 的许多早期成员仍然可以讲述他们是如何通过其中的一位使徒与组织建立了联系，以及在此过程中他们自己如何成为了 AO 理念的门徒。他们中的许多人后来成为 AO 的总裁，这证明了 AO 创始人的坚强和鼓舞人心的个性。

从翻译、推手、搬运工到 AO 信徒

组织成立之初，AO 创始人在旅行时就建立了许多人际关系。常有年轻的外科医生在旅行过程中协助他们，包括翻译工作。在这些接触过程中，他们与年轻的外科医生建立了深厚的友谊。由于事例丰富，这里仅提及几处，以使读者更好地了解其他国家的一些医生是如何成为 AO 团体新成员的。

Joseph Schatzker 是生于欧洲（现为乌克兰的 Lliv，原属波兰）

的一名加拿大骨科医生，1965 年被上级指派来接待参会的 Müller。Schatzker 德语流利，而 Müller 当时英语说得不太好，所以当 Joseph Schatzker 开着一辆老旧的甲壳虫车来接他时，Müller 很高兴可以和人说德语了。1 年后，Schatzker 获奖学金访问欧洲时，写信给 Müller，但未收到任何回复。在瑞典，他在同一家医院偶遇 Müller，后者立即建议他将有关内固定的 AO 书籍从德语翻译成英语。这次后，他们深入合作，出版了《内固定手册》的第一部英语版（1980 年）。Schatzker 成为了北美 AO 理念的坚定倡导者。他后来当选为 AO 基金会主席（1998—2000 年），并撰写了一份关于 Müller 的传记，《Maurice E. Müller：自述生平》（Davos：AO 基金会，2018）。

哥伦比亚的 Jaime Quintero 在早期培训时遇见了前往拉丁美洲授课的 Willenegger。Quintero 在 Bogota 长大，在那里的一所德国学校上学，他想体验新的东西，通过他的父亲（也是一名外科医生）在巴西实习，所以必须学习巴西的葡萄牙语。约在 1975 年，Willenegger 访问巴西，Quintero 所在医院的科室领导派他担任 Willenegger 的翻译，因为他毕竟是"会说德语的外国人"。访问结束时，Willenegger 建议 Quintero 到德国 Augsburg 医院实习，Augsburg 医院有很多 AO 培训过的医生。他最终凭借奖学金来到了欧洲。Quintero 成为了 AO 的活跃成员，后来成为 AO 基金会主席（2012—2014 年）和 AO 联盟的创始成员。

泰国的年轻外科医生 Suthorn Bavonratanavech 曾在亚洲感受过 Willenegger 的魅力。Suthorn Bavonratanavech 被 AO 内部的每个人都亲切地唤为 Suthorn。在 Willenegger 第一次来亚洲的时候，Suthorn 就被任命为 Willenegger 的私人司机。他形容 Willenegger 的风格犹如传教士，因为他宣讲 AO "福音"时谦虚但富有魅力，可以在几分钟之内吸引观众。最终，Suthorn 与 AO 有了联系，他像 Quintero 一样升任 AO 基金会主席（2014—2016 年），并成为 AO 联盟的创始成员。他还协助来自德国的 Siegfried Weller 在亚洲开设了课程。

Freiburg 医院的 Siegfried Weller 是首次 AO 课程的学员。Freiburg 医院成为了德国第一家"AO 医院"。Siegfried Weller 从 1970 年到 1991 年担任德国 AO 主席，1974 年，Willenegger 与他联系，请求他帮

助创办亚洲 AO 课程。他同意了，此后经常出差至印度、泰国、印度尼西亚和日本等国，期间，他还与泰国的 Suthorn 联系。他记得有一次周五，在 Tübingen 医院完成了常规手术计划后，马不停蹄地坐飞机去了亚洲的某个城市，并随身携带了用过的内植物，因为当地的患者买不起新的。周六继续手术，周日傍晚返回，周一一大早回到德国手术，那里的大多数同事都不知道他刚从亚洲回来。Siegfried Weller 还在 1994 年至 1996 年担任 AO 基金会主席。

出生在南非的 David Helfet 医生来到美国 Baltimore 的 Johns Hopkins 医院接受培训。他对创伤手术很感兴趣。Helfet 的领导认识 Willenegger。有一天，Müller 作为客座教授来到大学。Helfet 当时还是一名处在培训中的年轻外科医生，他被推荐作为助手，全面协助著名的瑞士医生 Müller。结果他获得了两次瑞士进修的机会，第一次在伯尔尼学习了 3 个月，第二次是与 Allgöwer 一起在 Basal 学习 3 个月。1981 年，Helfet 首次来到 Davos 帮 Müller 在 AO 课程中授课：

> 我随身携带 Müller 的公文包，做好全方位服务。我住在 Schweizerhof 酒店的地下室，而他住在顶层公寓。

关系熟络以后，Helfet 被要求组织美国的首次 AO 创伤课程。他与 AO 组织一直合作，大约有 5 年是专门从事 AO 工作，包括 AO 课程和全球范围内的其他业务。

在 AO 圈中流传的故事比书中记载的多得多，展示了 AO 创始人大量的外联活动，目的是吸引更多年轻医生加入他们，并学习 AO 理念。后来 AO 访问学者成为更正规的方法，将年轻的医生带到欧洲，然后又带到其他国家，以便他们在更长的时间里积累 AO 手术经验。

AO 访问学者——培训和招募信徒

AO 创始人很早就意识到，Davos 培训课程本身不足以将年轻医生引入 AO 的思维方式。最初，Davos 课程主要由高级外科医生参加，通常是科室负责人。所有这些参与者都有在本地发展年轻外科医生的意愿，AO 访问学者计划也就应运而生了。

虽然已经开始出版手术技巧的教科书，但 AO 意识到，最好的教学是与经验丰富的 AO 医生一起参加真实的手术。为了帮助培训崭露头角的医生，AO 在 1968 年专门创建了一个单独的基金会，专门支持年轻的外科医生体验实际的手术过程。先在瑞士的医院实现，然后逐步推广到其他国家。1969 年只有几名参与者，而在 1971—1974 年，AO 则成功招收了 86 名访问学者。在随后的几年中，数量从 1976 年的 50 名稳步上升到 1983 年的 142 名。截至 1983 年，被授予 fellow 的人数已达 949 名，人员遍及世界各大洲的 74 个国家。在以后的几年中，每年授予 fellow 的数量超过了 200 名。

最初，fellow 资质授予瑞士、德国和奥地利对 AO 有强烈认同感的年轻医生。当瑞士当局将他们的停留时间限制在 3 个月时，就出现了问题。于是 AO 会员打算让 fellow 返回自己的医院，并在那里倡导 AO 理念。这些 fellow 的关系常会持续一生。

全球飞行亲善之旅

老 Robert Mathys 于 1966 年将 AO 理念和内植物带到世界各个角落，这次颇具戏剧性的全球飞行被称为他的"亲善之旅"。Mathys 自小就充满热情，他花了 2 年时间计划环绕非洲大陆之旅，与医生 Robert Meier 和摄影师 Roland Koella 一起记录了这次旅行。这次旅行的全部费用由老 Robert Mathys 自己承担。他购买了一架捷克斯洛伐克制造的 Aero 45 新型双引擎飞机，并配备了额外的工具以使其适合于飞行。

Mathys 对非洲骨创伤手术的现状感到震惊。在非洲，即使是现代化的医院，设备也很差，没有新的外科手术设备，外科医生缺少培训。老 Robert Mathys 带来了全套的 AO 配套器械。通过播放教学影片进行了手术演示。他没有销售，所有的展示都是在到访的医院免费进行的。飞机于 1966 年 10 月 13 日从伯尔尼起飞，团队在大约 2 个月后的 1966 年 12 月 14 日返回，覆盖 30 000 多公里，访问了 28 个国家的约 50 家医院（图 26.2 和图 26.3）。

并非只有老 Mathys 一个人飞行宣传。在 2005 年和 2006 年，AO 研究所的长期负责人 Stephan Perren（1967—1996 年）决定与他

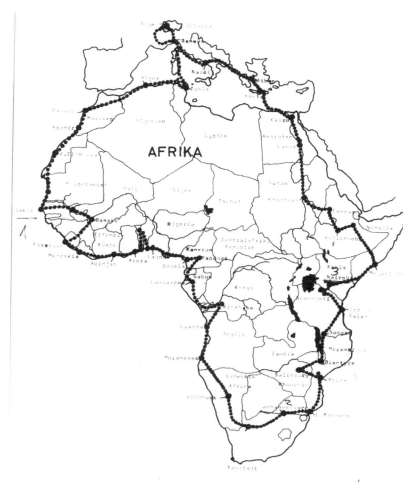

图 26.2　老 Mathys 的环绕非洲飞行。来源：*小 Robert Mathys，经允许转载*

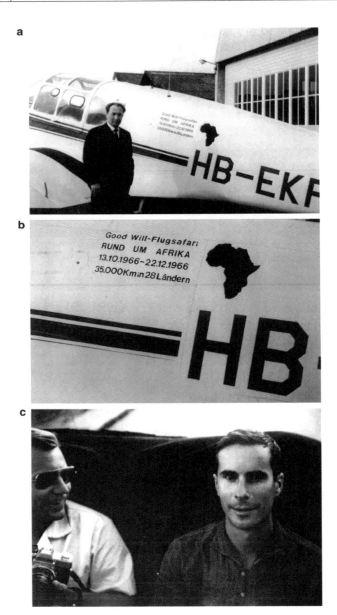

图 **26.3**　老 Robert Mathys 和他的机组人员。来源：*小 Robert Mathys，经允许转载*

的儿子 Nicolas Perren 进行环球飞行。在单引擎飞机上，Perrens 从苏黎世飞向悉尼，在 2005 年 9 月 27 日至 11 月 4 日期间分 23 个阶段，飞了 23 000 公里。第二次飞行于 2006 年 6 月 19 日至 7 月 23 日进行，分 48 个阶段飞完了剩下的 30 000 公里。他们旅行的目的是提醒人们注意骨质疏松症的危害。他举行了许多讲座，展示了 AO 基金会和 AO 培训的医生如何成功处理骨质疏松后的骨折（图 26.4）。

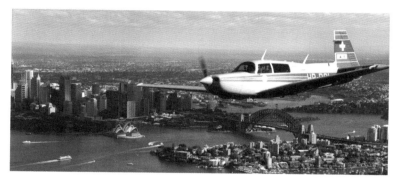

图 26.4　Perren 环球飞行。*来源：Stephan Perren，经允许转载*

　　这些事例和故事验证了 AO 领导人的郑重承诺，那就是将信息传递给尽可能多的人。他们投入了大量的时间，慷慨利用自己拥有的资源。这些付出成为可贵的精神传承，助力 AO 组织不断发展。除了成为"传教士"外，AO 成员还使用其他手段来传递他们的信息。

参考文献

Perren, S., & Perren, N. (2008). *Great circle: The world eastbound*. Davos: BUDAG Verlag.
Schatzker, J. (2018). *Maurice E. Müller: In his own words*. Davos, AO Foundation.
Schlich, T. (2002). *Surgery, science and industry*. Basingstoke: Palgrave Macmillan.

（朱辛钰　译）

27 为"创伤大学"打下基础

从短训班开始

教学一直是 AO 组织的四个主要基柱之一。起初，AO 创始人设想他们先提供少量短期课程，然后再推进其他方面。1960 年开设第一届 Davos 课程时，并没有想到今后将发展为年度大课。相反，当时只是想重点培养一些外科骨干，让他们训练有素，再回到各自医院持续地提携后进。这样一来，AO 元老就会有纷至沓来的需求按 Davos 模式继续授课。这种持续不断的需求是怎么开始的？又是如何戏剧般地推广到全球的？

源源不断的手术培训需求

当 AO 在 1962 年出售其配套器械时，很快就发现配套器械本身是可靠的，但手术效果并不能确保满意。手术医生如果训练不足或经验不足就会犯错，这促使 AO 领导层进行干预，防止声誉受损。即使是将医疗器械的销售限制在接受过培训的医生范围内，也要防止滥用。结果，AO 领导认为必须将课程再继续"一段时间"，当时并未想到这将成为该组织的核心活动之一。AO 长期会员和 AO 基金会前任主席（2010—2012 年）Norbert Haas 提供了一个示例，介绍了不熟练或经验不足的外科医生使用 AO 配套器械和手术技术的情况。在他开始从医的 Hannover 医院中，当他们开始运用 AO 方法时，感染率达到 21%。而此时位于 Chur 的 Allgower 的医院感染率仅为 1%。这说明仅有工具而没有正确的技术显然是不够的。

迄今为止，医生最大的培训活动仍然是 Davos 的年度课程。从 1960 年开始，每年重复一次。到 1982 年，共有约 13 491 名学员参加，课程始终在 12 月初举行。该活动吸引了越来越多来自世界各地的外科医生，因此，1982 年的所有参与者中，只有略多于 10% 的人来自瑞士。德国、美国和荷兰的参加人数超过瑞士，绝大多数参与者来自欧洲国家。

课程庞杂的挑战

对组织者来说，学员从最初的 66 人增长到 1982 年的 1270 人，这是一把双刃剑。第一次课程一经推出即为爆款，这次课是围绕一小部分有基础的手术医生设计的，他们之前已接受过 AO 的创始人和专家的培训。经历 20 倍的人数增长，需要对后勤保障大加改进，并保持实操学习的风格，这是课程的核心元素。于是将 12 月份的课程分为两期，每期为期 1 周，尽管如此，每组手术医生的人数仍然增长了 10 倍。AO 征用了更大的场地，首先租用了两个相邻的电影院，然后得到镇上的支持，进入了 Davos 会议中心。课程由一位专门的工作人员协助，每个小组都配备跟台讲师来辅导学员实操练习，这些重要的做法在后来都得以保留。

在 Davos 举办大型课程活动的后勤工作相当庞杂。对于每个由 6 ～ 8 名主诊医师组成的小组，该课程需要 1 名或 2 名"桌长"，准备相应的练习配套器械和视频之类的其他课程资料。所有这些都必须运输到课程现场进行准备，然后打包，再运回所有资料的存放处。

为实操练习提供充足的骨材料成为了一个特殊的问题。AO 的创始人认为，必须让手术医生使用真正的配套器械，并使用钻头、钢板和螺钉，于是他们需要寻找瑞士各地医院使用的人体骨骼。随着参与者数量的增加，尸体骨骼的来源也成为了一个更大的问题。

AO 社区成员们讲述了许多关于早年一些运来的尸骨丢失的故

事。一辆卡车负责将尸骨运到 Davos，但在途中发生了一起交通事故，驾驶员担心会因为卡车拉的东西被警察逮捕而干脆跑路了。还有一次，一位开车去 Davos 的讲师迟到了，在途中遇到了交警。显然，他花了不少时间向警察解释他的箱子里装的是什么（尸骨）。瑞士以外的课程也有很多故事。一名 AO 会员（他本人是精湛的飞行员）用他的私人飞机向意大利的培训地运送骨骼。很明显，除非 AO 找到一种处理尸骨运输的方法，否则情况只会变得更糟。

1975 年，一家为瑞士军队供应物资的瑞士公司提供了帮助。该公司在生产聚氨基甲酸酯组件方面经验丰富，同意开始为 AO 课程提供人工骨模型。当时，AO 使用了大约 750 种不同的骨骼模型。1982 年，AO 收购了一家当地公司，成为骨骼模型的专用供应商。随着课程的扩大，该公司在 1988 年更名为 SYNBONE，并继续向 AO 提供人工骨骼（稍后我们将再次回到 SYNBONE，见第 45 章）。

教员来自 AO 会员和以 AO 技术为主的医院的住院医师。生产商 Mathys 和 Straumann，以及后来的 Synthes USA 公司团队也帮忙不少。课程开支部分来自生产商的许可费，最初该费用占 AO 预算的 5% 左右。课程量很大，相比而言这笔开支很小。因为教员工作主要是基于自愿，只报销直接费用，并且所有参与者都支付了学费，以及自己的旅费和住宿费。在早期阶段，很少有全职 AO 工作人员参与课程计划。很大程度上，AO 教师是一种无偿虚拟资源，可灵活使用，而无固定成本。课程只在教学期间租用的场地举行。显然这种操作花费少，但具有最大的影响力（图 27.1）。

国际课程要考虑语言的问题。只有瑞士人时，可以用德语。1963 年创办了第一次法语课程，会法语的跟台讲师并不好找。当时，英语还不像今天这样在医生中广泛使用。

他们还为手术室护士提供了特别的学习途径。在 20 世纪 60 年代，大约有 670 名护士参加了专门课程。1974 年，增加了第一次颅颌面外科培训；这一次，其他专业课程也加入进来。专业细化在 20 世纪 80 年代末和 90 年代初发展起来。之前有报道称，AOVET 集团从 1970 年开始在 Davos 以外的地方开设单独的课程，并于 1971 年在 Davos 举办了第一次兽医英语课程。在这些课程中，动物的尸骨

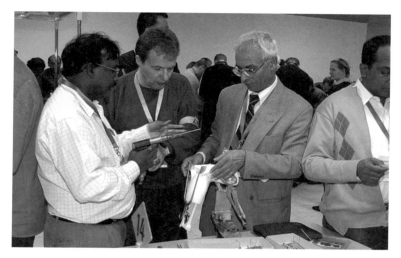

图 27.1 桌上培训课程。*瑞士 AO 基金会版权所有*

比人类的尸骨更容易获取。

课程的国际扩展

没过多久，AO 就开始在其他国家开设课程。由从 Davos 回来的医生主导，提供给无法前往瑞士的年轻医生——在当时瑞士已经是一个高消费地区。截至 1982 年，共有 20 242 名学员在瑞士外参加了AO 课程，占 AO 课程学员总数的近 60%。德国最多，其次是北美和奥地利。

1965 年，第一次外语课程在德国 Freiburg 举办，随后是 Ljubljana（今斯洛文尼亚）、加拿大（1969 年）和美国（1970 年）。截至 1982年，开办了第一批课程的国家如下：

1965 年，德国
1968 年，斯洛文尼亚
1969 年，加拿大

1970 年，奥地利、美国

1972 年，澳大利亚、墨西哥

1973 年，英国、以色列

1976 年，几个北欧国家

1977 年，埃及、厄瓜多尔、印度尼西亚

1978 年，印度、基尼亚、乌拉圭

1979 年，阿根廷、秘鲁、委内瑞拉、新西兰、突尼斯

1980 年，哥斯达黎加、荷兰、尼日利亚葡萄牙

1981 年，玻利维亚、摩洛哥

1982 年，哥伦比亚、利比亚

在其中一些国家，如德国和美国，课程在多个城市举办。就美国而言，领头的是 AO 兽医集团，该集团在多个城市提供课程，在一定程度上受到 Synthes USA 扩张的推动。有些课程几乎成了一年一度的，有些则是一次性的。课程的设置和地点往往取决于参加过 Davos 课程的当地外科医生的偏好。

AO 课程影响深远

Davos 课程办了一届又一届，举办地从未变更。早期，课程期间户外运动时间充足，主要是在 Davos 滑雪，这对医生来说有很大的吸引力，既可到顶级滑雪胜地，又可进行培训。课程在午间暂停，大家在斜坡上用餐，晚些时候又重新继续另一个课程，持续到傍晚。后来当局政府不再允许休闲与培训结合，如今，课程已改为持续一整天。参与者要想滑雪，要么早来，要么等课程结束。仍然有一些老 AO 会员和学员为中午没有滑雪而感到惋惜。令人惊讶的是，尽管全球变暖，尽管白天没时间滑雪，Davos 的课程却延续了下来（图 27.2）。

这些课程的价值还应通过销售 AO 配套器械得以体现。从一开始，器械的销售就不会在研讨会上进行，所有的订单都必须直接交给各自的生产商。尽管所有的指导材料都是经过 AO 认证的，使用的器械也都是由 AO 生产商授权的，但都没有试图销售或推广 AO

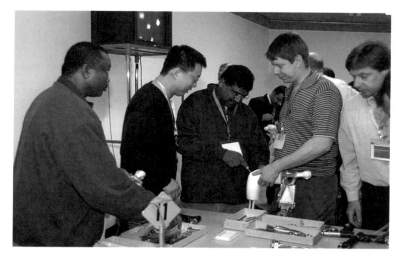

图 27.2　桌面钻头实操课程。*瑞士 AO 基金会版权所有*

品牌。显然，参加课程的学员对 AO 配套器械的熟悉程度对后来的销售至关重要，但这更多是课程的效果，而不是课程期间所推动的。生产商将课程视为最好的销售工具，并认为这让他们能够专注于内植物的供应而不是销售。AO 不希望其讲师被视为销售人员，参与者可以回去从任意供应商处订购内植物。

在最初的 30 年里，AO 课程作为一种获得初步认可的方式，成为了该组织的一项主要活动。AO 理念在创伤外科医生中深入人心，但对课程的需求没有减少，因为每年都有一批新的住院医师开始他们的职业生涯，需要不断接受 AO 的培训。

参考文献

Auer, J., et al. (2013). *History of AOVET—The first 40 years*. AO Foundation.
Schlich, T. (2002). *Surgery, science, and industry* (p. 164). Basingstoke: Palgrave Macmillan.

（朱辛钰　译）

28　AO 理念的出版

最早的"操作笔记"

早在 1958 年 AO 公司创建前，即有了手术接骨术的概念及实践。1951 年访问 Danis 医生后，Maurice Müller 完成了第 1 版手写的手术接骨术"操作笔记"，当时他还在 Fribourg 的医院工作。当 AO 小组开工时，仍然是 Müller 撰写了著名的"操作概要"（德语为 Merkblätter）。所有 AO 委员都仔细审核了该"操作概要"，定期修正并陆续加入意见。该概要有过两个名字:《骨折的手术治疗》（Operative Frakturbehandlung）和《内固定术》（Internal Fixation）。

1961 年，Müller 在 St. Gallen 医院期间写出了第一本完整的"操作手册"。常规页面格式，共约 90 页，为首本专著（1963 年出版）奠定了基础。专著名为《骨折的手术治疗技术》（Technik der Operativen Frakturbehandlung，德语），或《骨折内固定技术》（Technique of Internal Fixation of Fractures，英语），由 AO 创始人撰写并由 Springer-Verlag 出版。

AO 创始人向榜样 Lambotte、Danis 和 Böhler 学习，立志将自己的临床实践编写成书。鉴于有关内固定效果的论战激烈不断，AO 小组更愿亲自落笔、阐述理念，而不能让怀疑者先入为主。

AO 的第一本专著约为 350 页，包含许多 AO 临床实践的插图。前言为 Freiburg 大学的外科主任 Krauss 教授撰写，他也是第一位公开支持 AO 理念的大学教授。Müller、Allgöwer 和 Willenegger 为本书的作者，其他 AO 医生也对一些章节做出了重要贡献，包括两位

AO 核心成员 Schneider 和 Bandi（均为 G5 成员）。Müller 撰写的章节内容就是 2 年前"操作手册"的延续。该书真实地代表了 AO 小组医生的最佳临床实践经验，有 459 幅插图和 2000 幅典型案例展示（图 28.1）。

该书介绍了内固定的各种适应证，还介绍了成功内固定的一般做法，强调操作不对就不会成功。Fritz Straumann 和 Samuel Steinemann 教授（其公司的主要冶金学家之一）负责整套内植物以及金属材料选择章节。AO 后来出版的书中的相关章节依然由他们负责。Müller 本人再次在书中详细介绍了手术配套器械及其用法。

参编医生都在各自医院上班，因此耗时很长。为了留够时间，AO 小组甚至放弃举办 1962 年的 Davos 课程。该书首版为德语，英文版直到 1965 年才由 Chur 医院的 Gottfried Segmüller 博士翻译出版。英文版明显只针对英美读者，删除了"胫骨骨折"章节，因为在美国当时对此治疗争议很大。

尽管书内资料翔实、插图多、手术配套器械说明详细，但 AO 医生并不认为单学本书就可成功。他们坚持临床实践和经验积累对保证内固定疗效最重要。

再版时，书中的操作方法更精细了，所以耗时更长，以致于 1967 年该书售罄，再版仍然遥遥无期。最后，AO 小组决定印发技术手册给医生，临时代替第 2 版新书。

一册定乾坤

这本临时手册——《手术接骨术手册》（Manual der Osteosynthese）更像是一本技术书，其格式类似于早期的"操作笔记"。与书相比，手册插图多（683 张）而 X 线片资料少。该手册于 1969 年出版，因插图和病例多，立刻受到欢迎，更适合外科医生掌握（图 28.2）。

手册的第四作者是瑞士 AO 小组主席，也是创始人之一的 Robert Schneider。前言指出，该书基于 5 万多份记录在案的手术经验。

后来 Schatzker 把它翻译成英文版《内固定手册》（Maual of Internal Fixation），有约 300 幅图，有 AO 插图专家 Oberli 手绘的图，于 1970 年

TECHNIK DER OPERATIVEN
FRAKTURENBEHANDLUNG

VON

M. E. MÜLLER
M. ALLGÖWER   H. WILLENEGGER

MIT BEITRÄGEN VON

W. BANDI · H. R. BLOCH · A. MUMENTHALER
R. SCHNEIDER · S. STEINEMANN · F. STRAUMANN
B. G. WEBER

MIT EINEM GELEITWORT VON

PROF. DR. H. KRAUSS
DIREKTOR DER CHIRURGISCHEN UNIVERSITÄTSKLINIK, FREIBURG I. BR.

MIT 459 ABBILDUNGEN IN
2000 EINZELDARSTELLUNGEN

SPRINGER-VERLAG BERLIN HEIDELBERG GMBH
1963

图 28.1　第一本专著《骨折的手术治疗技术》首页，1963 年出版。来源：*Müller* 等（1963）。*经许可转载*

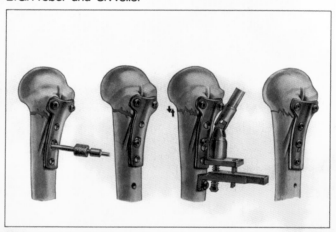

M.E.Müller · M.Allgöwer · H.Willenegger

Manual der Osteosynthese

AO-Technik

In Zusammenarbeit mit
W.Bandi · H.R.Bloch · A.Mumenthaler · R.Schneider
B.G.Weber und S.Weller

Springer – Verlag Berlin · Heidelberg · New York

图 28.2 第一本手册《手术接骨术手册》封面。*来源：Springer Verlag。经许可转载*

出版。Schatzker 会说流利的德语，并且在多伦多使用英语完成了医学业，因此成为翻译该手册的绝佳人选。他是早期 AO 创始人的学徒之一，是 Müller 亲定的译者（图 28.3）。

第 1 版手册最终被翻译成其他语言，有法语（1974）、意大利语（1970）、日语（1971）和西班牙语（1971）。第 2 版手册于 1977年出版，也被翻译成西班牙语（1979）、法语（1979）、意大利语（1981）、中文（1983）和日语（1988）。第 3 版手册最终于 1990 年问世。据估计，截至 2000 年，该手册由 Springer 售出近 110 000 册。对于一本成书前不完整的临时手册而言，这样的销量已经让人叹为观止。

虽然手册已经定下了 AO 内固定的标准，但 AO 委员还出版了其他专题、标准技术以外技术的书。这些书的出版预示着后来由第二代杰出的 AO 医生主导的变革。Weber 与另一位 AO 同事一起于1966 年出版了一本踝部骨折的书，讲述了他在 St. Gallen 医院的手术接骨术经验。书中他对 AO 标准手术做法提出了不同的看法。

1972 年，Heim 和 Pfeiffer 出版了一本肢端小骨折的书。旨在作为 AO 手册的配套，译成多版英文。其他专题书也接踵而至，如 AO兽医（AOVET）、AO 脊柱（AOSpine）和 AO 颅颌面（AOCMF）。这些专著树立了 AO 作为业界科班手术引领者的声望，帮助培养了大量外科医生（图 28.4）。

基础研究出版物

AO 早期，期刊上出现了大量研究手术接骨术基本理论的文章。前述骨愈合和加压骨愈合的发现（Davos 的 AO 研究所和其他大学都在研究）是将 AO 理念从经验医学转变为循证医学的重要推手。AO理念系列书籍的出版一方面教导手术，另一方面也非常符合早期 AO医生的意愿，他们坚信训练手术技能将带来更好的疗效。如果说 AO专著代表技能高超，那么论文则代表治学严谨。这两个方面后续如何？详见第 45 章。

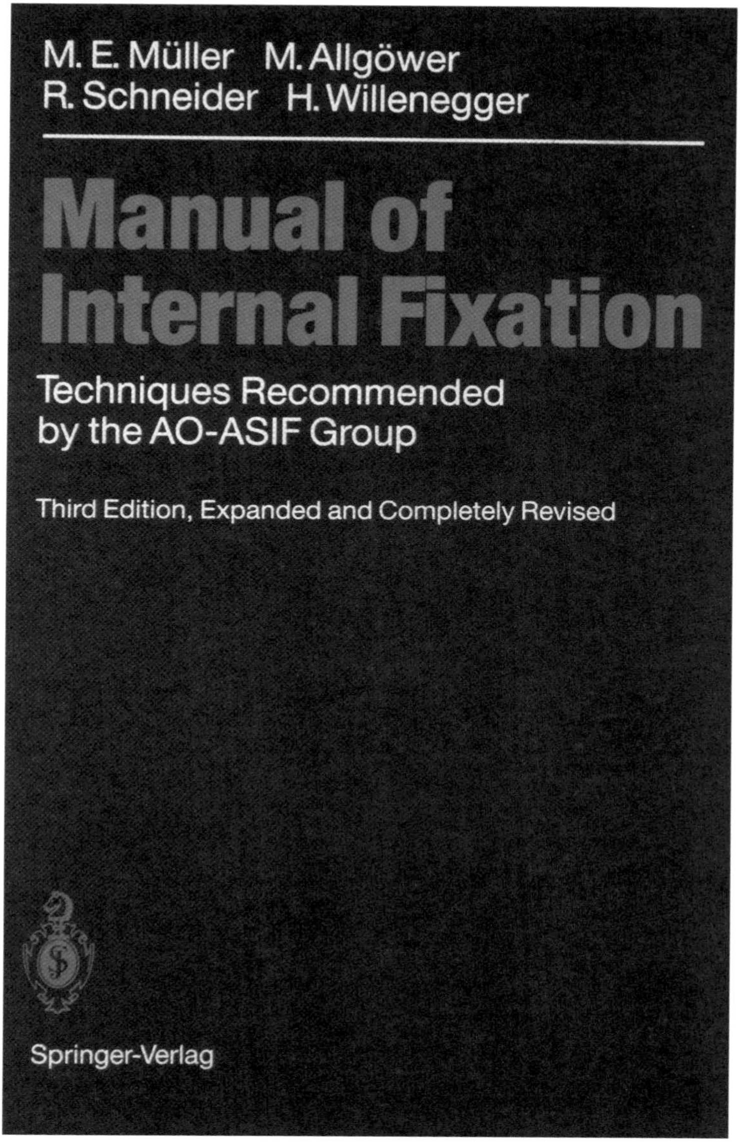

图 **28.3**　Schatzker 翻译的《内固定手册》（Maual of Internal Fixation）。*来源：Springer Verlag。经许可转载*

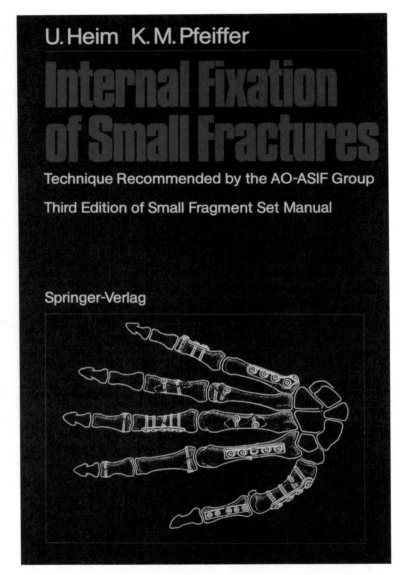

图 28.4　Heim 和 Pfeiffer 所著小骨折一书的封面。*来源: Heim 和 Pfeiffer（1988）。经许可转载*

参考文献

Böhler, L. (1929). *Technik der Knochenbruchbehandlung*. Wien: Maudrich.

Brunner, C. F., & Weber, B. G. (1982). *Special techniques in internal fixation*. Berlin: Springer.

Danis, R. (1949). *Théorie et pratique de l'ostéosynthèse*. Paris: Masson.

Heim, U., & Pfeiffer, K. M. (1972). *Periphere Osteosynthesen unter Verwendung des Kleinfragment-Instrumentariums der AO*. Berlin: Springer.

Heim, U., & Pfeiffer, K. M. (1988). *Internal fixation of small fractures* (3rd ed.). Berlin: Springer.

Lambotte, A. (1907). *L'Intervention Opératoire dans les Fractures Récentes et Anciennes*. Brussels: Lamertin.

Müller, M. E., Allgöwer, M., Schneider, R., & Willenegger, H. (1969). *Manual der Osteosynthese, AO-Technik*. Berlin: Springer.

Müller, M. E., Allgöwer, M., & Willenegger, H. (1963). *Technik der Operativen Frakturenbehandlung*. Heidelberg: Springer.

Müller, M. E., Allgöwer, M., & Willenegger, H. (1970). *Manual of internal fixation* (trans: Schatzker, J.). Heidelberg: Springer.

Schlich, T. (2002). *Surgery, science, and industry*. Basingstoke: Palgrave Macmillan.

Weber, B. G. (1966). *Die Verletzung des Oberen Sprunggelenkes*. Berne: Huber.

（ 黄洋　译 ）

29 AO 组织的国际化

从瑞士基地到国际基地

随着 AO 配套器械被成功推出以及 AO 理念被日益接受，瑞士以外医生的请求纷至沓来，他们希望拥有自己本土的 AO 组织。1958 年 AO 成立时，13 位创始医生里面只有一位是瑞士人。如果仅仅期望通过大家积极参与定期会议就能进一步发展 AO 的理念，必定会阻碍更多人加入 AO 组织。此外，参加 Davos 课程的其他国家的外科医生也不愿意把与 AO 的关系只停留在课程层面。

意大利一马当先

1966 年，在没有得到瑞士 AO 事先批准或支持的情况下，意大利外科医生第一个成立了 Italiano degli Amici dell'AO 俱乐部。他们接着用意大利语出版了一本 AO 手册，手术步骤部分用自己的插图说明，并用了自己医院的临床案例。在此之前，市面上只有德语版手册，因此意大利外科医生要翻译属于自己的手册这一行为是可以被理解的。该组织发布了自己的时事通讯，瑞士 AO 部分医生对手册中的方法有异议。开启了手术接骨术从瑞士 AO 基地到全球传播的模式和故事。

当瑞士 AO 集团发现意大利 AO 组织直接与 Mathys 签订供应协议时，立即敲响了警钟。因为意大利 AO 组织既没有征询专利所有人 Synthes AG Chur 的意见，又没有咨询瑞士 AO 组织的意见，尤其是没有征询技术委员会（TK）的意见。最终的结果就是，瑞士 AO 集团试图强制要求任何此类约定都必须经过 TK 的批准。AO 集团认为，让各个组织在各自国家签订协议是一种风险，会削弱 AO 的品牌。众所周知，AO 理念之一就是在手术过程中使用一套连贯的、标准化的、统一的器械、钢板和螺钉。为避免混淆，AO 集团必须确保所有关于配套器械的决策均由 Synthes AG Chur 做出，并接受 TK 的监督。

奥地利和德国紧随其后

奥地利外科医生也经常参加 AO 课程。1969 年，来自格拉茨的 AO 医生创建了一个非正式的 AO 组织。等组织成立之后，才被瑞士 AO 主席 Schneider 发现。该组织一直是非正式的，直到 1973 年才成为正式组织，被称为 AO 奥地利分部。

德国是 AO 内植物和手术内植物的最大市场，那里的外科医生也已纷纷开始组建自己的组织，即德国 AO 组织。这样的情况令 AO 领导层感到担忧。德国 AO 组织是一家独家俱乐部（AO Deutschland），于 1970 年在法兰克福成立，创始人根据成员的地位和对 AO 理念的认同度来决定他们是否可成为该组织的成员。一开始，成员入会必须具有较高的行业地位，由两人推荐，并且得到所有其他在会成员的一致投票通过，但这样的条件影响了组织的成长。只通过邀请的方式入会，目的是把会员名额保留给最合适的人。就这样，1971 年，更加正式的德国 AO 组织成立了。

成立瑞士 AO 组织时，入会标准就已经成为争论的话题。新会员入会必须由至少一名在会成员推荐或提议，然后由所有其他在会成员一致投票同意才能加入。从这一点上讲，德国对会员入会的限制性条件与瑞士的会员入会条件没有什么不同。

总舵和分舵

1972 年初，由当地外科医生正式成立 AO 西班牙分会时，对于瑞士 AO 领导层来说，采取行动刻不容缓。他们必须采取一些措施，以防止建立单一外科医生网络的初衷因大量的地方自发性组织而终结。允许所有这些国际外科医生进入瑞士 AO 分会是天方夜谭，人们担心，一旦降低门槛，将极大地改变瑞士组织的性质，因为 AO 组织被定位为一个外科医生社群，医生们要定期面对面开会。

瑞士 AO 主席 Schneider 提出的第一个建议是，AO 允许其他国家模拟瑞士 AO 模式组建地方分会：一个相对较小的团体，以个人交流为基础，与原始的瑞士组织约法三章，保证尊重现有 AO 组织关于创新、实践和内植物来源的理念。由于管理多个国家的新组织可能会成为一项更艰巨的任务，瑞士 AO 集团开始创建一个全新的组织——AO 国际（AO International，AOI）。AOI 成立于 1972 年，之后所有国家的 AO 分会都必须成为 AOI 的成员，包括瑞士 AO。如此一来，AOI 成为了 AO 组织和分支机构的保护组织。

为了确保地方分会成为 AOI 的成员，瑞士中央 AO 和地方分支机构之间必须分享一些利益和资源。例如，重要的潜在冲突可能来自生产商版税的分配，这些版税由 Synthes AG Chur 集中收取，并通过技术委员会（TK）分配到不同的 AO 活动。为了避免按国家销售额来分配版税的风险，AOI 遵从民意，提供了许多关于临床研究、教育和文献资料的服务，其中文献资料在各地编写并与瑞士的中央文献中心互联。

AO 国际（AOI）正式成立

1972 年，AOI 在伯尔尼正式成立，参与者包括瑞士、奥地利、德国、意大利和西班牙的 AO 组织。AOI 章程和瑞士章程有相同的目标。任何以 AO 品牌经营的活动都必须与 AOI 瑞士办事处协调。

每个分会可以委派三名成员到 AOI 理事大会。Hans Willenegger 被任命为董事长，Maurice Müller 被任命为董事会秘书，其他国际成员被任命为董事会成员，AOI 的大部分权力掌握在瑞士 AO 的手中。尽管如此，仍然有相当多的瑞士 AO 成员担心这一国际化举措将导致他们的初衷被淡化。

和西班牙分舵的矛盾

西班牙 AO 组织的发展引发了与 AO 伞形组织架构的冲突。当第一个西班牙 AO 分会成立时，当地外科医生成立了自己的器械公司，此事违反了集中采购的规定并在瑞士当局引起了重视。瑞士集团承诺向西班牙分会提供额外资源，用于分会发展以及文献共享，冲突才得以解决。2 年后，西班牙 AO 组织开始与另一家当地生产商合作，该生产商许诺将分配更大比例的利润给西班牙 AO 组织。由于西班牙是 Straumann 公司的销售区域，AO 鼓励 Straumann 公司在当地开设一家销售子公司，以改善供应和物流问题，从而保护 AO 业务以及保证销售产生的许可费的来源。在马德里召开的 AO 大会进一步支持了这一做法，也为 AO 组织巩固了地位。其他国家也报告了类似的问题，瑞士 AO 组织与技术委员会联合生产商一起迅速采取行动，以保护其收入来源。

AOI 设想在更多国家建立"迷你瑞士 AO"组织。除了德国、奥地利和瑞士较正式的团体外，还未有其他机构按照章程正式成立并获得 AOI 办公室批准。新的分会必须至少拥有 6 位合格的外科医生，并要求他们参与科学交流，即与 AO 机构在学术研究和文献共享方面展开合作。任何人禁止通过出售配套器械获利，器械的创新只能由瑞士 AO 的技术委员会批准。

AO 国际：目的不同

由于在某些国家缺乏广泛的支持，不得不放弃在当地（例如比利时、挪威和墨西哥）成立 AO 分会的想法。在成立的前 12 年里，因为正式成员组织很少，也没有按计划举行代表大会，AOI 最终变成了由董事长 Willenegger 领导的服务性组织。在这段时间里，Willenegger 游历了很多地方，通过出访这些国家，结识了当地最好的外科医生，并与他们分享了 AO 的组织理念：AO 组织不是单纯的商业企业，外科医生个人不应从中获得经济方面的利益。

尽管 AOI 并未履行其作为多地分会保护组织的义务，但在让 AO 理念在全球进行标准化推广方面还是卓有成效的。AOI 严格执行 AOTK 规定的要求，确保在使用 AO 器械的每一次课程中至少有一位 AO 成员参与，这种方式在 AO 集团中常被称为"学说统一"（unité de doctrine，doctrinal unity）。这么做是为了在 AO 快速国际化的时期保证各类课程的质量。

AOI 确实满足了组织发展的战略需求，并且超常发挥。通过在全球范围内遵守一些关键准则，例如，人人尊重 AOTK，从官方渠道和生产商进货等，强化了生产网络，转而增加了 AO 年度授权使用费基数。通过预算承诺的方式，AOI 和 AOTK 能够使各方保持统一步调。随着 AO 理念传播到越来越多的国家，这一方式越发重要。

参考文献

Schlich, T. (2002). *Surgery, science and industry* (p. 221). Basingstoke: Palgrave Macmillan.

（黄洋　译）

30 多元化人才造就 AO

人才济济

在 AO 发展的前 25 年中，各路"英雄豪杰"对组织的发展产生了巨大影响。想要诠释他们做出的贡献，不得不提他们的专业层面及个人层面的综合才能，这些才能使他们共同打造了这家企业。如今，"多样性"已成为广泛用于描述组织能力的术语，这个词语用在AO 创建之初同样贴切。虽然不能一一细数 AO 发展中涌现的能人贤才，但是有一点至关重要，即具有不同文化背景的人才汇聚在一起，立下了汗马功劳，他们每个人都把自己的优势发挥得淋漓尽致，并游刃有余地运用了自己以往的经验。

不同专业文化塑造的 AO 医生

因为 AO 首要目的就是创建一个"医办医享"的组织（by surgeons for surgeons），第一个要关注的自然是外科医生。尽管致力于手术接骨术和骨创伤，但 AO 集团并不是由单一的外科医生组成的。在其创始人中，只有一名骨科医生 Müller，其周围全是普外科医生，其中包括 G5 核心团队的其他四位医生：Schneider、Willenegger、Allgöwer 和 Bandi。有很多轶事提到骨科医生和普外科医生持有不同观点。在 Müller 的传记中，他说普外科医生"并没有真正了解骨骼"，但普外科医生对创伤软组织治疗的确有与众不同的关注点和视角。普外科医生将创伤病例作为一种综合病例处理，而不是单独的创伤病例，骨科医生只在治疗最后阶段加入进来，参与人数也比普外科医生少。

除了瑞士的创始人以外，在德国和奥地利也存在着有关 AO 企业发展的不同思想流派和经验积累。德国和奥地利设有专业的 Unfallchirurgie（创伤手术）事故医院网络，而瑞士没有。在这些医院中，主要综合病例是软组织和骨创伤病例，而不单单是骨科手术病例。

随着 AO 在国际上发展壮大，越来越多的骨科医生加入了普外科医生的行列。因此，随着时间的推移，不同类型的外科医生在 AO 配套器械开发中相互合作起来。由于 AO 配套器械可适用于其他类型的创伤，相关的外科专家也加入了 AO。一群颅颌面外科医生组队加入了 AO 组织，他们创建了自己的分队并成为活跃成员。后来，脊柱外科医生开发了一套 AO 认可的配套器械，又扩大了活跃于该协会的外科医生的范围。仅就颅颌面外科团队而言，包含有外科医生和其他医学专家，从口腔外科到整形外科，应有尽有。AO 开始纳入越来越大的多元化外科医生群体，尽管学科不同，但他们支持 AO 理念并积极参与其进一步的发展。不要忘了，是兽医的早期研究对手术接骨术做出了巨大贡献。他们与 AO 组织密切合作，为不同内植物的开发做出了贡献，并从 AO 的扩张中获益。与美国如出一辙，欧洲的兽医在参与 AO 的发展、推广 AO 理论方面也提供了相当大的帮助。

AO 由外科专业医生组成，又反哺于各专业。每人都从自己专业角度有所贡献。AO 资深会员多次指出，只有在 AO 会上，不同专业的医生才会抛开门户之见，全面进行技术和跨专业交流。这种 AO 早期的跨专业大汇合对组织的发展是一种正能量。虽然彼此不熟，但为了加强沟通，专家们得定期开会，甚至飞到国外碰面。

基础研究专家

AO 创立之初，不少人在基础科研上做出了贡献，虽然这些人多来自医学或生物科学领域。他们与 AO 医生合作，为 AO 方法建立了科学论据，并以通讯会员或科学会员的身份成为该组织的早期成员。有些人很早就加入了 Davos 研究机构，代表了不同的科学领域。AO 早期在 Davos 的研究小组主任 Herbert André Fleisch（伯尔尼大学医学博士和教授），早先就是一位病理生理学家；Robert Schenk 教授（1923—2011）是 Basel 大学骨病理学家；Stephan Perren 是 Davos AO 研究所（ARI）的资深主任，他是一名实验外科医生，也是生物力学方面的专家。这些研究者与 Davos 研究所的联系紧密，但并非都居住在 Davos。推动 AO 发展的科研能力并非源于某单一科学或医学专业，而是源于多学科、跨机构、跨地域的高效合作。

冶金学家

为了解决早期 AO 内植物材料的冶金问题，Straumann 研究所的冶金专家团队为 AO 做出了重要贡献，他们中的大部分人都利用了在瑞士钟表业积累的经验。该小组由各个领域的专家组成，包括 Ortrun Pohler 等冶金学家和 Samuel Steinemann（1923—2016，苏黎世联邦理工学院博士，1978—1988 年任洛桑大学教授）等物理学家，他们主要研究材料的腐蚀问题。腐蚀问题确认后，这些团队成员还参加了各种 AO 技术委员会（AOTK）会议，并继续就冶金问题向 AO 提出意见和建议。Davos 的 AO 研究所（ARI）没有这方面的专业人才。

机械设计工程师

机械设计工程师——前面关于 AO 配套器械的章节中介绍过的一群有独特贡献的机械天才——凭借他们特殊的技能，理应在 AO 的历史上享有光荣的地位。在 AO 集团发展的初始阶段，老 Robert Mathys 和 Maurice Müller 相互合作，对内植物和手术器械研究提出了建议并研发了配套器械，还在 Davos 开设了第一次课程。作为一名机械设计工程师，老 Mathys 不仅按既有要求设计产品，而且凭借多年手术跟台经验，还为器械设计特点提出了自己的意见和建议。作为一名生产商，他将这些设计转换为生产工艺，提高了产品质量和产量。

Straumann 研究所团队的两名成员也是有天赋的机械设计工程师。Fridolin Séquin（1921—1989）负责维护图纸库，这个图纸库是 Mathys 和 Straumann 公司合作的基础。他还负责 ISO 工作和 AO 内植物及螺钉的标准化工作。Staumann 研究所的另一位成员 Paul Gisin（1925—1995）因对 AO 髓内钉和钻孔瞄准器的研发做出的技术贡献而被人们铭记。

AO 配套器械不是手术方法和手术理念的简单呈现，器械部件的设计和制造得益于组装器械所需的精湛机械技能，以及始终尊重外科医生对人体工程学设计的需求。

企业家

AO 医生并不是成熟的企业家。他们提供想法并给予指导，还建立了手术方法和手术体系。他们的愿景是用先进理念去战胜陈旧、保守的骨折治疗方法。然而 AO 医生并没有承担财务风险，而是企业家承担。AO 成功地依靠企业的力量，利用他们的金融资本搭建了整个产业。创立之初，AO 通过出具担保函帮助小企业主 Mathys 渡过了财务上的困境。但是最后，在没有担保函和其他财务帮助的情况下，是 Mathys 押上自己的身家继续发展。从某种意义上说，老 Robert Mathys 是个企业家，若没有 Müller 和同事们的帮助，他一个人是不会有生产配套器械这个想法的。

Straumann 家族——父亲 Reinhard（1892—1967）和儿子 Fritz（1921—1988）先后在家族企业中取得了成功，经营着一家为钟表业提供零件的公司。对于 Straumanns 家族来说，获得资本要比 Mathys 容易得多，他们利用这种优势开办了自己的企业。Straumanns 和 Mathys 一样，都是 100% 资金投入，需要承担积累固定资产带来的风险。同样，如果没有与 AO 集团之间的联系，他们就不会发展到现如今所拥有的规模，但是 Straumann 作为一个商业公司或商业团体，在加入 AO 之前就已经运作得很好了。

Hansjörg Wyss 是第三位与 AO 有关的企业家。Wyss 最初是在国际公司工作的职业经理人，在承担 Synthes USA 的业务时，他担任了风险企业家的角色，要求持有部分资本。那一刻起，他从一名创业经理人变成了一名成熟的企业家，推动了美国业务的扩张，使其规模超过了 Mathys 和 Straumann 企业的总和。凭借他的国际化工作经验以及在工程和商业管理方面接受过的专业培训（他在哈佛获得了 MBA 学位），他在 AO 内部独占鳌头。关于这些内容，将在本书后面的章节进行更详细的探讨。众所周知，他是三位生产型企业家中最精通业务的一位。

他们三人——老 Robert Mathys、Fritz Straumann 和 Hansjörg Wyss 都加入了 AO 内部的重要团队，如 AO 组织的主要决策机构技术委员会（TK）。三位企业家参与了有关器械、商业政策以及人员配置方面所有重大变化的讨论，不过在就这些议题进行投票时，外科医生始终占大多数票。随着企业的发展，生产商凭借他们共同的观点和不断增长的影响力，在 AO 的发展过程中扮演着越来越重要的角色。

法律、税务和财务人才

最后很有必要提及的一点是，必要的法律和财务人才促进了 AO 人才的多样性，这些人才都参与了 AO 发展的讨论。创始医生缺乏正规的商业或法律背景，因此，AO 严重依赖 Peter von Rechenberg（1920—1992）的才能和专业知识。von Rechenberg 创建了 AO 法律，编写了合同框架，以及生产商与 Synthes AG Chur 之间的财务预算制度。生产商贡献收入，而 Synthes AG Chur 接收收入。

企业运营环节中，还有相当大的税收影响需要考虑，AO 医生对此一无所知。von Rechenberg 在 AO 生产运营中没有经济利益和生产商之间也没有经济利益，因此当有经济利益冲突的当事人陷入激烈争论时，他能够发挥调节作用。他的会计师事务所 Curia 还曾担任 AO 账目的审计公司。多年来，他在技术委员会（TK）的组织会议中地位匪浅，在 AO 组织内发挥了核心作用。

不同人才与专业的融汇

如前所述，AO 集团的成就之一是该组织在人才方面海纳百川、兼收并蓄、四海一家，加之 AO 集团代表了不同的民族和语言文化，这种贡献，可称惊人壮举。

大多数参与者是独立的个体，他们在不同的地方工作，从属于不同的组织，但仍设法以一个虚拟团队的形式运行。在当今的商业世界中，拥有这些虚拟团队，哪怕跨越国家／地区，都很常见。不过，只有有了现代通信技术，才能够保证存在这样更加灵活的组织。在 AO 发展的前 25 年里，没有手机，没有传真机，没有电子邮件，没有互联网，更不用说互联网搜索引擎了。AO 档案中积累了大量的纸质信件。Müller 对一位传记作者说，在 AO 发展的前 20 年里，他几乎每天都与一些重要同事联系（比如 Allgöwer）。值得一提的是，AO 就是在这种条件下成功地实现了自己的目标。

AO 元老的私交和情感

AO 组织不仅由一批具有不同专业经验、教育技能和背景的人才组成，还吸引了一批活力四射、坚毅不拔的人才，他们能力出众、个性张扬，要将他们捏合在一起协同工作，无疑是一项艰巨的任务。

前面已经提到几位 AO 元老的个人魅力，他们的魅力和激情对 AO 影响深远，每次向长期会员谈论组织沿革时，这些话题常常被提起。

军官与绅士

每当人们仔细阅读 AO 的历史著作以及创始医生如何相互联系

的故事时，瑞士军队所扮演的角色便迅速浮现。许多创始医生都是瑞士军官，主要是在医疗队工作。在瑞士，男子必须服兵役，而且服兵役需要相当长的时间。内科医生和外科医生通常作为军官被分配到医疗队，他们必须定期在军队中度过大量时间，通常是每年几个星期。在第二次世界大战期间，许多 AO 创始人在军队中服役了很长时间，这种长期服役有助于他们进行面对面的讨论，并建立个人联系，交上朋友。五位核心创始人中的两位 Müller 和 Schneider 在他们的家乡 Biel 早就认识，在长期服役期间，他们的友谊重新燃起，利用自己的时间讨论医学问题。Müller 被提升为瑞士军队中最年轻的少校之一，他利用自己的经验做外科手术培训，并在后来为同事们开设了课程（图 30.1）。

即使这些创始人没有在兵营中相遇，其做事方法和组织规范也总是会引起一些共鸣。G5 的另一位成员 Bandi 被升任上校，而Willenegger 也是一名军官。Willenegger 最初是通过军事接触得知Müller 的。这些联系帮助 Müller 招募了其核心团队，一直到 1958 年

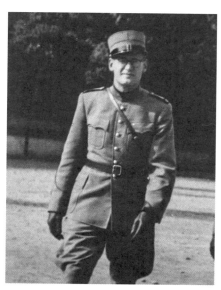

图 30.1 Allgöwer 穿着瑞士军队制服。*瑞士 AO 基金会版权所有*

AO 成立。不过并非他的军事经历使他推行针对骨创伤的手术接骨术。

运动达人

AO 的许多早期创始人都是狂热的体育爱好者，尤其热爱滑雪。他们经常把滑雪运动和医学会议相结合。在 Davos，滑雪运动不单单是一项娱乐，已然成为 AO 课程上的老规矩。滑雪比赛定期举办，一些 AO 领导人在滑雪赛道上处于高度竞争的状态。另据报道，在美国组织早期 AO 课程时，瑞士 AO 团队会在会议结束后前往加拿大落基山脉进行滑雪探险（图 30.2）。

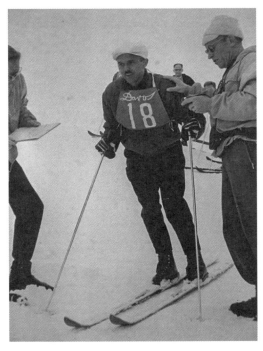

图 30.2　Müller 在滑雪。*瑞士 AO 基金会版权所有*

Straumann 家族有着悠久的跳台滑雪传统，公司创始人 Reinhard Straumann 曾是跳台滑雪运动员，后来涉足了空气动力学研究和滑雪跳台的建造。这种对跳台滑雪的热情一直延续到后来，Straumann 组织并参与了为瑞士跳台滑雪运动员 Simon Ammann 开发特殊的滑雪鞋固定装置的工作。Simon Ammann 分别于 2002 年和 2010 年两次获得奥运会冠军，赢得了金牌。

飞行员

如前所述，飞行是许多 AO 成员的热情所在。1966 年，老 Robert Mathys 飞往非洲各地；2005—2006 年，Stephan Perren 完成了环球飞行；还有其他几个人也对飞行情有独钟。对于飞行的这种热情在某种程度上促进了 Synthes 业务在美国的发展。在和 AO 的老朋友们交谈时，谈论的故事都绕不开这些人。

老 Robert Mathys 对飞行也很感兴趣，从小他就一直希望在第二次世界大战后加入瑞士空军，成为一名专业飞行员。为了弥补遗憾，他一腔热血将飞行融入 AO 的工作中，就算是在本地工作也是这样，而不仅仅是去非洲工作的。有一则关于骨科电钻被卡住的故事在 AO 口口相传。话说那日，Allgöwer 和他的医疗团队正在 Sargans 附近的瑞士莱茵河谷的一家地区医院进行创伤手术。手术进行过半，电钻被卡住了，Allgöwer 沮丧地在 Biel 附近的 Bettlach 手术模拟操作间里给 Mathys 打电话以求帮忙。Mathys 立即跳进一架小型飞机，火速飞往 Ragaz（医院附近的一个小型飞机跑道），冲进手术室，搞定电钻。这是为 AO 服务的特殊飞行！

第二件事与 Allgöwer 有关，他本人也成了狂热的飞行员。在一次飞行中（大概是从 Chur 飞往 Basel），着陆过程中出现了放下起落架的提醒。他清醒地对乘客说他不需要这个提醒，随后就将放起落架的事抛在脑后。最终他驾驶的飞机安全着陆，并没有翻跟斗，据称，他自己说肯定做了一个完美的着陆，才能避免事故的发生。

Allgöwer 对飞行的热情最终使他与 Hansjörg Wyss 建立了友谊，

这两人因购买飞机而相遇。Allgöwer 在美国购置了一架飞机，但不想飞越大西洋。Wyss 知道后处理了这件事，双方建立了更加紧密的联系，最终 Wyss 被提名为 Synthes USA 的负责人。Allgöwer 对 Wyss 的亲近感可能部分归因于他们对飞行的共同兴趣。这份亲近感也发展成了商业信任，最终让 Müller 抱怨说他正在失去在 AO 核心创始人团队中的影响力。后来，Wyss 还记得他与 Allgöwer 一起从费城到 Basel 驾驶双引擎飞机飞行的时候，中途停了两站，这是一次令人难忘的经历。直到今天，Wyss 仍然是一个狂热的飞行员。

关爱动物

如果有一种私交将许多早期的 AO 成员拉到了一起，那就是他们对动物的热爱。因为热爱，他们很快找到了包括 AO 手术原理和内植物在内的用于恢复动物骨折的方法。最终，对动物的热爱促成了 AOVET 的创立，AOVET 最初是一个独立的附属组织，后来成为了 AO 临床部门大家庭的正式成员。

Urs Guggenbühl（G13 成员之一）热爱动物也很出名，他常带着大型犬坐在敞篷车中。AO 组织的另一个核心成员 Fritz Straumann 是一位爱马人士，他在 Waldenburg 附近的农场饲养了一些马。同时他也是爱犬人士，所以他与兽医有密切联系，即前面章节中详细提到的那些在 AOVET 创建中发挥了作用的兽医。

处处有魔术

不管说是业余爱好、技能还是热情，Maurice Müller 会经常表演一些纸牌戏法，AO 内部很多人对此都记忆犹新。作为业余魔术师，Maurice Müller 的纸牌戏法在欧洲获得了很高的排名，经常在晚宴上为客人展示。不过，纸牌戏法也有严肃而专业的一面——Müller 的手法被认为是无与伦比的，他表演纸牌戏法的能力和他高超的手术技巧之间必定有着密切的联系。

职业文化与激情的完美结合

尽管每个人都受到相同的目标和共同的价值观的支配，但当各类人才关在同一个房间评审新的内植物或决定企业经营战略时，常常会发生冲突并引起激烈的讨论。早年，在这种观点冲突中，主要调解人的角色落在了 AO 组织的法律和税务委员会 von Rechenberg 的肩上。到后来，正是他们自己共同价值观的力量成为了 AO 高度多样化的人才群体的"黏合剂"。

（黄洋　译）

31 成长期小结

　　到 20 世纪 80 年代中期，AO 组织成员可以回顾其正式成立后的 25 年，这是一个非常成功的时期。本章介绍了触发 AO 成长的主要事件，这些事件造就了一个强大、坚定、资源丰富的组织，至少在世界上收入较高的国家，它迅速实现了将手术接骨术的外科手术概念确立为医学界金标准的最初目标。

　　第 19～22 章详细描述了 AO 与其附属产业生产商共同创建了一个完整的产业链生产配套器械，然后将其分销到世界各地。先是与 Mathys 和 Straumann 公司合作，然后与 Synthes USA 合作。AO 吸引了三位愿意投资其理念的企业家，也成就了三家蓬勃发展的企业。这三家公司每年为 AO 贡献近 1200 万瑞士法郎的收入，而且这一数字还在不断增长。这些收入流是由生产型公司产生的，他们可以依靠 AO 医生的努力，并将这些信息传达到世界的每个角落。

　　收入的增长部分投资在了配套器械的大规模制造上，从最初的约 200 个品种增长到了约 1200 个品种。从第 23～25 章中可以看出，不断增加和多样化的配套器械使 AO 向长骨创伤以外的方向发展。AO 研发了可用于人体骨骼其他部位的器械，例如颅颌面（CMF）和脊柱，并在兽医中也得到了应用。这种扩张部分是通过在各个手术领域之间巧妙地利用手术经验来实现的，并得到了创新、高效的研发工作的支持。

　　在 AO 整个成长期，AO 组织及其成员参加了广泛的活动，以使 AO 理念在世界的每个角落都得到聆听和理解。正如第 26～29 章所述，AO 领导者在个人传教工作中孜孜不倦。早期 AO 组织的个人因素得到加强，从而使工作交流成为主要力量，其中包括建立名副其实的"创伤大学"，出版大量书面材料，并通过 AO 组织的国际化巩固这一点。

这部分内容以第 30 章结尾，主要描述了为这份事业做出贡献的各路英雄豪杰。这些早期贡献者的专业天分、不同的背景和专业知识及其开放的合作方式，都在 AO 达成其目标的过程中发挥了重要作用。AO 的目标是成为一个成熟型组织，能够在骨折治疗方法上推陈出新，采用手术接骨术这种完全不同的方法取而代之。尽管手术接骨术并非 AO 初创，但是如果没有他们的努力和创新，AO 将无法在医学界达到今天的地位。AO 的创始人精挑细选所有最有用的部件，将它们组合在一起，并克服了原始概念的固有弱点，创造了强大的手术方法和理念。

（黄洋　译）

第三部分

历经风浪

32 权力移交

从少壮派到实权派

1958 年成立时，AO G5 成员刚 40 岁出头。后招的各地州医院主任（G13 成员）也是同龄人。他们年龄相仿，是一群少壮派，以改革者的身份主导行业。当时，没有一位是大学教授。然而，20 ～ 25 年后，发生了翻天覆地的变化。AO 元老都担任了重要的职务并享有声望。由于瑞士医生须在 65 岁退休，他们活跃的职业生涯也即将结束。

成立之初的 20 年，围绕着 Müller、Allgöwer、Willenegger、Schneider 以及地位稍低的 Bandi 的核心团队彼此密切合作，共享所有关键决策和任命，并且定期（几乎每天）讨论组织问题和医疗问题。关于寻找下一代领导人的讨论已有一段时间。早在 AO 组织成立 10 周年时，即 20 世纪 60 年代末，首席法律顾问 von Rechenberg 就已经提出了这个问题。一切运作都很顺利：Schneider 胜任瑞士 AO 组织主席职务；技术委员会在 4 位医生元老与生产商 Mathys 和 Straumann 共同协商出的必要商业决策中运作良好；Synthes AG Chur 公司的专利授权费不断增长，允许 AO 组织不断扩大对 ARI、研究所、文档中心（Documentation Center）和 Davos 课程的支持。此外，随着 AO 原则越来越被接受——起初在欧洲，随后在美国——元老的声誉不断上升，经常获得职位和新头衔。当时，元老肯定会想："一切如意，为什么有人要捣乱？（"why rock the boat?"）"

触发改变

尽管 AO 和元老们都取得了成功，但在他们退休后开始出现变化。1970 年，Robert Schneider 从伯尔尼附近的地区医院院长的职位上退休。他是第一位退休的元老，但一直担任瑞士 AO 主席职务，直到 1978 年。他在兼职和自愿的基础上完成了 20 年的高强度工作。他也是 AO 技术委员会的核心人物，与 Müller、Allgöwer 和 Willenegger 组成 Synthes AG Chur 公司的四大股东。Synthes AG Chur 公司是从生产商收取授权费的合法单位。Schneider 之后仍积极参与 AO 事务和 AO 图书出版。

AO 并没有选出一位年轻人替代 Schneider 来领导 AO，而是任命了 Allgöwer。他在 1967 年从 Chur 离职，开始担任 Basel 大学的教授。同年，Müller 也担任了伯尔尼大学的教授。直到 1983 年退休，Allgöwer 一直都留在 Basel，并担任瑞士 AO 主席直到 1982 年。当时，他接管了 AO 国际。他退休后，瑞士 AO 的主席职位移交给了下一代外科医生 Peter Matter，他曾在 Allgöwer 的领导下接受过培训，并担任了 Dovas 医院院长。他是 AO 二代医生中的第一个高管。

Müller 在结束了外科医生轮转后，于 1960 年担任 St. Gallen 医院的领导，不久便被伯尔尼大学医院所招募。1963 年，他开始在伯尔尼大学医院工作，起初是兼职，后来在 1967 年成为了全职教授，一直任教到 1980 年。他早就说过厌倦教授的行政负担。他想把更多的时间花在 AO 和 Protek 业务上，通过出售髋关节假体业务，他为在伯尔尼大学的研究获得了越来越多的资金。他一直担任技术委员会的主席，直到 1987 年。

1975 年，Willenegger 从 Liestal 的职位上退休，开始在 Basel 大学兼职，1973 年帮助成立 AO 国际，在该组织中投入了大量时间，且一直担任领导，直到 1983 年。与此同时，Bandi 于 1978 年从 Interlaken 医院退休，尽管遭遇了严重的变故，但他仍然活跃于 AO 组织内部，并担任学术顾问。

决策权集中在少数老医生手中是一个问题。年轻的 AO 医生，尤其是那些在 St. Gallen、Chur、Basel、Liestal 和伯尔尼的 AO 技术基地接受过元老培训的医生们，反对将 Synthes AG Chur 公司和 AO 技术委员会的权力集中在少数人手中。

二代要权

经过元老培训的年轻医生在 20 世纪六七十年代成为瑞士 AO 委员。只有少数几人，如 Matter 和 Perren（都曾任 AO 研究所主任），其他人都没能进入 Synthes AG Chur 公司或 AO 技术委员会的核心部门。此外，最初设想 AO 国际是一个总部，容纳所有的国际分会及瑞士 AO 组织，但其并未达成这一功能，很大程度上变成一个在世界各地开办 AO 课程的服务性组织。因此，越来越多的国际 AO 医生没有途径进入领导层。在他们看来，AO 国际被瑞士外科医生所垄断，事实也确实如此。

所有人都认为决策是少数人协商做出的，但实际上是 Müller 主导。多数人认为这种领导方法行之有效，但是随着 AO 组织的日益复杂、国际影响力的增长以及产业的发展，AO 需要更加专业和职业化的管理，需要公正公开。

生产商要权

三家 AO 授权生产商——Mathys、Straumann 和 Synthes USA（以 Wyss 为代表），也都有自己的担忧。随着 AO 配套器械在其指定地区销售的稳步增长，公司的业务也在逐步增长，生产商担心所有的业务决策都是由医生制定，而医生几乎没有商业经验。管理商业决策的行政委员会（AO Verwaltungsauschuss，AOVA）的成立，是让生产商拥有更多发言权的一种方式。和其他地方一样，生产商总是少数，因为委员会的医生多于生产商代表。这也从另一个角度表明原有的结构已经过时。

von Rechenberg 担任委员会主席多年，且是核心小组的组长，于 1983 年退休。此时领导层结构改革已经迫在眉睫。

AO 元老从医院或大学的重要岗位——退休，缺乏年轻医生担任高职这表明现在不只是缺少接班人的问题，而是有必要整体改革（虽然一直运作不错）。20 世纪 80 年代初，AO 基金会成立，这是一个实质性的突破，一切即将改变。下一章将讲述这个过程。

（赵泽雨　译）

33　从协会到基金会

协会形式已经无法满足需要

20 世纪 60 年代，Synthes AG Chur 公司的创立和 AO 技术委员会的制度化发展为 AO 的发展奠定了基础。控制权仍掌握在 4 位医生手中，即 Müller、Schneider、Allgöwer 和 Willenegger。他们都是 Synthes AG Chur 公司的股东，该公司成立的目的是向三家生产商收取授权费，并资助 AO 进一步发展。在 AO 早期的大部分时间里，收取费用的分配由 4 位医生掌控。

生产商的贡献不仅限于在瑞士的销售，还有其他国家。当时，德国是主要市场。德国医生没有 AO 组织的预算决策权，导致了他们与 AO 的关系变得紧张。国际医生，特别是德国医生，期望通过 AO 国际的建立，能够让他们参与到 AO 各级机构中。但正如我们先前所说，这一点并未实现。

据 Allgöwer 所说，到 1979 年，AO 及其组织已将 3200 多万瑞士法郎作为各种活动拨款，包括 Davos 研究中心到伯尔尼文档中心。到 1982 年，生产商每年的贡献超过了 1000 万瑞士法郎。这笔巨款的调拨成为控制 AO 之大权。自成立到 1984 年，AO 组织的累计支出已达到 8800 万瑞士法郎。

早在 1975 年，一名 AO 委员就提出了创建基金会的想法。他们认为基金会能够保留 AO 组织的免税地位。由于基金会可能会被 50 ～ 60 名会员（主要是医生）掌控，有顾虑认为可能会做出不利于 AO 生产商的决策。讨论的主要风险涉及向其他生产商授予许可权的

229

可能性——这实质上动了现有生产商的奶酪。

Synthes AG Chur 公司股东改变

在瑞士元老的核心团队中，Synthes AG Chur 公司的部分股份吸引了年轻一代的医生。最初，持股仅限于四位元老，他们只能在其他人同意的情况下才能转让自己的股份。这一策略的受益者是 Peter Matter（Davos 医院主任，时任瑞士 AO 主席）、Thomas Rüedi（Chur 医院主任）和 Stephan Perren（AO 研究所主任）三位年轻一代的瑞士医生。

虽然这给优秀的年轻医生树立了榜样，但并不足以阻止关于更大控股比例问题的讨论。Müller 拥有 20% 的股份和 40% 的投票权，还在 Schneider 退休时接手了他的股份。实际上，在某种程度上他掌控了 Synthes AG Chur 公司。

值得注意的是，Synthes AG Chur 公司的股份不是个人的商业投资，也不会向股东支付股息。股东的主要好处是能够参与他们认为对其职业生涯至关重要的关键决策。

建立基金会

回顾所有现有的资料，很难说清 AO 从一个协会转变为基金会的想法是怎么开始的。众所周知，Allgöwer 积极支持这一想法，有人怀疑 Synthes USA 的负责人 Wyss 也参与其中。

AO 基金会于 1984 年 12 月 8 日正式成立。

- 出席基金会签署文件的人员：
  - Allgöwer，AO 元老，Synthes AG Chur 公司股东
  - Müller，AO 元老，Synthes AG Chur 公司股东
  - 老 Mathys，Mathys AG 生产商
  - Matter，AO 会员，Synthes AG Chur 公司股东

- Perren，AO 会员，Synthes AG Chur 公司股东
- 老 von Rechenberg，法律顾问
- Rüedi，AO 会员，Synthes AG Chur 公司股东
- Schneider，AO 元老，Synthes AG Chur 公司股东
- Straumann，Straumann 研究所生产商
- Willenegger，AO 元老，Synthes AG Chur 公司股东
- Wyss，Synthes USA 生产商
- Margrit Jaques，会议记录员

为了使基金会正式合法成立，需要一些资产，或者说启动资金：Synthes AG Chur 公司的所有股东"永久且不可撤销地"将他们的股份捐赠给 AO 基金会，使 Synthes AG Chur 成为了一家法人单位。三家生产商（不是 Synthes AG Chur 公司股东）向 AO 基金会提供了现金捐助，Mathys 提供了 50 万瑞士法郎，Wyss 和 Straumann 分别提供了 10 万瑞士法郎（图 33.1）。

基金会的正式框架

一旦做出成立基金会的决定，注意力就转向了该基金会的机构管理。AO 基金会的管理"议会"为受托人董事会（Board of Trustees），扩大会包括约 80 名 AO 主要会员，其中绝大多数是医生。

1985 年在 Davos 召开了首届扩大会议，参会人员包括：

瑞士 25 人
德国 14 人
美国 14 人
奥地利 5 人
英国 4 人
其他地区 16 人

受托人董事会的成员由一个独立的商业理事会推荐，通过受托

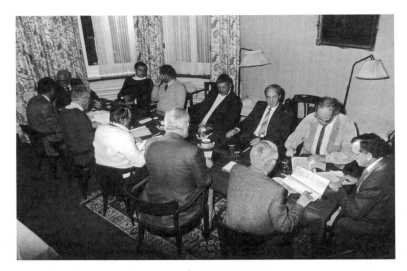

图 33.1 1984 年在 Davos 的 Schweizerhof 酒店签署 AO 基金会文件。参与者：von Rechenberg 医生（桌子左上角），其余顺时针方向依次为 Rüedi 医生、Matter 医生、Straumann、老 Robert Mathys（名誉博士）、Perren 教授（博士）、Wyss、Willenegger 教授（博士）、Schneider 教授（博士）、Müller 教授（博士）、Allgöwer 教授（博士），最后一位是公证人。出席会议的还有撰写会议记录的 Margrit Jaques，图中未显示。*瑞士 AO 基金会版权所有*

人董事会投票决定。受托人董事会也会根据商业理事会的建议选举所有的 AO 主要职位。

向受托人董事会汇报工作的是一个由 15 名成员组成的执行委员会，包括受托人董事会主席（董事长）、主委会（教育、资料和研究）主席以及技术委员会主任。

虽然瑞士的医生只占不到一半的基金会会员，但他们仍然占据着主要部门和技术委员会的要职。董事会选举 Martin Allgöwer 为第一任董事长，后来任职到 1992 年。

改革重组后的最后一个同样重要的机构是商业理事会（Business Council），后来更名为 AO 基金会董事会（Board of Directors of the AO Foundation）。该机构的职能是为 AO 基金会的所有商务活动提供财政支持。该理事会最多由 5 名医生及 3 家获得授权的生产商代表组成，即 Mathys 公司、Straumann 公司和 Synthes USA 各有一名代表。虽然生产商占少数，但如果三位代表都同意并在决定中占少数时，生产商有权重新提出任何问题。

　　基金会的机构——作为立法议会的受托人董事会和商业理事会［如上所述，后来更名为董事会（Board of Directors），之后为基金会董事会（Foundation Board）］至今仍是 AO 基金会的重要机构部门。

生产商入决策层：YES OR NO?

　　将生产商正式纳入决策层是对以往 AO 实践的一种变革。过去生产商可以讨论建议，但不能投票。现在他们拥有了投票权。事实上，这一变革在 AO 内部引起了激烈的争论，直到 20 年后 AO 改变了原有的财务模式基础，才真正得以解决。Maurice Müller 反对生产商获得投票权，一直致力于将商业决策与医疗决策分开。他认为非营利性与营利性企业的制度混在了一起。但这些担忧的基础是什么呢？

　　从生产商的角度来看，他们已经开始向 AO 配套器械的生产基地投入越来越多的资金。这三家生产商在全球的总销售额已达到约 3 亿瑞士法郎，需要对工厂、机械和销售业务进行大量投资。他们的利益显然指向商业方面，他们觉得自己提供了 AO 基金会的大部分预算，希望具有足够的代表性。许多 AO 医生都理解生产商的担忧，包括元老之一 Allgöwer。

　　Maurice Müller 的职业定位是一名医生和社会企业家，他坚持将 AO 的医疗和商业分开。在 AO 基金会的整个创建过程中，他一直如此主张，这意味着商业利益不应驱动配套器械和手术技术相关决策。Müller 还担心，对于通过高利润的内植物生产积累财富的生产商而言，他们可以设法影响那些没有同样财政资源的商业理事会会员。此外，Müller 并不信任三位生产商中的新会员 Wyss。随着 Allgöwer 在商业决策方面与 Wyss 逐渐靠近，Müller 被孤立了。最终，这一分歧导致 Müller 离开了 AO 基金会，并于 1989 年辞去了所有 AO 职务。

由一个瑞士协会（AO 原始法律性质）变革到基金会结构并没有解决 AO 与生产商间的冲突和紧张关系。尽管 AO 基金会有专门的机构来处理冲突，但这并不意味着随着发展不会产生新的冲突。接替 von Rechenberg 担任商业理事会主席的 Wenger 回忆说，在商业理事会的会议中经常发生争吵和激烈的讨论，甚至有一次他自己也中途退出了会议并威胁说不再回来。一些冲突集中在生产商的合同和地域市场分配上。例如，德国市场一分为二是不断讨论的原因。另一个分歧与亚洲的未分配地区有关，特别是中国。

Margrit Jaques 是 AO 基金会的名誉会员，保存了多年以来（从 1970 年到 2004 年）的调解会议记录，她也还记得这些激烈的讨论。然而，令她感到惊讶的是，在这些会议之后，会员们还会一起享用红酒和晚餐。尽管 AO 的总目标明确，但显然内部在很多事情上意见不一致。

风云再起

AO 基金会目的何在？围绕这个问题的冲突戏剧性地再次爆发，并在 2002 年左右达到了高潮。当时，即便是资深 AO 会员也不确定 AO 基金会能否生存下去。二次冲突，积怨已久，仍然与医生和生产商的角色有关。

冲突始于 20 世纪 90 年代，当时人们对将 AO 发展到相关领域（如骨科关节置换）的观点不一。随着 AO 配套器械的日趋成熟，医生们发现了骨科的新领域。1994 年，AO 执行委员会建议 AO 进入这一新兴领域，并在 2 年后在董事会会议上进一步讨论了具体细节。

当时 AO 执行会的医生认为，骨科领域（译者注：此处指的是非创伤骨科的骨科领域，即关节和脊柱外科。当时的创伤还不叫作创伤骨科，正在从普外科领域剥离。而他们说的"骨科"，更多指的是关节和脊柱等退行性疾病的诊治）对他们来说变得越来越重要。在生产 AO 配套器械的同时，Mathys 公司和 Straumann 公司也开始建立各自的骨科业务。Sulzer 公司收购了由 Müller 创建的骨科业务 Protek 后，取消了 Straumann 和 Mathys 两家公司的骨科产品线的分销协议。在未来的骨科生产线上，他们是相互竞争的关系。

　　Sulzer 公司来敲 AO 基金会的大门，想在骨科领域与基金会合作。由于围绕人工假体植入的许多尚未解决的问题，许多 AO 医生有兴趣与 Sulzer 进行研究合作，而且这也与 AO 创伤业务直接相关。然而，由于欧洲生产商之间的利益分歧以及 Wyss 领导下的 Synthes USA 对进入骨科领域不感兴趣，该提案被搁置了。

　　三位生产商代表不满意 AO 基金会领导层的决策，联名发布了一份文件，提议对 AO 基金会结构进行修改。他们希望能对 AO 基金会操纵的某些方面有更多的控制权，特别是将研发任务交给生产商。由于教育项目对生产商至关重要——他们将其视为促进未来销售的一个关键方面，生产商还希望分享区域教育的权力。

　　从速度和效率方面改善技术委员会的决策过程是另一个常讨论的问题。Wyss 抱怨说，在过去的 15 年里并没有真正的进步。所有人都认为，AO 技术委员会人多、庞大、迟钝。

　　双方同意将所有新的研发项目放在一个"池"中，然后决定由谁来生产。大约在同一时间，ARI 主要研发人员和 AO 技术委员会会员 Robert Frigg 被调到 Synthes USA，起初是临时借调，后来就长期在那里工作了。最后，同样重要的是，AO 基金会创建了专门针对创伤、脊柱和颅颌面的临床部门。弱化了全 AO 技术委员会对这些领域的控制，并增加了几个小专科部门。

医生 *vs.* MBA

　　显然，这点争议不足以引发 2002 年 Oslo 受托人会议上的大争吵。在 Wyss 的领导下，Synthes USA 率先收购了 Stratec Medical（Straumann

医疗内植物业务的新名称），成为 AO 的主要生产供应商。这无疑是造成内部局势紧张的主要原因。在 AO 内部，受托人分为两派，一派致力于从生产商那里获得更多的独立性，另一派则希望保留对组织发展非常有益的商业联系。当时的 AO CEO Wolfram Einars 非常赞成废除生产商的独家代理权，这意味着 AO 基金会可以自由地与其他生产商接触并提供产品授权。

面对失去 AO 配套器械独家代理权的风险，生产商在 Wyss 的带领下组建了一个联盟，支持 René Marti 竞选 AO 主席。Ulli Holz 以一票之差落选。Holz 和支持者认为不能过度依赖生产商，但最终以微弱差距落败。该联盟没有因为这一争端而分崩离析，这归功于所有人都愿意追求更大利益以及 AO 在解决商业问题方面的目标。最终，在第二代医生向第三代医生交接领导权时，AO 基金会及其会员在公认的共同目标下紧密团结在一起。

生产商和医生之间的拉锯战直面一个核心的问题：生产商直接进入了基金会的核心，那么到底 AO 基金会是一个社会性企业（非营利性机构），还是一个商业性企业（利益优先）？

包括执行委员会在内的 AO 改革派，对生产商在所有决议上都拥有投票权表示不满，感觉 AO 基金会正在成为生产商的傀儡。这也是 Müller 在 AO 基金会成立后退出的原因。他也反对在主要的委员会上授予生产商投票权。

多数 AO 基金会的传统会员则现实地认为基金会必须要有收入，否则项目无法开展。冲突爆发后，传统派占据了上风，生产商决定阻止一切触碰生意底线的新领导模式，而这一底线就是：AO 的独家代理权。

15 年后回看当年之争

即使已经过去 15 年，采访对象也总是提到 Oslo 冲突这一历史性事件。当年在场的有 James Kellam 和 Holz，都败选了。回首往事，他们都对会议结果持肯定态度。Kellam 在两届 AO 基金会后任主席，认为改革派寻求的目标最终逐步实现了，然后 AO 再次转向科研，整个资金架构也比之前更可控。

参考文献

Schlich, T. (2002). *Surgery, science and industry* (pp. 17–19). Basingstoke: Palgrave Macmillan.

（赵泽雨　译）

34　生产商并购风波：合三为一

1985 年生产商状况

1963 年以来，AO 授权的三大生产商（Mathys 公司、Straumann 公司和 Synthes USA 公司）在同一份 AO 独家供应协议下运营。基金会改革之前，生产商的角色仅仅是顾问，没有业务的表决权。改革之后，角色变了。虽然医生的席位依然以微弱优势占多数，但生产商获得了商业理事会的投票权。这遭到了 AO 元老的反对，投票权的变更使得生产商更有地位，在维护利益方面有更多的发言权。

继续成长

到 1985 年初，生产商的业务已大幅增长。Mathys 公司是一家私人控股公司，也是 AO 配套器械的最初生产商和共同开发商。该公司已经从一个小作坊发展到销售额约为 1 亿瑞士法郎的大公司。员工数量已增至约 400 人，其中包括生产员工和一些国际销售员工。每年向 AO 基金会支付的授权费和捐助是 590 万瑞士法郎。为了适应不断增长的产量，Mathys 在家乡 Bettlach 扩建了生产基地。根据 1963 年 Olten 协议，在指定的国际市场内进行销售。

Straumann 设立了一个独立的 AO 内植物部门。Straumann 公司也是私有企业，所有权归 Straumann 家族所有，因此没有公开数据。当时 Straumann 支付的授权费和赞助费为 430 万瑞士法郎。估计

Straumann 公司的销售额约为 Mathys 公司销售额的 75%，即 7500 万瑞士法郎。为了应对剧增的产量，Straumann 公司在 Waldenburg 的邻镇 Oberwil 建了一座新工厂，这是它的总部所在地。Straumann 公司的销售仅限于 Olten 协议中约定的分配区域。

第三家生产商 Synthes USA 在 Hansjörg Wyss 的管理下，在北美——美国和加拿大开展业务，起初这些市场是分配给 Straumann 公司的。当 Straumann 公司在美国的经销商未能取得进展时，AO 的元老接管了市场，成为股东。很快他们意识到美国市场的运作方式有所不同，于是把 Wyss 拉进董事会，先是担任顾问，后来担任了运行总监，在该公司持有股份。在 Wyss 的推动下，Synthes USA 成为第三家内植物生产商，直接向 AO 基金会支付授权费。到 1985 年，Synthes USA 的销售额已达到约 3000 万瑞士法郎，支付给 AO 基金会的授权费达 280 万瑞士法郎。

AO 授权的三家生产商的总业务量约为 2 亿瑞士法郎，从业人数约为 800 人。这是 AO 基金会成立时的情况。但在接下来的 20 年里，这三家生产商的发展截然不同。他们的业务规模迅速扩大，增长了 10 倍，对 AO 基金会产生了重大影响。

Synthes USA 的股权买卖运作

Wyss 在 Synthes USA 任职的条件是获得该公司的股份。1977 年，他投资 40 万瑞士法郎购买了约 20% 的股份。其余股东是 AO 元老和其他医生，他们获得了 Synthes AG Chur 公司的股份，Synthes AG Chur 是 AO 配套器械的知识产权和品牌权的持有者。在 Wyss 投资的同一年，Synthes USA 的销售额约为 500 万美元。

Wyss 上任后，调整了经营和销售策略，贴近了美国市场的需求。他努力推动在科罗拉多的 Monument 建造一家工厂，该厂于 1979 年完工。他非常重视美国的教育和培训项目，并增加了一支能在手术时为医生提供建议的销售队伍，销量迅速增长。1985 年到 1987 年，销售额增长到 6400 万美元，是 1984 年 AO 基金会成立时销售额的两倍。这种商业推动导致 AO 元老 Müller 向 Wyss 抱怨说，AO 理念过度商业化，最终导致他们与 Müller 发生分歧，1989 年 1 月，Müller 彻底离开了 AO 基金会董事会。

Wyss 提议收购现有股东的股份，包括自 20 世纪 70 年代中期以来投资美国销售业务的所有 AO 医生和投资者。据报道，收购价格为 5400 万美元。作为一种杠杆收购（leveraged buy-out），Wyss 能够从公司产生的流动资金中支付部分收购价格。AO 医生出售股份所获得收益的约 20%——总计 1200 万瑞士法郎——捐赠用于 Davos 新 AO 中心的建立。

随着收购的完成，Wyss 现在已经达到了与其他两家拥有各自业务的生产商 Mathys 和 Straumann 同等的地位。三家生产商在商业理事会和后来的 AO 董事会都有代表，他们开始协调行动、保持一致。现在，三位真正的企业家掌管着 AO 配套器械的生产基地。医生们剥离了和 Synthes USA 的最后一丝瓜葛，只是作为股东。

Fritz Straumann 突然去世

1988 年，Fritz Straumann 突然去世，享年 67 岁。这给 Straumann 企业和 AO 内植物生产带来剧变。Fritz Straumann 是 AO 基金会中的重量级人物，1967 年成为 AO 科研委员。他在配套器械的冶金学研发中发挥了积极的作用。他非常喜欢动物，是 AO 兽医的主要资助者。在 AO 基金会，他是技术委员会的会员，也是第一本 AO 专著 Technik 的撰稿人，该书于 1963 年出版。他的父亲 Reinhard Straumann（1892—1967）去世后，他接管了 Straumann 家族企业，成为了 Straumann 控股公司的董事长兼 CEO。

Fritz Straumann 对 AO 配套器械的材料学方面产生了重大影响。他决定选择钛作为主要原材料。一开始尝试了不同的组合进行试验，从纯钛到合金，尽管合金的价格是不锈钢的 5 倍，但它成为了首选材料。Straumann 团队最终成功地找到了一种强度与钢差不多的合金。钛的主要优点与患者的舒适度有关：不会产生已知的过敏反应，材质较轻，遇冷不会变形，这在颅颌面外科内植物中非常重要。事实证明，这在口腔科中也很有价值。口腔科内植物是 Straumann 后来开发的一项业务，与创伤不同，口腔科的内植物是长期留置体内不取出来的（译者注：创伤骨科的内植物往往在骨折愈合后需要再次手术取出）。1989 年，在 Fritz Straumann 去世 1 年后，AO 技术委员会批准了钛内植物。但全面的市场推广需要更长的时间。

剥离内植物业务

　　Fritz Straumann 的去世引发了公司业务的重大重组。Straumann 集团的总销售额约为 1.2 亿瑞士法郎，分为两部分：第一部分为 Stratec Medical，生产 AO 内植物，规模较大，约占业务的 75%；第二部分为其他业务，包括口腔科、材料学与质量检测以及电子和手表组件，共占 25%。Fritz 的儿子 Thomas Straumann 负责集团中较小的第二部分。自 1986 年以来，Straumann 集团主要由 Rudolf Maag 管理，他于 1989 年通过管理层以 1.2 亿瑞士法郎的价格收购了 Stratec Medical。这是一家私人控股公司，一些内部人士认为融资是由瑞士信贷安排的，预期在 Stratec 上市后，交易将由瑞士信贷管理。从那以后，公司仍以 Stratec Medical 的名字继续运营。1996 年 Stratec 公开上市，股市信息显示，Maag 持有公司 54% 的股份，其余股份由公众股东持有。

　　作为 Stratec Medical 的股东兼经理，Rudolf Maag 与其他股东 Mathys 和 Wyss 一起加入了 AO 商业理事会，成为了拥有投票权的会员。在他的领导下，Stratec 公司的业务与其他 AO 生产商一样实现了显著的增长。1994 年，一家新工厂在 Waldenburg 附近的小镇 Oberdorf 建成。第二家工厂建在了 Solothurn 附近的 Hägendorf，第三家工厂建在瑞士与意大利交界的边境上，以便获得更多的劳动力资源。自 Maag 任职以来，销售额增长了 3 倍，达到约 2.64 亿瑞士法郎，盈利能力约为 4700 万瑞士法郎，员工总数为 900 人。Stratec 公司在欧洲的市场份额约为 35%，其竞争地位在创伤领域排名第一，在脊柱和颅颌面外科排名第二，在手术电动工具领域排名第一。

在此期间，Wyss 期望能收购 Mathys 公司或 Stratec 公司。反过来，Maag（Stratec 公司）也试图收购 Mathys 公司。但各说各话，Maag（Stratec 公司）和 Mathys 都不愿意出售。由于价格上的分歧，Maag 和 Wyss 之间达成的初步协议被迫取消。最终，在 1996 年，Maag 将他的公司 Stratec Medical 在瑞士证券交易所推行上市。该公司目前在瑞士第六证券交易所进行了估值，其市值突升至约 11 亿瑞士法郎。

1999 年初，Wyss 控股的 Synthes USA 提出收购 Stratec 公司。自 Wyss 收购以来，Synthes 公司实现了从最初的 6400 万美元（1987 年）到 4.34 亿美元（1998 年）的大幅增长，其在美国的业务量超过了 Mathys 和 Stratec 两家公司的总和。Synthes 公司是美国市场的领导者，在创伤和颅颌面外科领域排名第一，脊柱领域排名第四。

这一次，Maag 接受了合并的提议。双方达成了一项涵盖诸多重要因素的协议。首先，Wyss 终于进入了他梦寐以求的欧洲市场。其次，Synthes USA 是 Wyss 私人持有，非上市公司，合并后，Synthes USA 可以更顺利地在瑞士上市，一举两得。

金融分析家估计，合并后公司价值为 36 亿瑞士法郎，其中 1/3 来自 Stratec 股东。实际上，这笔交易的"成本"约为 10 亿瑞士法郎，Wyss 最终获得了新 Synthes Stratec 公司 70% 的股份，而 Maag 的股份约为 17%。

新成立的 Synthes Stratec 公司投入运营后，销售额为 13 亿瑞士法郎，员工总数为 3140 人，主要分布在美国和瑞士。该公司总部设在 Oberdorf，即原 Stratec Medical 公司的所在地。合并后，Synthes Stratec 公司仍是一家瑞士的上市公司。

德国市场地位的法律威胁

Synthes Stratec 公司合并的优势显现一段时间后，引起了德国反垄断委员会的关注。如前所述，在 1963 年的 Olten 协议中，德国的生产商分给了 Mathys 公司和 Straumann 公司。预计将成为欧洲最大市场的德国被一分为二，北部和东部分配给 Mathys 公司，南部给 Straumann 公司。随着德国业务量的增长，为维护两家生产商之间和平的这一协议演变成了德国反垄断机构的一个问题。大家都很清楚，迟早得找到解决办法，维持现状的时间不可能太久。

AO 基金会和生产商都聘请了律师，试图向德国当局表明，虽然其他供应商压力大，但德国医院可以通过这些供应商自由采购非 AO 内植物。Straumann 公司两位前高管创办的 Voka 公司和一家大型国际骨科和内植物供应商 Zimmer 都活跃在德国市场。然而，德国政府发起反垄断法的威胁足以影响未来的一些举措。

Mathys 公司的家族更替

自 1946 年以来，老 Robert Mathys 一直管理公司，到 1990 年退出日常管理，把公司交给他的三个儿子 Reinhard、小 Robert 和 Hugo。最终，小 Robert 成为了与 AO 基金会联系的主要负责人，并加入了 AO 基金会，学习了一段时间的传统知识，成为了商业理事会中的家族企业代表。正如小 Robert 所说，大家都想并购 Mathys 公司，但他父亲坚决不卖给 Wyss（Synthes USA）和 Maag（Stratec 公司）。然而，老 Robert Mathys 在 2000 年意外逝世。

Mathys 公司的业务蒸蒸日上，销售额达到 3.6 亿瑞士法郎，员工人数达到 1420 人。在 Bettlach 当地生产运营后，Grenchen、Balsthal 和 Bellach 的工厂也开始了运营。在整个 90 年代，Mathys 公司的销售额一直领先于 Stratec Medical 公司。该业务非常有利可图。由于该公司为私人控股，无公开的利润数据。但是，假设该公司属于 Synthes Stratec 公司运营的范围，公开运营，2002 年净利润率约为 30%。这表明在过去的 40 年增幅巨大（图 34.1）。当商业猎头再次试探 Mathys 家族是否愿意出售时，依旧被回绝了。家族企业的性质将所有持股会员捆绑在一起，因此，未经所有家族会员（包括老 Robert Mathys、他的三个儿子和一个女儿）的同意，公司单独出售甚至上市绝不可能（图 34.2）。

a
Mathys Gruppe Umsatzentwicklung 1966–2003

21.03.2018				Mio. CHF					
	1966	1970	1975	1980	1985	1990	1995	2000	2003
Umsatz kumuliert	2.0	13.0	28.5	59.8	98.7	124.6	230.0	360.0	489.8

Umsatz kumuliert

b
Mathys Personalentwicklung

21.03.2018										
	1955	1960	1965	1970	1975	1980	1985	1990	1995	2000	2003
Mitarbeiter	15	40	66	98	170	250	321	425	948	1420	1890

Mitarbeiter

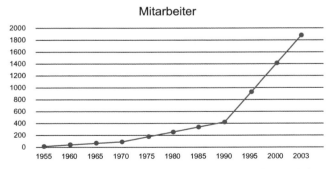

图 34.1 （a，b）Mathys 公司销售额（"Umsatz"）和从业人员（"Mitarbeiter"）增长曲线。来源：*小 Robert Mathys，经许可转载*

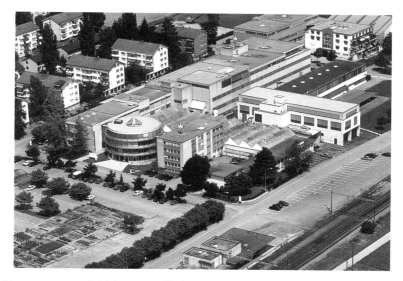

图 **34.2** Mathys 公司在 Bettlach 扩建后的运营规模。来源：*小 Robert Mathys，经许可转载*

Synthes Stratec 公司收购 Mathys 公司

2003 年，当 Mathys 家族决定将其业务出售给 Synthes Stratec 公司时，令许多观察人士深感意外。即使在 Synthes USA 和 Stratec Medical 合并期间，Mathys 家族仍一直保持着独立运营，因此他们为何改变主意引起了广泛的猜疑。一种观念认为，由于德国反垄断委员会即将提起诉讼，高达 5 亿瑞士法郎的罚款让涉事公司心神不安，适时出售公司无疑保住了企业资产。

新公司合并后很快就以 Synthes 公司的名字进行运营，它保留了 Mathys 公司在瑞士的所有工业基地，与先前 Stratec Medical 公司的处理方式一样。通过将所有原 AO 授权许可证持有者聚集在同一个生产企业中，新的 Synthes 公司成为了全球最大的骨科内植物和手术器械生产商，占全球市场份额的 40% ～ 50%。

Synthes Stratec 和 Mathys 两部分持续壮大。Mathys 公司现在销售额为 4.9 亿瑞士法郎，员工人数为 1890 人。Synthes Stratec 公司实际销售额约为 15 亿瑞士法郎，拥有 4100 名员工。Synthes Stratec 公司大部分的销售业务在美国。合并后的新公司在全球拥有近 6000 名员工，销售额接近 20 亿瑞士法郎。为了使德国当局满意，放弃了 Mathys 公司在德国的业务，结束了悬在整个 Synthes 公司和 AO 基金会在德国的内植物业务上的反垄断诉讼。这次的并购交易总额达 15 亿瑞士法郎，约为 Mathys 公司销售额的 3.1 倍，明显高于前两次收购总额。金融分析家认为，这对企业出售来说是一个很好的价格了。

从最初的三家生产商，到最后只剩下一家 AO 基金会授权生产商。当时 Mathys 家族保留了其骨科内植物业务（译者注：出售的是创伤内植物业务），称之为 Mathys 骨科公司，销售额为 4500 万瑞士法郎。该公司业务主要为关节置换产品，一直运营至今。目前公司销售额已发展到约 1.5 亿瑞士法郎，拥有约 500 名员工。最近，公司扩展到运动医学领域，现在公司由 Mathys 家族第三代掌管。

因为整个 AO 基金会授权生产的内植物业务掌握在一家公司手中，其与 AO 基金会的关系以及授权、运营方式将受到重大的影响（第 49 章重点讲述）。

（赵泽雨　译）

35 转变商业模式：从授权费到服务协议

AO 基金会起初的商业赞助模式

随着 AO 基金会在 1984 年成立，AO 基金会的个别股东将所有资产以股份形式赞助给 Synthes AG Chur。虽然 AO 基金会的成立影响了 AO 的决策管理，但是基金会并没有立即对资助 AO 活动的收入来源产生影响。然而，在接下来的 20 年里，AO 基金会的资金基础彻底改变，最终在 2006 年采用了一种新的商业模式。

如前所述，生产商与 AO 之间的协议详细说明，生产商每年通过将股份转让给 Synthes AG Chur 来向 AO 提供财务支持，Synthes AG Chur 是所有 AO 相关知识产权和专利的所有者。1960 年是 AO 基金会运营的第 1 年，20 世纪 60 年代早期，授权费仅仅是一小笔金额。到 1986 年，授权费增长至 1410 万瑞士法郎。

最初，生产商的授权费不是一个固定的百分比，而是根据 AO 器械目录，按单件价格核算而出。一旦确定了单件的成本基础，确定了其授权费，就不用针对价格上涨、通货膨胀或汇率变化进行再度调整。实际上，这使得授权费占生产商总销售额的百分比稳步下降。

如果与生产商的实际销售额相比，授权费平均约为 8%。这是一个复杂的计算系统，需要对三家生产商逐个进行大量成本分析。1992 年，协议重新谈判——协议约为五年谈判一次。该协议由当时的三家生产商——Synthes USA、Mathys 公司和 Stratec 公司分别签署。这些条款一直保留到 2005 年，直到签订了另一个全新的协议。

AO 与生产商之间的独家协议给双方都带来了风险。从 AO 的角度来看，收入来源取决于生产商经营和销售活动的成功与否。尽管 AO 医生对内固定成为骨折主要治疗方法这一理念十分确信，但是仅仅通过 AO 组织、学术课程和内固定系统的开发，并不能保证 AO 组织立即取得商业成功。如果生产商未能在全球建立一个有效的供应网络，销售盗版 AO 内植物的其他生产商便可以介入市场并从 AO 的活动中获益。在这种情况下，AO 是根本无法获得授权费的。

从生产商的角度来看，独家交易也有风险。虽然 AO 已经排除了其他生产商的竞争——AO 不能授权给其他公司但 AO 生产商将与 AO 共同承担手术相关的风险。如果 AO 内固定技术没有得到全世界的认可，那么利润下降，同时还掏空了生产有竞争力的产品的精力。创伤外的市场他们都可以进入，如 Straumann 公司和 Mathys 公司所做的那样。两家公司都进入了创伤外的骨科内植物市场（译者注：此处的"骨科"不包含创伤和骨折），创伤和创伤外骨科这两个市场占到了各自销售额的 10%。

对 1992 年协议的反对和抵制首先来自生产商。Wyss 负责美国的 Synthes USA 公司和后来的 Synthes Stratec 公司，他认为随着业务量的大幅增长，应该降低授权费的比例。事实上也确实这样做了，1999 年，Synthes Stratec 公司的授权费约占销售总额的 4%。在这点上，生产商肯定很清楚，他们下对了赌注——AO 治疗骨折的方法将战胜全球竞争对手。

授权费的占比尽管有稳步下降的趋势（以所占销售额的百分比来看），但从 1986 年到 2005 年，Synthes AG Chur 公司的授权费总额仍大幅增长：

年	授权费	AO 预算支出
	百万瑞士法郎	百万瑞士法郎
1986	14.1	8.7
1987	14.4	11
1988	17.2	12.5
1989	19.8	14.0
1990	22.1	16.2
1991	24.1	18.9
1992	26.8	21.3
1993	27.5	25.0
1994	29.4	25.4
1995	31.3	26.5
1996	36.1	30.5
1997	37.7	35.6
1998	44.0	38.0
1999	42.2	37.6
2000	47.9	40.1
2001	54.9	43.2
2002	57.9	48.4
2003	70.3	50.3
2004	84.1	58.6

　　授权费收入和预算支出的模式表明，AO 基金会有稳定积累的盈利。在这将近 20 年的时间里，AO 积累了大约 1 亿瑞士法郎的净利润，这笔钱作为应对突发状况的必要缓冲资金被储存起来。"如果 Wyss 突然不干了，我们怎么办？"规避这种风险是 AO 储备资金的理由。

　　预算控制主要掌握在商业理事会手中，该委员会后来被称为 AO Verwaltungsausschuss（AOVA），其会员包括所有生产商，再加上多数有投票权的医生。这个委员会确定了各种预算支出：从教育到研究、资料整理和技术委员会运作方方面面。尽管生产商有投票权，但他们始终是少数；他们在单独的厂商协委会内处理生产配额、整个配套器械的定价问题。

由于生产商交易量的大幅稳定增长，授权费总额增加。虽然 Stratec Medical 公司（前 Straumann 公司）和 Mathys 公司的总额都稳步增长，但主要增长来自 Synthes USA 公司。即使将公司合并带来的销售额考虑在内，Synthes USA 公司也是从三家生产商中最小的一家发展到最大的。如前所述，Synthes USA 公司这种增长可归因于一种非常激进的营销战略，即员工中销售人员占比远远多于 Mathys 公司和 Stratec 公司。

1999 年，Synthes USA 公司和 Stratec Medical 公司合并时，销售人员占总就业人数的 25%。这个销售队伍的作用是定期拜访外科医生，在手术室为他们提供支持，并在需要时为医生和手术人员提供培训。Synthes 公司的销售人员也接受过各种手术接骨术方面的高级培训，因此，他们成为了美国外科医生可以信赖的一群人，他们全天候待命。尽管 Müller 担心 Synthes USA 使 AO 配套器械"过度商业化"，但 Wyss 坚持认为，该公司并不是美国市场上唯一的一家，其他公司也开始销售创伤内植物。只有营销活动得到良好支持，才有机会在美国市场战胜以低于 Synthes 公司价格销售内植物的其他供应商。美国需要更高的销售支持，这在某种程度上是由于美国和欧洲医院之间不同的培训计划和强度水平，这也导致美国内植物的价格普遍较高。

起草一个新协议：合作协议（2006）

就在过去几年中，AO 医生之间的内部争论集中在生产商壮大后的影响以及 AO 的未来方向和活动上。面对未来可能丧失一统市场的优势，同时许多医生意识到不应该直接从与手术相内植物销售中获益，AO 与 Synthes 公司找到了共同点（Synthes 公司现在是唯一的生产商），决定签署一份全新的合作协议（Cooperation Agreement，CA）：不再按销售额付款，而是按规定每年以固定的数值赞助一些活动。

以 Synthes 配套器械盈利

第一步，双方同意 Synthes 品牌的所有权以及配套器械和专利（总计约 3500 项）累计后，由 Synthes 公司直接收购。这使得合并后的 Synthes 公司拥有所有 AO 相关配套器械的唯一所有权，当然，前提是找到适合的转让价格，并就合作协议的条款和未来的预付款达成一致。

不出所料，关于转让价格的讨论漫长而激烈。最初，要价与还价之间的差价从 5 亿瑞士法郎到数十亿瑞士法郎不等。专家反复评估总配套器械的专利转让价格。最后，商定了 10 亿瑞士法郎，部分以现金支付，部分由 Synthes 公司股票支付。这笔资金让 Synthes 公司获得了对 Synthes 品牌的唯一控制权，并将其用于营销目的。Synthes 公司还获得了 Synthes AG Chur 所有专利的权利，这些专利更名到 AO 技术（AO Technology）名下。有关此交易的其他详细信息，请参阅知识产权之战一章（第 39 章）。

支付 10 亿瑞士法郎是否能控制整个 Synthes 品牌的独家经营权和 Synthes AG Chur 所有专利权，有待商榷。尽管 10 亿瑞士法郎确实是上一次转让费的 15 倍左右，但 Synthes 公司的市值一直在稳步增长。鉴于当时的投资环境，可以说，考虑到 2006 年的普遍投资回报率，AO 基金会捐赠额的年度投资回报率将达到 5% ～ 7%。当然，当时很难想象 2008 年金融危机来袭时会发生什么。一方面，金融危机使长期资本投资的回报率大大低于 5% ～ 7% 这一原计划；另一方面，这一交易的专利权转让部分涉及 AO 一项多年的合作协议，该协议为 AO 基金会带来了可观的收入，需要结合配套器械的销售收入进行评估。

2006 年 Synthes 的合作协议预计将向 AO 技术（AO Technology）支付 5070 万瑞士法郎（AO 技术的前身是 Synthes AG Chur）。AO 基金会须向 Synthes 公司提供的服务包括：

- 一般创伤课程（164 个课程，共 550 个课程日）

- 颅颌面（CMF）课程（56 个课程，共 140 个课程日）
- 脊柱课程（45 个课程，共 165 个课程日）
- 兽医课程（12 个课程，共 40 个课程日）
- 手术室人员课程（75 个课程，共 200 个课程日）

所有课程都要常规安排教员和学员来进行，预算将会提高。显然，AO 医生负责手术实操培训。这些课程只使用 AO 批准的内植物和器械。作为回报，AO 基金会将继续为 AO 教育活动提供后勤和财政支持，例如，根据当地情况和监管规定提供技术人员。此外，AO 基金会承诺每年至少提供 200 个 fellow 培训名额。

合作协议还包括研发项目和相关职责，由 Synthes 公司负责研发。协议约束 Synthes 公司必须使用 AOTK 系统进行所有产品研发的批准。更多的基础研究将由 AO 组织自己进行。

作为一份新协议，该协议规定了排他性问题，这是 AO 内部经常讨论的问题。如果 AO 医生开发出新器械，而 Synthes 公司拒绝推出，此时才可以去找其他生产商生产。同样，没有 AOTK 的同意，Synthes 公司也不能推出新产品，否则就是违约。但手术接骨术领域以外，Synthes 公司可以随便合作。

新协议中的合作有什么不同？首先，它不再是一个基于销售量的技术授权或专利权交易。新协议根据一个明确的公式，对双方提供的服务进行一定数额的补偿。

在某种程度上，Synthes 公司将关键项目外包给了 AO 基金会，而 AO 基金会在这些方面有着世界级的业绩记录。如果 AO 没有为 Synthes 公司提供这些服务，AO 将不得不像 Synthes 公司的竞争对手现在所做的那样，自费提供这些服务。审批新器械的医生必须被聘为顾问。授课的讲师也必须在提供日常咨询的基础上聘用。AO 基金会没有对讲师和医生以市场价格支付服务津贴，因此可以说，以市场价格来支付 AO 提供的所有项目对生产商来说成本更高。

这对 AO 基金会有多好？许多 AO 医生辩称，这消除了市场上关于 AO 医生经济上直接参与 AO 批准的内植物的使用这一印象。这一印象在美国更为普遍，可能也是因为美国公司以 Synthes 品牌的名义运营，而在欧洲和世界其他地区，运行和营销的公司是 Mathys 公司和 Straumann 公司（或 Stratec 公司）。

通过这些政策，AO 基金会既拥有了不断增加的赞助让其独立决定如何分配利用，又获得了每年交付的教育等服务的津贴。这些资金为 AO 基金会项目的推行保驾护航。对于合作协议之外的活动和举措，AO 将能够使用自己的赞助来获取回报。因此，AO 基金会在一些关键活动上获得了确定的资金，同时还保留了对新举措的行动自由。

合作协议根据服务需求提供了续订和重新协商或校准的条件。如今，该协议的重新协商只能是 AO 与一家生产商进行，而当生产商分别拥有所有权时，就变成了三方之间的协商。新晋的独家生产商 Synthes 公司也获得了更大的商业力量，随着业务量增长，Synthes 公司获得了 24 亿美元的销售额和 5 亿美元的净利润。根据这个新协议，Synthes 公司向 AO 基金会支付的赞助费约占总销售额的 2%，比起之前授权费制度下的费用少得多。AO 基金会则以带领开发创新项目的方式来获得额外回报，增加收入。

（夏燊　译）

36　从加压板到解剖板

AO 器械研发的第一阶段主要是寻求更好、更稳定的骨折加压材料。从 1960 年的标准圆孔加压钢板到 1970 年的动态加压钢板（DCP），代表着临床经验的稳步增加，这些经验集中体现在通过重新设计钢板、孔和螺钉来使手术医生得到更稳定的加压钢板。

最初是了解手术需求的有经验的医生将这些需求口述给工程设计师，推动 AO 器械研发的进展。从本质上说是"优秀的 Müllers 们"向"优秀的 Mathys"讲述他们的要求。后来，设计过程变得越来越复杂，无论是功能还是材料，固定技术越来越受到研究者和工业合作伙伴的推动。这一进程已经在 20 世纪 70 年代开始，并将在下一阶段继续下去。随着 AO 转变为具有不同管理模式的基金会，研发者和生产商对这一过程的影响变得更加明显。2006 年的合作协议最终将研发项目转移给了生产商 Synths 公司。

AO 价值观的演变沿着两条轨道前进，这两条轨道相互联系，有时还涉及同一批人。其中一条轨道是配套器械和钢板的发展，有两个突出的创新点和新几代钢板。第二条轨道是围绕手术技术的改进而发展的，这是由对骨愈合过程更精细和更深入的理解所推动的。配套器械中的新元件影响了手术技术。新的手术技术需要创新。

微创手术技术的发展

最初，AO 技术要求对骨折进行内固定。这种精确复位骨片的传统固定方法依赖于精确的手术入路，增加了软组织损伤和并发症。

只有高超的手术技术才能将这种风险降到最低。因此，AO 医生开发了一种名为"生物内固定"的方法，避免了精确复位的需要，特别是骨碎片的复位。这项技术的目的是只对齐骨碎片，避免暴露骨和由此造成的手术创伤。采用这种技术，机械固定变得不那么僵硬。"生物内固定"的目标是骨折的完美对位而不是解剖复位，最佳的内固定而不是最大限度的内固定，以及将软组织重建作为矫形手术的一部分。随着越来越多的患者因意外事故导致多处受伤，这种方法变得越来越重要。

许多 AO 医生对这一发展做出了贡献，并在文章和书籍中发表了研究结果。他们中的领导者是 Reinhold Ganz、Alexander Boitzy、Jeff Mast 和 Roland Jakob。AO 医生开发的第二种技术是微创钢板手术接骨术（minimally invasive plate Osteosynthesis，MIPO）。这两种技术的目的都是使软组织的手术更容易。

新一代钢板的研发

为了避免传统的解剖复位和坚硬钢板固定带来的缺点，研发新的钢板显得格外迫切。从 AO 基金会成立（1984 年）到生产商最终合并为一家公司（2003 年）这段时间内，产生了五代不同的钢板技术和相应的螺钉。每一代都有自己的历史，研发是由 AO 内部机械师团队推动的：医生、研究员兼 AO 研究所所长 Stephan Perren；来自克罗地亚的机械工程师 Slobodan Tepic；当地一名年轻的机械师 Robert Frigg，他后来也成为了一名杰出的内植物研究者。这一小群研发人员将成为 AO 各个小组之间的主要转化人员，并将早期想法带到模型原型中，这些模型原型将由医生讨论是否可以进入测试和生产。AO 技术委员会仍然是讨论这些想法的论坛。

有限接触动态加压钢板（LC-DCP）

新几代钢板中的第一代——有限接触动态加压钢板（limited contact

dynamic compression plate，LC-DCP）是上一代 DCP 及其特殊孔位的延伸。其主要创新是减少了钢板与骨的接触，以保留更好的血液循环，促进愈合。钢板底部塑形为只有凸处接骨——该设计向前迈出了一大步。AO 研发团队摆脱了长期以来的"钢板底部全面压骨、坚强固定"的老教条。这项设计是 Perren 在 Dovas 的 AO 研究中心进行的生物力学研究的一部分，来自 Straumann、Ortrud Pohler 和 Samuel Steinemann 的冶金团队，以及一些通过 Insel 医院的"伯尔尼专家渠道"来到 AO Dovas 基地并在 Reinhold Ganz 手下实习的年轻医生。这种新的内植物还确定了钛作为植入材料的使用（图 36.1）。

点接触钢板（PC-Fix）的出现

使用标准加压钢板须小心地将内植物贴在受伤的骨骼上，以稳定骨折。钢板直接接触区的血管损伤已被证明是内植物相关骨损伤的主要原因，而点接触钢板（point-contact fixator，PC-Fix）是一种通用的内固定系统，螺钉仅将载荷转移到骨骼上。这是通过将螺钉头锁定到点接触钢板中实现的。同样，带有特殊螺钉的异形内植物

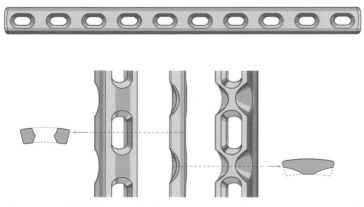

图 36.1　有限接触动态加压钢板（LC-DCP）。*瑞士 AO 基金会版权所有*

也消除了钢板直接与骨接触的缺点。

这项独具匠心的技术开发于 1993 年，首次发布于 1995 年，是 Perren 和 Tepic 共同努力开发的产物，Tepic 是一位被许多人描述为极具创造性的天才工程师。将螺钉锁定在钢板孔内成为世界范围内用于创伤的主要螺钉–钢板连接方式（图 36.2）。

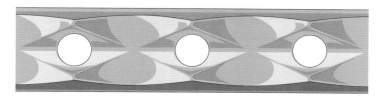

图 36.2 点接触钢板（PC-fix）。*瑞士 AO 基金会版权所有*

微创固定系统（LISS）的诞生

点接触钢板开发仅 2 年后，开发团队就又开发出了微创固定系统（less invasive stabilization system，LISS），这是一种手术辅助装置。Robert Frigg 是当时在 AO 工作的天才机械师之一，他领导的团队开发了一种引导系统，使微创手术接骨术变得更容易。研究小组必须克服的问题是，传统钢板不利于经皮固定，因此迫使外科医生采用经典的切开复位技术。LISS 将钢板固定在一个插入装置上，该装置用来引导固定螺钉的插入（图 36.3）。

LISS 还有许多对外科医生非常有价值的辅助功能。为了补偿解剖学上的差异，锁定螺钉配有螺纹螺钉头，用于在钢板孔内进行角度和轴向固定。这些螺钉可以在没有任何骨接触的情况下固定钢板。自钻和自攻螺钉的顶端使经皮螺钉插入变得更容易。这对骨质疏松特别有利。在某些方面，LISS 结合了 2 年前点接触钢板技术的优点，使其能够以侵入性更小的方式使用。

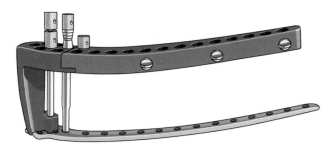

图 36.3 微创固定系统（LISS）。*瑞士 AO 基金会版权所有*

锁定加压钢板（LCP）

锁定加压钢板（locking compression plate，LCP）是这一创造性发展阶段的最后一步，它通过一个新设计的组合孔结合了之前的加压钢板（LC-DCP）和锁定钢板（PC-Fix/LISS）的特点。加压螺钉的使用允许骨折加压，锁定螺钉的使用提供了角度稳定的螺钉锁定。使用带锁定螺钉的 LCP 的优点是允许医生使用较少暴露于骨的钢板（骨桥接技术），并增加骨质疏松骨中的内植物锚定。Robert Frigg、Michael Wagner（外科医生）和 Robert Schavan（生物医学工程师）领导了 LCP 的开发（图 36.4）。

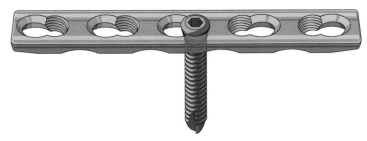

图 36.4 锁定加压钢板（LCP）。*瑞士 AO 基金会版权所有*

解剖钢板

2001 年推出的解剖钢板，既不是一项新技术，也不是一种新系统，但对扩大 AO 配套器械范围具有重要意义。这些钢板的形状适合任何类型的骨折或创伤应用，作为锁定加压钢板，适用于微创钢板手术接骨术（MIPO）技术。他们将所有手术步骤一个接一个地组合，汇集到一块钢板之中，一些外科医生评论说，它们类似于可以从建材目录中订购的配件，随时可以使用，不需要任何调整或仅需微小的调整，就像木匠订购门窗材料一样。相比之下，在 AO 配套器械的早期，手术器械须配备可在手术过程中使用的工具来弯曲钢板，使其更精确地固定骨骼（图 36.5）。

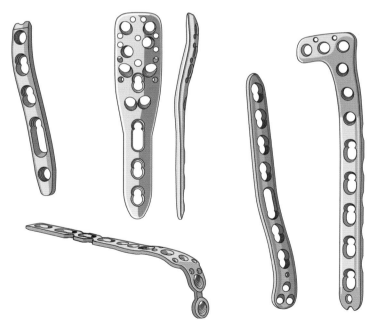

图 **36.5** 解剖钢板。*瑞士 AO 基金会版权所有*

AO 体系截至 2005 年的研发成就

现在是时候总结 AO 选择持续改进其配套器械这条道路的独到之处了。手术卓越和器械完善的双轨系统无疑有助于患者获得更好的临床效果。它也做到了——这可能是主要的贡献——从骨科手术中去除越来越多的危险步骤，使之成为一个更简单、更容易操作的手术。因此，手术接骨术最终成为主流，而不仅仅是少数非常优秀的外科医生（如 AO 的元老们）的专属领域。

AO 创立时，使用 AO 配套器械对许多外科医生来说是一个高门槛，常引起老医生的排斥，他们认为手术风险太大。正如 AO 的一位长期会员（退休医生）所说："并不是所有的外科医生都是天才。相当一部分人（可能多达 80%）手术技能一般。"配套器械和手术步骤的改进意味着许多中等水平的外科医生可以取得出色的效果。显然，这也是 AO 元老们的意图。

回顾 AO 手术技术的演变，骨折固定的意义发生了深刻的变化。随着外科理论从绝对稳定固定转为相对稳定固定，钢板与螺钉的作用似乎也发生了变化。起初，外科医生使用螺钉将钢板压入骨骼以达到稳定，而最近的发展则转向了另一种钢板，这种钢板连接骨折区，似乎"悬浮"在骨上方，并将螺钉固定在适当的位置，这与传统外科手术方法相反，是广泛研究和手术经验积累的结果。

推动内植物研发的 AO 人才

尽管 AO 一直是一个由外科医生领导的外科医生协会，但这个组织在吸收非外科人才以进一步发展 AO 配套器械方面非常出色。一些天赋异禀的人才已经说过了，但老 Robert Mathys 和 Fritz Straumann 及其团队的名字值得重复。生产商也对 Hansjörg Wyss 非常满意，他们深入参与了 AO 配套器械的研发，并花费了大量时间与外科医生直接接触。

　　AO 转型为基金会时，一个"全能工程师"工作小组为改进 AO 配套器械做出了特殊的贡献。这些团队规模很小，被描述为"寥寥数人"。然而，由于他们在开发新一代钢板方面做出了突出贡献，有些人脱颖而出。首先是研发部门（即 ARI）负责人 Stephan Perren，他既是外科医生，又是一名生物力学工程师，他将两方面的能力联系起来，并将自己的思路转给其他医生深入研发。很长一段时间里，他扮演了关键的角色。第二位是 Slobodan Tepic，他是一名大学毕业的机械工程师，加入 AO 时几乎没有接受过医学培训；1996 年离开后，他继续在瑞士进行各种创新。第三位是 Robert（"Röbi"）Frigg。他于 1978 年在非常时期加入 AO。他在瑞士 Grisons 地区完成了机械师的学徒培训后，想成为一名摄影师。他在报纸上看到广告，说 Davos 的 AO 正在寻找一个能从事摄影工作的人，他申请并得到了那份工作，那时他才 21 岁。负责建筑和设备的驻厂技工刚到就走了，Stephan Perren 找到受过培训的 Frigg，指派他去做这个空缺的工作。

　　Frigg 开始与 Perren 合作开发内植物。他掌握了测量技术和相关背景知识。当他被邀请参加第一次 AO 技术委员会会议时，只有 26 岁，和所有这些资深外科医生坐在同一屋檐下。正如 Frigg 回忆当时的情况："在场属我最逊！"

　　将早期 AO 的发展与现代主流的发展过程相比，Frigg 发现这像是白天和黑夜的对比：

> 　　最初的过程在很大程度上基于常识。一群有抱负和斗志的精英外科医生围在一张桌子旁。他们讨论问题和糟糕的案例，希望做到更好。这在某种程度上就像是围着桌子做手术。
>
> 　　早些时候，临床外科医生就指出他们需要什么。技术与发展部寻找解决方案。创新是在前期阶段进行的，没有管理流程的约束。在这种情况下，机构就不起作用了。一切都是基于信任和临床需求。

随着 2005 年 Synthes AG Chur 和 AO 之间的第一个合作协议的实施，开发责任正式转移到 Synthes。Frigg 和他团队的一部分人员被调走，他最终在 Synthes 担任全球首席技术官，负责全球技术和创新（在 Synthes AG Chur 被强生的 DePuy 部门收购后，Robert Frigg 从该公司离职，之后他领导着一家小型医疗器械公司——41medical AG，该家小公司位于 Mathys 的家乡——Solothurn 的 Bettlach。Frigg 获得了几所大学的荣誉，包括苏黎世大学的荣誉博士学位。他在几个与医疗技术和材料学相关的咨询委员会任职。他的名字出现在 180 多项专利上）。从后来在 Synthes AG Chur 工作的角度来看，他评论道：

> 创新现在是一个工业过程。一切都围绕着验证和认证。医疗器械在欧洲受 ISO 医疗器械指令的监管，在美国由 FDA 的 510K 和 IDE 进行监管。一项新的内植物临床研究将花费 500 万到 1000 万美元，并且需要长达 5 年的时间来证明其安全性和有效性（IDE 或 ISO Ⅲ 级产品）。医疗器械公司不当行为导致监管力度加大，比如 PIP 乳房植入丑闻。这样"创新"便停滞了。更换螺钉需要长达 5 年的设计、文档记录、验证和确认，如果需要临床试验，必须要 30 万美元的费用（510K 或 Ⅱb 级工艺）。一些当局甚至要求重新提交 50 年前的内植物批准资质！"

从配套器械到器械＋解决方案

在 AO 的早期，"Instrumentarium"（配套器械）这一术语一直被用来表示 AO 医生及其工业伙伴开发的全套手术器械、钢板和螺钉。大约从 2005 年开始，随着开发责任向合作伙伴 Synthes 转移，在 AO 技术委员会这个圈子里，这一术语开始向"解决方案"（Solutions）转变，以此表示针对特定手术目标的一整套工具。这一方案不单指器械，而是强调手术的整体解决方案和指南。同时，在工业合作伙伴 Synthes 方面，术语也已经由"Instrumentarium"（配套器械）一词改为"Instrumentation"（器械）这一更现代的词。

参考文献

Frigg, R., et al. (2001). The development of the distal femur less invasive stabilization system (LISS). *Injury, 32*(3), 24–31.

Krettek, C. (1997). Foreword: Concepts of minimally invasive plate osteosynthesis. *Injury, 28*(1), S-A1–S-A2.

Mast, J., Jakob, R., & Ganz, R. (1988–1989). *Planning and reduction technique in fracture surgery.* Berlin: Springer.

Perren, S. M. (2002, November). Evolution of the internal fixation of long bone fractures. *Journal of Bone Joint Surgery, 84-B*, 1093–1110.

Perren, S. M., Klaue, K., Pohler, O., Predieri, M., Steinemann, S., & Gautier, E. (1990). The limited contact dynamic compression plate (LC-DCP). *Archives of Orthopaedic Trauma Surgery, 109*, 304–310.

Tepic, S., & Perren, S. (1995). The biomechanics of the PC-fix internal fixator. *Injury, 26*(2), B5–B10.

（夏燊　译）

37　研发：从专家经验到循证医学

回顾早期 AO 的研发工作

Davos 的 AO 研究所（AO Research Institute，ARI）的历史可以追溯到 1959 年，当时 AO 租用了一栋未被充分利用的实验楼的一部分，创建了独立的手术实验室，而非为了基础研究。起初，该研究所是由 Martin Allgöwer（AO 元老之一、Chur 医院院长）管理，专注于多发性创伤（休克）和伤口修复的研究。

1962 年，该研究所的第一位全职主任——Herbert Fleisch 教授开始了一项围绕"骨生成"的研究工作。到了 1967 年，Stephan Perren 接任 ARI 主任后，研究方向转为"骨骼力学"。ARI 率先开展了骨折内固定生物学的研究，开发出了新的内植物，使内植物与骨皮质的接触不断减少。在此期间，他们还成立了一个研发小组，负责将研究转化为实物并应用到临床。Stephan Perren 一直领导该研究所直到 1995 年，他是 ARI 的主任中任期最长的一位。

从 1960 年到 1985 年，AO 投资了约 1.25 亿瑞士法郎用于研究工作，包括成立文档中心（Documentation Center）。在 1985 年至 1992 年期间，AO 花了大约 8000 万瑞士法郎用于支持和发展 AO 理念。所有这类活动的资金基础都是生产商内植物的授权费。

资金开销包括基础研究以及新内植物和螺钉的研发。据公布的数据，1992 年 AO 的年度总预算为 2140 万瑞士法郎。其中，科研投入 900 万瑞士法郎（42%），产品开发 280 万瑞士法郎（13%），文档资料约 100 万瑞士法郎（5%）。

重点研究方向

到了本世纪初，ARI 充分采用了多学科协同研究的方法寻求突破。骨质疏松性骨的内固定、骨缺损的再生等问题变得更加重要。ARI 也开始以独立资格向世界各地的其他学术部门提供服务。到了 2001 年，ARI 确立了三个主要的科研重点发展领域，并在往后的许多年内保持主流地位：

项目一：组织工程学相关生物材料的研究。ARI 正在研究可生物降解（可被人体吸收）的植入材料。该项研究不仅可以帮助骨缺损的再生，还可以获得组织工程学关于人体修复的知识。

项目二：生物力学。聚焦于组织和细胞的生成、维系和适应。由此衍生出如何更好地将内植物固定到骨质疏松骨、椎间盘退变机制和骨折加速愈合机制的研究。

项目三：提升生物材料及其相关设备的性能，例如，改善内植物外观，提高软组织对内植物的附着力和内植物本身抗感染的能力。

老年骨科项目

AO 的科研工作涵盖了相关的各个专业学科，许多项目都值得大书特书，近来就有一个 AO 将不同合作伙伴聚集在一起集中完成了同一项目的故事：

2006 年前后，AO 通过网站向全球发布了"目前什么是外伤面临的最大挑战"这一问卷。随后以临床优先项目（Clinical Priority Programs，CPP）的名义开启了这一新项目。David Helfet 医生是参与这一过程的外科医生之一，他回忆道："大家一致认为，关于成骨质量和骨质疏松症的问题将变得越来越重要。"AO 决定，直接将其麾下的许多次级组织共同成立一个特别工作组，由 Michael Blauth 医生主持。他是奥地利 Innsbruck 的一名创伤外科医生。Blauth 医生解释道：

新启动的临床优先项目（CPP）中的第一个子项目被命名为"骨质疏松性骨折的固定（Fracture Fixation in Osteoporotic Bone，FFOB）"，它不仅包括脆性骨折的固定方法，还包括脆性骨折患者的骨科治疗策略。时任 AO 总裁的 Jim Kellam 同意了该想法并为其制订了计划。作为第一届 CPP 的主席，我的任务是基于 AO 组织原则来制订和完善这一计划的结构，并在 5 年内取得切实的成果。此类项目没有任何同类型的模板。该项目的核心团队包括 Jörg Goldhahn、Norbert Suhm 和我。

这个工作组的任务是研发新技术、新产品和制订手术指南。随着科研的深入，Blauth 医生对老年患者的创伤学越来越感兴趣。根据他的经验，市级医院有 30% ～ 50% 的创伤患者年龄在 80 岁以上，他们大多有骨质减少或骨质疏松导致的脆性骨折，以及跌倒的倾向。老年人骨骼的生物力学性能比年轻人大幅降低，这类骨折的治疗对于外科医生而言是极大的挑战。

常规手术入路和普通内植物可能会对脆性骨折造成额外的骨损伤，或无法为疏松骨骼提供足够的稳定性，导致骨折无法顺利愈合和完全负重，对于老年患者来说，这是必须着手解决的问题。导致此类失败案例的首要原因是剥除了太多老年患者本就稀少的海绵状松质骨。目前为止，仍有多达 50% 的老年患者脆性骨折后，活动度和稳定性不能恢复到受伤前，这是社会经济及人民健康的重大问题。随着发达国家人均寿命的不断延长，老年骨科跨学科、跨专业的共同研究项目开始成为首要的优先项目。

这个研究最终引领了 AO-Philos 内固定系统的发展。第一步是开发一种用于固定股骨近端骨折的"标准化内植物增强固定技术"，股骨近端骨折是典型的骨质疏松骨折。具体方法是通过注射 PMMA 骨水泥来增强内植物的固定强度，以此增强骨骼强度。为了实现这一目标，AO 团队与 Synthes 公司联合开发了一套完整的内固定系统，其中包括了增加骨接触面积的新型锁定钢板。此外，还开发了一种特殊的螺钉，通过这种螺钉内部可以注射骨水泥。因此，Philos 内固定系统是一套完善的外科手术器械，包括新型钢板、螺钉、骨水泥和配套开发的手术工具（图 37.1）。

Blauth 医生在 AO-Philos 内固定系统方面拥有丰富的经验，他确认，只要患者可以接受患肢功能较前减退以及医疗保险费用提高的问题，就可以用新型内植物治疗老年骨折患者。但是，每种钢板增加 200 ～ 300 欧元的价格，确实增添了一些医院的财政负担，而且并非所有的患者及家属都能接受额外增加的费用。

Blauth 医生说：

> AO 的多学科合作科研模式是从临床高度相关且尚未
> 解决的问题开始的，加强内植物性能便是这样一个从工厂

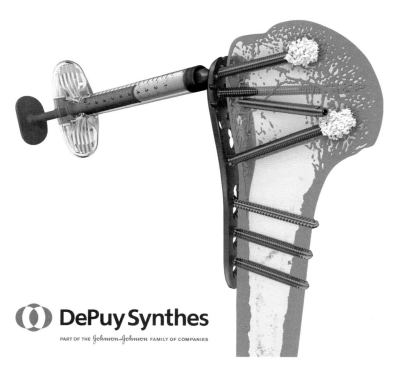

图 **37.1** Philos 内固定系统。*来源：强生 DePuy Synthes。经许可转载*

向临床发展的典型案例，例如，在解决骨质疏松性股骨近端骨折常规内固定失败的问题时，这些创意一如既往地建立在前期研究经验和外科医生构思的基础上，而后更上一层楼。为了使 Philos 内固定系统成为标准化内固定系统，不仅需要解决制作新型钢板的许多工艺问题，还需要进行大量的物理测试、动物实验和人体试验，包括生物力学测试、绵羊模型的研究以及最终的临床研究。参与该项目的是 AO 组织的许多部门机构，包括 AO 研究所（ARI）、临床调查和资料收集机构（CID）以及多个技术委员会（TK），这项工作花了大约 10 年时间才完全成形。如果你想要开发一个完整的概念——不只是制作内植物，还包括一套完整的治疗手段，那么你只能加入 AO。

迄今为止，在 DePuy Synthes 的系列产品研发应用这种科研模式后，AO 组织尽管已经用了超过 20 000 次的 PFNA 髓内钉和 TFNA 髓内钉，却未报道任何失败病例。其他公司的内植物就没有那么好了。

科研：循证医学 vs. 专家经验

增强型内植物系统的研发过程证明了 AO 组织是如何将科研成果向临床转化的。在进行这些研发的同时，AO 组织的科研相关部门也在不断基于研发时的数据库或数据资料来争论材料特性和产品质量，以及在科研论文中发表相关科研成果。为了充分理解这些争论，有必要回顾 AO 医生在 1958 年 AO 成立时所做的早期文献工作。

AO 理念的四基柱已在前文列出（详见第 8 章），如今，需要收集的数据包括每个患者的三张评价表，并为每个病例提供 X 线：

- 表 A 内容包括骨折或创伤的类型
- 表 B 内容包括手术方式、内固定类型和固定效果
- 表 C 内容包括所有的随访资料

Müller 在创立 AO 组织之前就开始应用这种文档系统了，他还看到了维也纳的 Böhler 和布鲁塞尔的 Danis 的文档系统，这也激励他开发自己的文档系统。他总是要问一个问题——患者什么时候可以回去工作？这一问题也是如今卫生经济学领域的一个常见问题。

AO 文档中心成立于 1959 年，第一年记录了大约 1000 个病例。根据这些资料，AO 元老们能够获得证明内固定优越性的临床资料。此外，随着资料的增长，涵盖的病例越来越多，由 Maurice Müller 领导的一个研究小组利用资料库创建了"长骨骨折的 AO 分类"。全世界的外科医生都在使用这个分类系统，该系统可在不同情况下对比类似病例。

随着时间的推移，AO 组织意识到仅仅收集此类资料已不能满足现代研究标准。为了改善这种情况，AO 于 1998 年创建了一个新的组织机构，名为临床调查和资料收集机构（CID）。随着时间的推移，在新机构的领导下，文档中心开始成为一个全面的临床调查中心，该中心由 David Helfet 主持。文档中心的研究方向从而转变为循证医学研究。

AO 元老们已经实践了一种卓越的基础医学研究形式。Müller 和他的同事们进行相关实验，并收集了实验数据，根据他们的后续资料证明，内固定比常规的外固定效果更好。他们的方法是不断实践，然后告诉世界实践的成果，以及内固定是如何起效的。因为他们是骨折固定领域的杰出外科医生，所以同行们听从了 AO 元老们。最初，他们周游世界，告诉大家骨折固定技术如何做才能成功起效。例如，根据他们的文件，AO 医生在 2000 年公布了他们是如何将感染率从最初的 70% 降低至 2% 或 3% 的。

骨折 AO 分型

在 AO 原则以及外科技术的早期发展过程中，很明显，AO 组织缺少一个全面的骨折分型标准。当不同地区的外科医生之间有同一个骨折分型系统时，才能进行有效沟通，收集的相关资料才有可比性。1966 年，St. Gallen 的医生 Bernhard Weber（又名 Hardy）提出了一种初步的解决方案，他设计了踝关节骨折的分类系统。多个患者治疗结果的可比性需要记录骨折分型以及骨折部位的相关资料。外科医生发现，简单的语言往往不足以精确地描述多种类型的骨折。一些分型方法已经存在，但不被普遍接受，或不够统一，无法在一家医院或一组外科医生之外为其他医生提供参考。

1977 年，时任伯尔尼大学骨科主任，同时也是伯尔尼 AO 文档中心负责人的 Müller 让 AO 组织的同事们认识到，需要对人体全身的骨骼制定一个通用的骨折分型系统，而不仅仅是局部骨折分型。当时，文档中心已经收集了大约 15 万例手术治疗骨折的病历。Müller 让住院医生在每段骨上取 100 例骨折，并将骨分为 9 部 29 段，每段骨折 3 个亚型。结果获得了 783 个骨折分型，再添加特殊类型的骨折后，骨折分型增加到 1500 个（图 37.2）。

Müller 领导的伯尔尼团队于 1986 年将全部工作报告提交给瑞士 AO 组织批准，然后上报给 AO 基金会审批。1990 年，双方都批准了骨折分型系统在 AO 手册第 3 版出版的方案。同年，骨折分型系统单独出版。

2002 年以前，文档中心平均每年只在相关医学期刊上发表两篇文章。Hanson 记得在柏林一次会议上，一位 AO 领导手里拿着前一年发表的仅有的两篇论文拍着桌子问责。

为了让研究被主流的专业医学期刊接受，仅仅根据大量有记录的病例来陈述往事是远远不够的。如果文章想要被《骨关节外科学杂志》（*JBJFA*）或《创伤学》（*Traumatology*）这样拥有大约 70 000 名外科医生的阅读量并在医学界有广泛影响的杂志收录，那么就需要循证医学相关的研究结果，这些结果须通过随机对照研究得出——之前的老文档无法提供。提出假说、开展循证研究，需随机分组，再通过随机研究收集数据（译者注：老文档中没有随机分组，证据等级不够）。

相比之下，AO 文档中心收集的文献是以专家经验为基础的，因此没有达到新论文的要求。通过临床调查和资料收集机构（CID），AO 能够获得更多的研究中心、外科医生和合作医院的支持，以此创

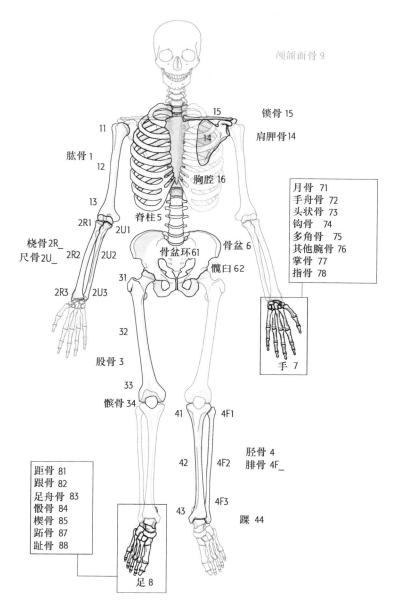

颅颌面骨 9

锁骨 15
肩胛骨 14

胸腔 16

月骨 71
手舟骨 72
头状骨 73
钩骨 74
多角骨 75
其他腕骨 76
掌骨 77
指骨 78

手 7

肱骨 1

桡骨 2R_
尺骨 2U_

脊柱 5

骨盆 6
骨盆环 61
髋臼 62

股骨 3

髌骨 34

距骨 81
跟骨 82
足舟骨 83
骰骨 84
楔骨 85
距骨 87
趾骨 88

足 8

胫骨 4
腓骨 4F_

踝 44

图 37.2 AO 骨折分型系统总图。*瑞士 AO 基金会版权所有*

建新的研究来满足这些日益严格的新要求。到 2015 年，AO 在相关期刊的论文年发表率从平均 2 篇提高到了 70 篇。

AO 组织的研发模式从专家经验转变为循证医学的过程花了大约 45 年。在此期间，AO 元老和 AO 基金会领导层针对基础实验的目的进行了多次讨论，这些收集基础实验资料的原则被奉为 AO 组织的四大创始原则之一。然后他们又花了 10 年的时间来改变方向，重新调整研发途径，并利用有助于 AO 技术走在全球创伤医学前沿的证据来支持 AO 的理念。

参考文献

Kathrein, S., Kralinger, F., Blauth, M., & Schmoelz, W. (2013). Bio-mechanical comparison of an angular stable plate with augmented and non-augmented screws in a newly developed shoulder test bench. *Clinical Biomechanics, 28*(3), 273–277. https://doi.org/10.1016/j.clinbiomech.2012. 12.013.

Müller, M. E., Allgöwer, M., Schneider, R., & Willenegger, H. (1990a). *Manual of internal fixation* (3rd ed.). Berlin: Springer.

Müller, M. E., Nazarian, S., Koch, P., & Schatzker, J. (1990b). *The comprehensive classification of fractures of long bones*. Berlin: Springer.

Schlich, T. (2002). *Surgery, science and industry* (pp. 17–19). Basingstoke: Palgrave Macmillan.

Unger, S., Erhart, S., Kralinger, F., Blauth, M., & Schmoelz, W. (2012, October). The effect of in situ augmentation on implant anchorage in proximal humeral head fractures. *Injury, 43*(10), 1759–1763.

（夏燊　译）

38 从长骨到全身骨骼

始于成人长骨

医生们在 AO 组织正式成立之前，就聚集起来对手术接骨术的手术技术进行实践训练，他们主要关注的是成年人（较年轻的和在工作年龄点内的年轻人）的骨骼创伤。多年来，医生们的注意力都集中在长骨上，也就是上肢和下肢的骨骼，这种创伤至今仍然在骨骼创伤手术中占据了大部分。1960 年，第一届 Davos 课程展示了最初的配套器械，也体现出这一重点。

没过多久，人类其他部位骨骼的创伤手术和针对儿童患者的手术也成了 AO 医生的兴趣点。他们的第一本完整资料——1963 年出版的 Technik 中提到了以下技术：手术接骨术适用于前臂、手、肩膀以及少量髋部骨折。正如作者在前言中提到的：AO 技术是用来研究成人骨骼的，他们特别提醒读者：此技术所演示的手术过程并不能不假思索地用于儿童或者较稚嫩的幼骨上。而且，在第 1 版书中完全没有提到脊柱和颅颌面区域的创伤。

进入脊柱外科

在 1991 年出版的第 3 版 Technik 中，作者用大量篇幅描写了新的适应证。脊柱创伤被纳入其中。从 1977 年开始，AO 就已经有脊柱手术，出现了"通用脊柱器械"（Universal Spine System，USS），由 Max Aebi 和 John Webb 研发，两人都是手册第 3 版中大篇幅脊柱章节的主要作者。为了充分应对脊柱适应证，需要对 AO 技术的相关配套器械进行升级，尤其对钢板、螺钉及手术工具进行改装或创新，其中许多采用钛合金制成。如今，AO 脊柱（AOSpine）已成为 AO 系统内自给自足的临床部门，而脊柱外科手术已然成为 AO 基金会工作的重要组成部分。从 1977 年的第一次研究讨论到 USS 的全面部署，整个过程历时近 15 年，期间整个 AO 组织和合作生产商的参与者众多。

进入颅颌面外科

与脊柱一样，AO 技术从 1974 年到 1984 年探索并发展进入颅颌面（CMF），直到开发出针对下颌骨创伤的特殊钢板和螺钉。关于颅颌面创伤的第一本完整书籍于 1986 年出版，1987 年，AO 扩展其分类方案，把颅颌面纳入其中。尽管多年以来 AO 创伤（AO Trauma）已经存在各个部门，但为颅颌面建立一个独立的 AO 临床部门，即 AOCMF，却要等到 1990 年。此外，CMF 的全面部署，即将其课程、配套器械和适当的组织相结合，历时 16 年，这类似于 AO 脊柱的发展（图 38.1）。

进入老年骨科

一开始，当 AO 医生开始发展外科手术方法时，他们不仅要治疗成年患者的骨骼创伤，同时也要关注年龄较小人群。车祸、运动损伤和工作事故是年轻人的典型病因。在前一章中，为了应对越来越多的骨质疏松性骨折（这是越来越多的老年人的典型病例），外科手术的方法也随之越来越详细。通常情况下，AO 建议利用现有的创伤配套器械进行手术。然而经验表明，老人骨质疏松，需用不同设计的内植物、螺钉，并在固定的同时行骨加固法（译者注：如骨水泥加固等）。如前所述，AO 指派了一组外科医生，在 Blauth 医生的领导下，力图研发一套完整的手术套件和系统，这最终促使了 Philos

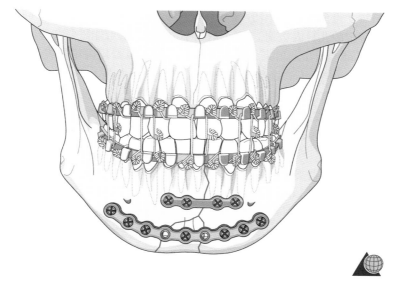

图 **38.1** *CMF 系统。瑞士 AO 基金会版权所有*

系统的推出。这一研发花了 10 年时间进入市场，这可能是因为老年人的医学适应证是大型 AO 创伤手术成果的一部分，因此时间较短，采用过程更快。

进入小儿骨科

AO 组织在成功解决成年人和老年人的骨骼之后，尚有一个领域未涉及——儿科。回顾儿科创伤治疗全面发展的历程很有意思，因为它展现了 AO 医生将新的外科手术方法引入临床的坚定信念。这里以弹性固定的髓内钉（Elastic Stable Intramedullary Nail，ESIN）系统为代表。

由 AO 研发的内植物仅适用于成年患者，而对于 13 岁以下（含 13 岁）的儿童，如果发生骨创伤，则通过保守方法进行治疗，包括使用石膏作为外固定。随着经验的积累，那些过去非常粗壮的成人内植物变得愈加轻便小巧。然而，随着时间的推移，AO 逐渐倾向于设计特定的儿科内植物。任何新的内植物系统都可能需要花费 4 ～ 5 年的时间才能开发出来，这成为一直以来儿科专用内植物发展的最大阻碍。由于可靠的专利保护难以实现，一些较小的公司可以在 4 ～ 5 个月内轻松复制和开发类似产品，因为它们可以轻易地在监管范围内运作此事。

　　AO 组织创建了一种不同于成年人，且与儿科内植物平行发展的特定分类系统。第一次发布于 2006 年，这距离成人版的问世已经近 20 年了。Teddy Slongo 曾参与长骨骨折 AO 儿科分类（AO Pediatric Classification of Long-Bones Fractures，PCCF）的前两个版本的撰写与发表工作，一直以来他恪尽职守，并坚信此分类系统的研究是有价值的：

> 　　科学研究和探索是需要分类的。我们需要分辨苹果与橘子，也需要区别 Boskop 语与 Grafensteiner 语，并且还需在 Boskop 语内部进行比较。这样，我们所有人都可以说相同的语言。事实上，现在的 Davos 课程是一门专门关于儿科分类的课程，也就是说成人分类课程中的一部分已经被摒弃了！外科医生受益于此分类系统，它必须成为所有患者诊治记录表的一部分。

　　尽管 Müller 始终在伯尔尼的骨科病房中保留了两张儿科病床，但儿科手术在 AO 内的发展依旧缓慢。Slongo 于 1978 年加入伯尔尼的 Insel 医院创伤外科，他是 AO 内最早的儿童外科医生之一。在 20 世纪 80 年代初期，AO 组织开始在其 Davos 课程中增加有关儿科的讲座，后来逐渐成为了一种传统。AO 创伤外科医师和 AOTK 当时决定成立一个由儿科专家构成的课程工作小组来支持 Davos 的教学。

　　当 AO 高层领导人意识到 AO 需要关注儿童时，行动便开始活跃起来。1996 年在 AOTK 内成立了小儿骨科专家组，该专家组以研发儿科内植物和教学材料为主要任务。AO 于 2001 年在智利举办了第一届专门的儿科课程，后来又扩展到了 Davos、德国，以及柬埔寨和南非等国家。之后，Slongo 投入了大量时间来教授小儿创伤外科和小儿骨科，他专门为 AO 小儿骨科创建了约 40 门不同的课程。

这些努力和研究最终成就了研发长达 5 年的弹性髓内钉 ESIN 的问世。最初在德国的一次外科会议上展出时，这枚钉子立即引起了强烈的反响和大量评论，"你疯了"此类的话不绝于耳。15 年后，学者们仍然对使用这种不常见的内植物心存抵制。多年来，只要 Slongo 在德国举行的会议上发言告诉大家该如何正确使用弹性钉，随后就立即有一个号称"小儿髋关节大师"的医生发言。不久后，这位曾经大声抗议过此技术的医生突然要求在会上率先发言。他侃侃而谈，在很大程度上照搬了 Slongo 的最近一篇论文的观点，表现得好像是他自己发明了该技术一样（图 38.2）。

一些经验丰富的 AO 医生说新方法引发的反应和文化有关。许多受访者表示，医生并不轻易接受新方法，这样会放弃他们熟悉的技能，离开熟悉的领域而涉足未知，所以抵制是必然的。前面已经提到，在 AO 的 Davos 课程开始之初，主任通常会派医生学习 AO 技术，也支持在医院里进行 AO 实践，但主任们不会亲自进行 AO 手术。一位经验丰富的 AO 医生评论说：

> 在美国，就是"美国技术最好"，医生应遵循主任定下来的方法。只有主任不在时，医生才可以自己做主，才

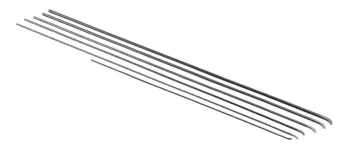

图 38.2　ESIN 钉。*瑞士 AO 基金会版权所有*

有点创新性。瑞士没那么死板，但打破主任的常规方法必须要有强大的理由。德国人也认为"德国技术最好"。而在一些亚洲国家，常是知其然而不知其所以然。拉丁美洲的教学效果最好，那里人们天性开放，容易接受创新。

Slongo 记录了 Reinhold Ganz（伯尔尼 Insel 医院）对新手术的另一种体验。Ganz 是医院骨科和创伤科大主任，虽紧跟 Müller 的理念，但对固定的稳定性有自己的经验和理解，当时已经偏向于相对稳定固定，而非绝对稳定固定。伯尔尼医院的氛围是开放的，他们允许医生们开拓创新。Ganz 宣扬的思想主要集中体现在以下事实：对于 50 岁以下的患者，全髋关节置换效果并不理想。为了寻找一种不用钉子就能稳定髋关节的方法，他开发了一种叫作"股骨中央骨骺滑脱术"（Slipped Capital Femoral Epiphysis，SCFE）的技术。Ganz 和 Slongo 收集记录了 30 例病例，并投稿论文。而被拒稿的原因是杂志编辑不相信这个事情。Slongo 希望在儿科中也使用该技术，在 2001 年论文最终得以发表后，他更加敢于在 AO 中继续他的想法。

在向洛杉矶一个更大的组织呈现他的想法时，他再次听到了这样的评价："你疯了"。在向负责批准该程序的 AOTK 介绍时，他再次遇到了强硬的反对态度。他回忆说，AOTK 的每个人都希望通过内植物、钉子和螺钉来稳定髋关节，并且只想为这种特殊适应证寻找新的螺钉。当 Slongo 主张采取更好的方法，而不是开发新的螺钉时，他再次遇到了强烈的阻力，花了很多年才得以解决。

本章大篇幅介绍了新思想如何在一个组织内生根发芽——即使是 AO 这样创新为主的组织。推陈出新者需要怎样的坚韧不拔！尽管 AO 最终开发了适用于所有骨骼（成年骨、少年骨、长短骨、动物骨）的内植物和手术，但依然耗时。AO 之所以能成功，是因为它将许多创新的外科医生与一群技术娴熟的生产商结合在一起，将他们的经验不断注入日益扩大的配套器械中。1960 年只有 5 盒共 200 多个元件，如今已经扩展到可用于大量手术的 1 万多个元件！

参考文献

Müller, M. E., Allgöwer, M., Schneider, R., & Willenegger, H. (1991). *Manual of internal fixation* (3rd ed.). Heidelberg: Springer.

Müller, M., Allgöwer, M., & Willenegger, H. (1963). *Technik der Operativen Frakturbehandlung* (pp. 3–5). Berlin: Springer.

Slongo, T., Audige, L., Schlickewei, W., Clavert, J. M., & Hunter, J. (2006). Development and validation of the AO pediatric comprehensive classification of long-bone fractures by the pediatric expert group of the AO Foundation in collaboration with AO Clinical Investigation and Documentation and the International Association for Pediatric Traumatology. *Journal of Pediatric Orthopaedics, 26*(1), 43–49.

Spiessl, B. (Ed.). (1976). *New concepts in maxillofacial bone surgery.* Berlin: Springer.

（齐欣　译）

39 知识产权之战

AO 初始的知识产权（IP）

有关 AO 全套配套器械所有权和控制权的知识产权（Intellectual Property Rights，IP）问题已经延续多年。鉴于 AO 创造的有价值的产品是（或可能是）巨额利润的来源，多年来，各种利益集团就谁应该控制这些不断累积的知识产权的问题争论已久，这并不奇怪。

追溯 AO 配套器械的演变，可以清楚地看到，AO 的创始人们与其说是发明家（inventor），不如说是创新者（innovator）。1950 年，在 AO 成立 8 年前，Maurice Müller 访问了布鲁塞尔的 Danis，与他面对面地交流了手术接骨术的概念和器械。手术接骨术的概念本身是不可能获得专利的，当然 Danis 和他的同伴 Lambotte 都没有尝试这样做。他们与所有想了解他们的外科手术的人都自由畅谈。

Müller 和其他 AO 元老所做的是提取 Danis 器械的基本理念，改进发展，添加大量"软知识产权"，如阐述配套器械的用法，进一步改进技术。如此 AO 努力布道于全医学界。现代商业视角上，他们成为了"第一个吃螃蟹的人"。

Müller 作为创新者

当 Müller 结束对 Danis 的访问并被任命为 Fribourg 医院的高级住院医师时，他开始了自己研制配套器械的过程。首先，他从 Danis 在比利时的供应商那里订购了钢板和螺钉，然后对它们进行了改造，制造出了能够契合自己的手术技术的器械。他四处寻觅，找到了有手术器械和内植物两种产品的本地供应商，他希望在 Danis 器械的基础上做出改进。Müller 制造的器械并不是 Danis 产品的直接复制品，但即使是，当时也几乎没人会在意。

当 Müller 后来回顾配套器械设计这段时期时，他说：

> 我为此准备了很长时间。正如我所提到的，Van Nes 和 Danis 都强调了设计和制造自己的器械和内植物的重要性。1952 年我就改进了 Charnley 的加压钳，设计成了带螺纹接头，用于打入 Schantz 螺钉和 Steinmann 钉时的加压和撑开。除了外部固定的加压钳，我还设计了一把矩形柄的螺丝刀。又改进了 Hohmann 牵开器，并设计了窄小和宽尖的新牵开器。随后是一些特殊的骨凿和测深器——直的和弯的，然后是一套特殊的骨刀。我还为骨骼设计了一种特殊的钻头，并采用了一种新电钻（ARO 马达）对骨骼进行更精确的钻孔。

在 Balgrist 骨科医院工作期间，Müller 积攒了一些常用的个人器械，"飞刀"期间随身携带。器械的特殊用法和原创设计，再加上高超的技术，都是他成功的原因。当时他的手术重点，是骨科手术，特别是与髋关节有关的手术，尤其是在 Balgrist 骨科医院期间。简单地说，Müller 所积累的这些知识产权就与他的手术器械有关。那时，知识产权这个词几乎不为人所知，大多数人只谈论专利。目前还没有关于 Müller 本人专利的资料记录，但据推测他确实有。Müller 又说：

> 在 Balgrist 度过的几年里，我一直在使用现有的角度型钢板，比如 Blount 和其他公司的钢板。这些都在我关于股骨近端截骨术的书中有说明。我仔细地指出了它们的缺点。在 20 世纪 50 年代末和 60 年代初，我设计了新的角度型钢板。其重要特征是钢板末端特殊的"U"形轮廓以及不同的角度和偏转，即使截骨术后股骨近端的倾

斜角度发生了变化，也可以保持股骨的正常解剖生物力学关系。

同事们对 Müller 拥有自己的手术器械印象深刻。正是在这个基础上，AO 委托他研制配套器械，该配套器械将适用于他们的手术接骨术方法和手术技术。然而，当 1958 年 3 月做出创建 AO 的决定时，Müller 还没有专门用于手术接骨术的配套器械（图 39.1）。

Müller 作为首席开发者

1958 年 Chur 课程后，其他医生委托 Müller 研发一整套配套器械，他很快就联系上了 Mathys 着手研发。Müller 有着多年外科手术的基础，而 Mathys 则有生产器械和内植物的技术。

这些新型的配套器械被带到了 AO，包括创始人在内的整个 G13，都成为了配套器械的"测试者"。Müller 收集一切反馈，在早期他是唯一与 Mathys 有直接联系的人。

Müller 讲述了与老 Robert Mathys 合作的细节：

1958 年 4 月 7 日，我在会见 Mathys 之前画了一些图。遇到他时，我正在寻找一个能为我制造新螺钉的人。以前，我一直在使用 6 家不同内植物制造商的材料。1958 年春，我设计了一种特殊螺纹的 4.5 皮质螺钉。这种螺钉无疑是接骨螺钉设计的一个重要突破。螺丝尾是圆形的，有一个六角形凹槽，与螺丝刀头部的六角形连接。螺钉的螺纹设计可承受拔出力，并提供最佳的握持力和加压力。这就决定了骨骼纵轴的直径和螺纹直径的比值，以及螺纹和纵轴之间的夹角。表面积越大，螺纹与纵轴的夹角越接近 90°，螺钉的握持力越大。这是一种非自攻螺钉，需要一根丝锥（螺纹切割器），以尽量减少自攻螺钉螺纹的钝边对骨骼的损害。丝锥使得自攻过程更加精确。作为螺钉专家，Mathys 是我的得

373517
1 Blatt

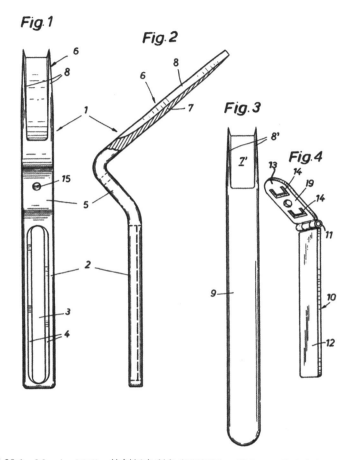

图 **39.1** Maurice Müller 的创新专利角度型钢板。*瑞士 AO 基金会版权所有*

力帮手。

螺钉搞定后，是带有圆孔的直板和外部张力装置或加压装置，我们将扳手与其一起使用以实现轴向加压。髁

部角度型钢板以及 90° 和 130° 的角度型钢板直到 1960
年才研发出来。

这番话表明确实有知识产权产生了，且 Müller 认为无论是否申
请了专利，这都是他自己的。后来又把这些发明带到 AO，演变成配
套器械。以他名字命名的专利不符合当时的专利申请要求。专利背
后的想法是新的，但几乎没有"原创性"。最重要的是，在一项专利
中有几个想法，这在当时是不可接受的。为了立即获得专利，必须
满足三个主要标准：第一，一个单一的想法、特征或解决方案；第二，
包含一个在其他地方找不到的新解决方案；第三，包含一些原创性。

Müller 将知识产权赠予 Synthes AG Chur 和 AO

可能 AO 历史上最重要的与知识产权相关的决策就发生在基本
配套器械出来后，即 1960 年底第一届 Davos 课程前后。为了解决知
识产权和如何继续与生产者 Mathys 合作的问题，Synthes AG Chur
成立了。它是产品生产授权费的收款机构。Synthes AG Chur 需要资
产来获得法律地位。为了满足法律要求，Müller 提议将他所有与手
术接骨术相关的知识产权无偿捐赠给这家新成立的公司。知识产权
的形式是图纸，可能还有一些文件，涵盖了 Müller 当时的所有成果
（图 39.2）。

将其所有知识产权捐赠给 Synthes AG Chur，让 Mathys 支付使
用知识产权的费用，Synthes AG Chur 则使用这些知识产权来使整个
AO 组织及其使命获益。这一行为被证明是 AO 所有知识产权管理的
先例。从那时起，AO 医生的所有创新都以同样的方式处理。Synthes
AG Chur 成为知识产权的所有者，可以将其分配给生产商进行商业
开发，并从中赚取授权费，从而使 AO 受益。AO 医生是不能直接获
利的。这项政策有一个底线，即 AO 医生不能直接或私自从他们提
倡使用的手术内植物或手术器械中赚钱。

回顾 AO 所采用的一系列创新过程，可以发现另一个要点：所
有的创新都没有发明者的名字，也从不提及 Müller 或者 Willenegger

Nr. **373516**   PATENTSCHRIFT   Nr. **373516**

Klassierung: **30 a, 9/03**

SCHWEIZERISCHE EIDGENOSSENSCHAFT

EIDGENÖSSISCHES AMT FÜR GEISTIGES EIGENTUM

Gesuchsnummer:	77647/59
Anmeldungsdatum:	1. September 1959, 17¼ Uhr
Patent erteilt:	30. November 1963
Patentschrift veröffentlicht:	15. Januar 1964

HAUPTPATENT

Dr. med. Maurice E. Müller, St. Gallen

Einrichtung zum chirurgischen Fixieren von Knochenfragmenten in Gliedmaßen

Dr. med. Maurice E. Müller, St. Gallen, ist als Erfinder genannt worden

Es ist bereits vorgeschlagen worden, in der Knochenchirurgie und besonders beim Fixieren von Knochenfragmenten am Knochen selber verankerte Schraubverbindungen zu verwenden. Die bei solchen Versuchen verwendeten Einrichtungen haben jedoch hinsichtlich ihrer Handlichkeit und funktionellen Exaktheit nicht befriedigt.

Zweck der Erfindung ist nun, eine Einrichtung zu schaffen, welche einerseits für die Arbeit des Chirurgen hinsichtlich Exaktheit und erleichterte Durchführung die günstigsten Bedingungen schafft, anderseits selber in funktioneller Hinsicht alle nur denkbaren Anforderungen erfüllt und dabei schließlich die erwünschten Heilungserfolge ermöglicht.

Die den Erfindungsgegenstand bildende Einrichtung zum chirurgischen Fixieren von Knochenfragmenten in Gliedmaßen besitzt nun zu diesem Zwecke Knochenschrauben, die einen Zentrieransatz aufweisen, und einen Werkzeugsatz zum Herstellen von mit Zentriersenken versehenen Gewindelöchern in den Fragmenten.

Ausführungsbeispiele des Erfindungsgegenstandes sind in der Zeichnung schematisch dargestellt, und zwar zeigen:

Fig. 1a bis 1c aufeinanderfolgende Phasen beim Fixieren eines Knochenbruches mit Schrauben sowie die einzelnen Werkzeuge der Werkzeugfolge im Einsatz,

Fig. 1d eine andere Bruchstelle mit durch Schrauben fixierten Fragmenten,

Fig. 2a bis 2d aufeinanderfolgende Phasen beim Fixieren eines Knochenbruches mittels Schrauben und Platte sowie die einzelnen Werkzeuge im Einsatz.

Fig. 3 und 4 eine modifizierte Platte im Schnitt bzw. in Draufsicht,

Fig. 5 einen Schnitt nach der Linie V–V der Fig. 4,

Fig. 6 und 7 eine Hüftplatte in Draufsicht bzw. im Längsschnitt und

Fig. 8 einen Führungsteil für die Hüftplatte nach den Fig. 6 und 7.

In den Fig. 1a bis 1c ist ein Teil eines gebrochenen Knochens mit sich an der Bruchstelle überlappenden Fragmenten 1 und 2 dargestellt. Die in korrekter Relativlage ausgerichteten und durch Schrauben zu verbindenden Fragmente 1 und 2 werden zunächst mit einer Drahtschlinge 3 behelfsweise fixiert und sodann wird eine Zwinge 4 mit einem V-förmigen Bügel 5 auf die Bruchstelle aufgesetzt, welche die Fragmente 1 und 2 mit der Bruchflächen derselben aufeinanderdrückt. Dabei ist der Knochen zwischen einer Kegelspitze 6 bzw. dem kronenförmig ausgebildeten Ende einer Hülse 7 eingespannt, welche miteinander gleichachsig je am Ende eines Schenkels des Bügels 5 angebracht sind. Die Hülse 7 ist dabei in ihrer Achsrichtung verstellbar in einer am Bügel 5 befestigten Führungshülse gehalten.

Die Hülse 7 dient, wie aus der Fig. 1a ersichtlich ist, zugleich als Bohrbüchse für einen Spiralbohrer 8. Mit diesem und mit Hilfe der Zwinge 4 durchbohrt der Chirurg gemäß einer vorbestimmten Bohrlinie die am Ende der Bohrbüchse 7 anliegende Wandung des rohrförmigen Knochens bzw. im vorliegenden Fall des Fragmentes 2, wobei ein hinsichtlich der Form und Dimension korrektes Bohrloch entsteht. In dieses Loch wird nun, wie bei 9 in der Fig. 1a angedeutet, die zweite Bohrbüchse 10 eingesetzt und bis zu der Wandung des Fragmentes 1 vorgeschoben. Das Ende der Bohrbüchse 10 ist ebenfalls kronenartig ausgebildet. Mit einem in der Bohrbüchse 10 geführten Spiralbohrer 11 wird, wie dies bei 12 in der Fig. 1b angedeutet ist, die Wandung des Fragmentes 1 durchgebohrt, und es versteht sich, daß auch dieses Bohrloch form- und dimensionstreu ist.

图 39.2　钢板和螺钉专利（MEM）。瑞士 AO 基金会版权所有

的贡献。每项创新仅有功能性和描述性的文字，这是为了将发明者和 AO 的成品区别开来。

知识产权管理

在 Müller 捐赠知识产权之后，通过 AO 直接申请专利的工作也一步一步展开。20 世纪 60 年代有零星的申请，到 70 年代，每年最多有四次申请。当 AO 基金会成立时，文件的录入和维护使用 Excel 数据表，这种方式一直持续到 20 世纪 90 年代末。当 AO 基金会（尤其是 Synthes AG Chur）在 2006 年同意将其全部创伤相关的知识产权出售给 Synthes 时，涉及的专利总数估计为 3500 项。获 AOTK 批准的最终产品数量估计超过 50 000 种。由于 Synthes 本身的注册商标是交易的一部分，Synthes AG Chur 的名称必须更改，拥有剩余知识产权的公司成为 AO Technology AG。

2001 年，AO 基金会成立了一个专门的部门——Synthes AG Chur 专利办公室，为 AO 基金会所有机构提供知识产权管理方面的专业服务，并为 AO 会员提供咨询服务。基于 AO Technology 专利局（现名称）的经验，AO 医生可以发起和推动与外科手术相关的创新过程。在后来的开发过程中，当项目变得更加复杂时，它就会更多地由开发者（通常是生产商）驱动。

专利侵权与仿制问题

AO 第一次与仿制者打交道是在两位前 Straumann 高管创立 Voka 公司时。如前所述，经反复考虑，AO 及 AOTK 决定不起诉专利侵权案件，而是推动其自身的质量、服务和非营利背景。当时（1963 年）的专利保护还不够有力，Voka 也不是主要的竞争对手。

Voka 最终成为了 AO 的眼中钉，尤其是产业合作伙伴的眼中钉，因为 AOTK 审批过程缓慢且经过深思熟虑的验证程序，竞争对手可能会在 AO 之前推出相同的新产品。这表明，产品安全地快速上市，可能比单纯的专利保护更重要。

后来美国大型内植物制造商 Zimmer 出场了。和其他一些美国公司一样，该公司仿造了大量 AOTK 批准的内植物，甚至非常精细。Zimmer 管理层的理由是，他们没有仿造，钢板和螺钉是由使用需求定性的，不是专利保护的范畴。

专利不是保护知识产权的唯一途径

尽管 AO 似乎提供了知识产权保护，但进行专利注册需要相当大的努力，在医疗器械市场，包括内植物，及时注册了专利也并不总能提供可靠的保护。然而，AO 的知识产权也受到了许多其他因素的保护。首先是 AO 的品牌，这个品牌在市场上确立后，很快就成为了卓越的象征。AO 商标是给产品的另一种"贴牌"方式，意味着出身的卓越和安全。品牌侵权、商标侵权甚至版权侵权往往更容易实施，如果利用得当，可以保护知识产权。凭借其独特的图标以及 AO 的商标和品牌名称，该组织确实将知识产权保护进一步转移到了商业领域，并摆脱了更为有限的硬件和产品的形式与功能。

由于 AO 基金会及其活动非常成熟，这一事实导致了强大的特许经营权，可以形成比纯粹的专利本身更强大的知识产权保护。由 DePuy Synthes 集团生产的经 AOTK 批准的产品现在贴上了"AO 基金会批准"或"AOTK 批准"的标签，批准之后即是质量保证。

挑战 AO 知识产权所有权政策

早期的 AO 医生和创始人心甘情愿地接受 AO 准则，即始终将所有已开发的知识产权交给 Synthes AG Chur。随着 AO 的发展以及下一代医生的加入，这一政策并不是一成不变的，有时也会受到挑战考验。这与竞争有关，与 AO 竞争的生产商向合作医生支付咨询费，允许他们在设备开发上赚取授权费，有时甚至达到 15% 以上。1958 年 AO 成立时，大多数医生没有意识到这一点。有人可能会说，创始人糊涂，放弃了大买卖——他们没有意识到这些创新可能会带来多少收入。

不仅是年轻一代医生希望其创新有补偿，其雇主（常为大学）也已反应过来：所属科学家和医生的创新、发明和专利收入，机构自己可开发利用。

一些 AO 医生开始与非 AO 生产商一起开发器械或内植物，之后他们受到了纪律处分。然而，有时作为顶梁柱的发明医生被迫离开 AO，因为生产商靠发明赚得盆满钵满，而发明医生自己却不能从中受益。此时，Müller 也知道，他在创建时所制定的核心政策在一开始对 AO 是有利的，但随着组织的发展，应该与时俱进。

2006 年的合作协议引发大官司

Synthes 是 AOTK 批准的独家内植物和配套器械生产商，且拥有 AO 产品商标"Synthes"、绝大部分专利和其他相关商标。当 AO 同意将其全部知识产权打包出售给 Synthes 时，与伯尔尼大学爆发了一场重大纠纷。Max Aebi 是 AO 脊柱创立的顶梁柱，也是 USS 器械系统的联合研发者，他和 Robert Mathys 一起卷入了一场官司：一笔总额为 10 亿瑞士法郎的知识产权费，怎么分呢？

伯尔尼大学声称，应该为开发通用脊柱系统（USS）支付一部分费用。Synthes 公司的 AO 内植物销售额中，脊柱部分占了 20%，而且当时 Aebi 还是伯尔尼大学的教授，因此教育机构起诉 AO，要求其"公平分享"收益。最终，这所大学在技术问题上败诉，因为法院驳回了它作为诉讼一方的地位。在 Aebi 研发脊柱器械时，按照 AO 会员的惯例，他已经签署了将知识产权开发到 AO 的协议。

就连 AO 创始人 Müller 对知识产权的看法也随着时间的推移而演变。Max Aebi 记得在开发脊柱系统时 Müller 对他的评论：

> 如果我年轻一点，在你的位置上，我会离开现在的 AO，创建一个新的类似 AO 的组织，因为事情的发展方式已经不再反映我最初的设想。在一个新的组织中，通过

贡献知识产权为基金会的福祉做出实质性贡献的人应该得到奖励。这种奖励方式可以像大学的奖励法：一部分给大学（相当于 AO 基金会），一部分给创新者的部门（如 AOSpine 部门），还有一部分给作者。

如何在知识产权创造中补偿个人的问题仍有争论。AO 采用了新的政策，原来的政策有了根本性的改变：允许在合理的范围内给予发明者补偿。现在，整个创伤相关的知识产权归 Synthes 和 2011 年收购它的公司——强生公司的 DePuy Synthes（DPS）部门所有，新设备和新部件的知识产权，AOTK 和 DePuy Synthes 参与研发的各种系统，AOTK 批准的配套器械销售，已经全部转移到该公司。

到底是谁的知识产权？

AO 处理知识产权的挑战，归根结底是一个问题：它到底是谁的知识产权？是医生的吗？是 AO 的吗？应该属于生产者吗？虽然这些部分是法律问题，但也有道德问题："到底是谁启动的？"或者"谁是 AO 创立和其外科手术发展的主要贡献者？"

显然，这些都是需要回答的复杂问题，几乎不可能找到一个让所有参与创立和构建 AO 的各方都满意的答案。看看 AO 产生的一系列事件，以及随后发生的事情，没有一个人可以声称自己是单枪匹马地完成了这项工作。Müller 的确触发了这一切，但如果没有其他人和其他力量帮忙，AO 随时可能夭折。

这一过程早在 1950 年 Müller 访问布鲁塞尔的 Danis 时就开始了，一直到找到其他 12 位愿意支持他的外科医生，再到配套器械的推出，然后通过教育、研究和临床来发展组织，在发展过程中，如果发生严重故障，该过程可能会在其中的任何一点终止。

AO 的创建及其在过去 60 年中的发展可以看作一系列事件，任何一步都有可能停止。组织创建和发展的方式导致其知识产权不可能归属于任何个人。把所有的知识产权开发放在一个罐子里，而不去考虑是哪个人的贡献，这可能是让组织腾飞的天才之举。AO 以10 亿瑞士法郎的价格将其大部分知识产权出售给 Synthes，一些人开始很难在心理上接受，这可以理解，而进一步的结果是，仅仅 5 年后整个 Synthes 公司被强生并购，价格是 200 亿瑞士法郎！

参考文献

Schatzker, J. (2018). *Maurice E. Müller: In his own words*. Biel: AO Foundation.

（齐欣 译）

40 最后一次并购?
——强生收购 Synthes

2011 年又一次宣布并购

2011 年 4 月底，美国最大的医疗保健公司强生（J&J）以 216 亿美元（190 亿瑞士法郎）的总额收购了整个 Synthes 公司的消息令金融市场大吃一惊。之前独立的公司 Mathys、Stratec Medical 和 Synthes USA——都参与了 AO 设计的内植物在 Synthes 下的商业化进程。这笔交易之后，他们就这样成为了美国一个大型医疗保健公司的子公司。最初由老 Robert Mathys 靠着很少的资金，起步于瑞士小镇 Bettlach 的一个小作坊，现今估价 216 亿美元。53 年前，AO 配套器械的第一个原型是由老 Robert Mathys 和 Maurice Müller 共同设计制造的。

1958 年，公司和最初的业务以零销售额起步，到合并时，全球销售额达到 40 亿美元。其中约一半的销售额仍在瑞士的 8 家工厂内，其余 6 家分布在其他几个国家。强生收购时，Synthes 集团在全球拥有约 12 000 名员工。

步步走来

如前所述，AO 设计和批准的内植物和器械的生产最初始于 53 年前的一家公司 Mathys，很快扩展到第二家公司 Straumann（1960），然后，AO 元老创办的第三家公司 Synthes USA（1974）也加入进来。这三家公司都很繁荣，但到了 20 世纪 90 年代中期，Synthes USA 公司在经历了几次失败后，开始赶超其他两家公司。

所有权和管理权的变化影响了三家公司的排列情况。首先，1987 年 Hansjörg Wyss 全面收购了 Synthes 在美业务。他也成为公司的 CEO 和唯一所有者。老 Straumann 去世后，其创立的公司也被全面收购；Rudolf Maag 接手，改为 Stratec Medical 公司。继 1996 年成功 IPO 后（IPO，Initial Public Offering，首次公开募股，描述私人控股公司首次进入股票市场）。该公司于 1999 年又被 Synthes USA 收购，以 Synthes Stratec 的身份运营，Wyss 为大股东。2000 年老 Robert Mathys 去世，Synthes Stratec 于 2004 年收购了 Mathys 家族的 AO 内植物业务，从而将原来的三家公司合并为单一所有制，由大股东 Wyss 掌舵。该公司以 Synthes 这一名称运营，在瑞士股票市场上市，到 2011 年，销售额迅速增长至 40 亿美元。

AO 基金会动荡的同时，生产商交易也跌宕起伏：从全面收购到 IPO，从并购到买入。然而尽管生产企业转来转去，对基金会的支持依旧继续。

Synthes 的成长

继 2004 年 Synthes Stratec 收购 Mathys 创伤内植物业务后，总销售额继续增长，这说明 AO 治疗骨折理念的接受度持续提高。这一增长一是由于 AO 基金会资助研究和教学项目的增加促进了销售，二是内植物专利授权费不断增加，以及后来 Synthes 的不断捐款。再后来又因为扩展到人体骨骼的其他区域，以及微创内植物和外科手术的联合开发——AO 配套器械的数量增加，这些都促进了整体销量的增长。

Wyss 领导下的 Synthes 美国模式取得巨大成功是另一个增长点。他培养了一支专业销售队伍在美国推动其产品的销售，Wyss 对此有着极大的信心。这一模式最终被 Synthes 公司推广至全球范围。自此，Wyss 从繁重的公司协调事务中摆脱出来，自由地将其商业理念应用到合并后的 Synthes 公司中。

公司合并文件中的一些销售数据清楚地说明了 Synthes USA 以及后来的 Synthes Stratec 的增长模式。Synthes Stratec 的合并发生在 1999 年，假如 1996 年合并，会到 5.93 亿美元；1998 年，会到 8.82 亿美元。这在很大程度上源于美国的销售额增长。实际上，1999 年两家公司的总销售额为 6.95 亿美元（译者注：即合并之前，不能加美国的销售额），但在收购 Mathys 的前一年（2003 年），销售额增长至 12.29 亿美元。在此期间，Synthes Stratec 的就业人数增至 4000 人，其经营利润（非净利润）达 4.43 亿美元。北美的销售额占总销售额的 75% 以上。

2004 年收购 Mathys 业务又为该公司带来了 5.00 亿美元的销售额，该公司现在以 Synthes 这一名字运营。2007 年，在与 Mathys 合并仅仅 3 年之后，销售额为 27.59 亿美元，2008 年增长到 31.92 亿美元，2010 年增长到 36.87 亿美元。美国市场的销售额占总销售额的 58%，这表明"老 Synthes"的增长超过了"老 Mathys"和"老 Stratec Medical"的总和。

Synthes 惊人增长的主要贡献来自美国。这一点更匪夷所思，因为美国市场最初对骨创伤采用 AO 理念的速度非常慢。美国销售额上升的关键之一是内植物产品单价多高于欧洲，因为 Synthes 公司在美国为外科医生提供了更广泛的服务和支持。

现在的 Synthes 为何要出售？

Wyss 执掌 Synthes 公司 34 年，年满 76 岁却没有家族继承人接手，他将掌管 Synthes 全球业务的责任移交给其他人似乎也是顺理成章的事情。他对一家自己拥有近一半股本的企业实施了完全控制，似乎像他这样的企业家很难让别人来管理他创建的公司。他仍将面临巨大的投资风险，并在某些方面继续以所有权的形式承担创业责任。

此外，新技术下医疗内植物的大市场已经初露曙光。这种市场操控会耗尽一个人的精力和时间。Wyss 已领导 Synthes 完成了两大合并：Stratec Medical 和 Mathys，最终收购了 AO 基金会的所有专利和商标权。各自为营最终变成一统江湖，Synthes 的业务达到辉煌，Wyss 的价值达到巅峰。他将这一生努力的成果变现后，投身于更多的慈善事业（见第 51 章）。

接下来的任务就是寻找一个尊重 Synthes 历史的新主人。鉴于 Synthes 的价值已达到约 200 亿美元，根据股票市值，潜在的买家须有很大的规模，最重要的是，也得熟悉骨科和创伤领域。在可进行此类交易的公司中，强生公司因其在医疗保健和骨科方面的经验脱颖而出。它是一家全球性公司，长期以来一直为其 250 家集团公司提供一定的创业自由，从而保留了一些 Synthes 公司文化。从强生公司的角度来看，此次收购的产业逻辑是建立世界上最大的骨科内植物公司，拥有首屈一指的组合产品。

强生的 DePuy 是何来历？

DePuy——强生的全资子公司——本身也有着非常有趣的历史。早在 1895 年，Revra DePuy 就在美国印第安纳州成立了一家公司，生产纤维夹板，以替代当时用来固定骨折的木质材料。因此，DePuy 完全可以宣称自己是世界上第一家商业骨科制造商。

DePuy 公司经历了一系列并购活动，多次易手，甚至一度与 AO 元老 Maurice Müller 的产品线接轨。1968 年，DePuy 被另一个所有者收购，获得了 Müller 开发的全髋关节置换内植物的独家销售权。如前所述，Müller 在 AO 创立时，还没有髋部相关手术或内植物的知识储备。当 Müller 开始在美国销售自己的髋关节内植物时，他一直在寻找一家经销商，最后落户 DePuy。DePuy 一直是 Müller 内植物在美国的经销商，他们的合作一直到 1989 年 Sulzer 收购 Müller 的髋关节假体公司 Protek 后才结束。

随后发生了一系列涉及两家医疗公司的所有权变更。德国

Boehringer Mannheim 公司于 1974 年收购了 DePuy 的母公司。随后，DePuy 公司扩大了骨科产品线，进入了关节镜手术器械领域，并推出了脊柱内植物。1997 年，总部位于 Basel 的 Roche 制药公司收购了 Boehringer Mannheim，从而成为 DePuy 的所有者。同年，Roche 将 DePuy 剥离给强生，交易价值 37 亿美元。对 DePuy 来说，这是最后一站，成为强生旗下的一个健康产业公司。

当强生宣布收购 Synthes，将 DePuy 与之结合，旨在建立世界上最大的骨科产品公司 DePuy Synthes（简称 DPS）时，分析家对这项收购高度评价，认为也只有强生才能有此实力完成这种大手笔。Synthes 部是 DPS 内的一个自治部门，约占 DPS 销售额的一半。DPS 通过各种收购（如 Synthes），提供最完整的骨科和神经外科产品，并进一步细分为若干业务，包括创伤、电动工具、神经、颅颌面、脊柱和关节修复（包括髋关节、膝关节和肩关节置换）。

Synthes 销售对 AO 基金会的影响

Synthes 作为 AO 基金会的授权生产商显然很重要。Synthes 是 AO 基金会通过 AO Technology 获得资金的唯一来源，该公司曾名为 Synthes AG Chur。Synthes 是 AO 基金会所有技术的所有者，也独享其商标的使用权。强生收购 Synthes 后，运营公司 Synthes 与 AO 基金会和 AO Technology 之间的所有合同仍然有效。《合作与支持协议》（CoSA）也规定了通过 AO 基金会为 Synthes 提供的服务类型以及服务（例如开设课程和运行负责产品审批的 AOTK 系统）所获得的报酬水平。虽然 Wyss 离开了 Synthes，但 Synthes 仍有许多前管理层留下来的运营高管，他们非常熟悉 AO 基金会的运作。

在强生收购 Synthes 时，AO 基金会收到的合作和支持款项约为 6000 万瑞士法郎。在接下来的 4 年（2012—2015）中，这些款项每年约 6400 万瑞士法郎。AO 基金会对向强生 DPS 提供的服务支持费定期进行协商和调整，同时考虑到生产商（DPS）和 AO 基金会的需求。同样，在 AO 基金会方面，同样的领导人仍然到位，确保了管理权的顺利移交，即 Synthes 上市，强生作为新的大股东，两家公司都有类似的财务披露要求，在美国的监管环境之下，这种披露将更加广泛——强生是一家生产和销售比 Synthes 更大的保健公司。

经过长期谈判，2016 年，AO 基金会与 DePuy Synthes 达成了新的合作协议。该协议为期 5 年，也可能延期。与上一份协议（2006年完成）相比，有一些重要的变化。教育支出定为总预算的 60% 左右，以支持每年约 710 门课程或教育活动，并覆盖一定数量的学习者和大约 300 名访问学者。AOTK 结构将分配大约 10% 的支持，其余部分可用于行政支持。

新协议规定，AO 会员没有义务购买 DPS 设备，DPS 确认了 AO 基金会的慈善地位。此外，合作协议不会在 DPS 和 AO 医生之间建立合同关系。AO Education（AO 教育）和 AOTK 仍有一定的独立性。通过 TK 流程创建的任何知识产权仍然属于 DPS。虽然这一高级别协议规定了一些可交付成果，但将资金内部分配给临床部门和地区的权力仍然完全取决于 AO 基金会董事会。同样，AO 决定课程内容和师资的选择。

协议中的主要变化涉及研究的独立性，这不再是修订之后的合作协议的一部分。研究的优先出价权保留给 DPS。AO 获得了更大的自由，可自行进行研究工作，并与外部机构或大学联系。新的计划可以共同决定并添加到基础资金中。新合作协议还包括一项条款，即一旦 DPS 部分或全部被卖给新所有者，AO 资金链不会断供。同前，商定好 AO 基金会的活动项目，DPS 进行资助。最初 3 年的基本支持定为 6460 万瑞士法郎，然后重新谈判。2016 年的实际支付额为 6740 万瑞士法郎，其中包括一些额外项目的捐款。

这个新的合作协议与 2002 年在 Oslo 生效的协议有很大的不同，当时 AO 组织正为授予生产商多少自主权而苦苦纠结。AO 基金会和 DPS 之间新的合作协议实际上消除了一些争议点，部分原因是知识产权被转移给了 Synthes，现在由 DPS 所有。2006 年，专利使用费模式已经废弃，取而代之的是不受限制的拨款模式。正如 Oslo 争议中的一位核心人物所提到的："最终，我们有些人想要结束 AO 的老模式，但无法做到——因为生产商的强大影响力。所以，可以说我们最终实现了我们的 Oslo 协议版本（译者注：曲线救国）!"

在这一点上，一些人可能会质疑强生 DPS 签署任何协议并承诺每年支付大量支持款项的合理性。虽然这种关系对 AO 基金会有明显的好处，允许它继续探索其实质性的和深远的项目，但这种合作对生产商也仍然有用。DPS 的竞争对手有很多，比如 Zimmer 和 Stryker 这样的大公司，也通过广泛的培训课程来支持自己的业务，并与外科精英合作来扩展产品线。老实说，DPS 原本应该用自己的机构替代 AO 基金会。AO 医生以低廉的日常费用参与重要的培训课程和 TK，反映了 AO 的自愿文化。

此外，AO 教学的质量和 AOTK 被普遍认为是首屈一指的，代表了行业基准。在 AO 课程中，只要是 AO 批准和 DPS 生产的内植物，就意味着可靠和优秀。这是一个重要的间接营销元素，历久弥新。AO 医生无与伦比的全球网络也带给 DPS 巨大的优势。这一切都由著名的和口碑良好的专业医生来完成，对任何生产商来说都是非常有价值的。DPS 自己要在内部做到这一切，将需要相当大的努力和花费，强生和 DPS 领导层肯定已经意识到了这一点（译者注：因此收购 Synthes 很划算）。

Synthes 瑞士业务的演变

随着强生 DePuy 收购 Synthes，Synthes 在瑞士的整个制造基地易手。这些业务最初是由 Mathys 和 Straumann/ Stratec 公司开发和建立的，占了 Synthes 总共 14 个地点中的 8 个。仅在瑞士就有 4000 名员工，而其全球员工总数为 12 000 人，许多人都担心会影响这个庞大的工业基地。

自 2011 年交易以来，DPS 业务在瑞士的总就业人数一直保持不变。这对瑞士的工业基础，特别是对 Solothurn 地区的工业基础非常重要，因为大多数 DPS 就业集中在该地区。一般来讲，频繁收购的公司容易被拆散，主业割裂到不同的地区，从而削弱原有的基础。2015 年，瑞士法郎意外升值，使制造业的成本增加了 10% ～ 15%，许多当地供应商和政府办公室都亮起了红色警告灯。此时产量不降说明了操作的质量和员工的技能水平很高。

看看 Solothurn 附近的制造业，这里曾经是 Matys 工厂的所在地，现在 DPS 管辖下仍以 Synthes 之名运营，展示着 AO 指定内植物生产的复杂性。在两家前 Mathys 工厂中，最现代化的生产机器分两班运行，两家厂各雇佣了大约 400 名员工。每年，工厂领导都投资新设备，逐步提高自动化水平和质量，同时保持就业率不变。生产率提高，内植物销量稳步增长，工厂由此比其他国家，甚至成本更低的国家更有竞争力。

AO 批准的配套器械不断增长，已经从 1960 年的 200 种扩展到 10 000 多种元件。Bettlach 的两家前 Mathys 工厂每年生产约 1100 万个不同的元件，通常只以 20 批次的小批量生产。就库存单位（stock keeping units，SKU）而言，它意味着有库存超过 127 000 单位用于创伤和和颅颌面，还有 45 000 个单位用于脊柱。其并非全源自 AO，可能有一半来自 DePuy 本身（图 40.1）。

**Production at Plants Synthes
Bettlach/Grenchen**

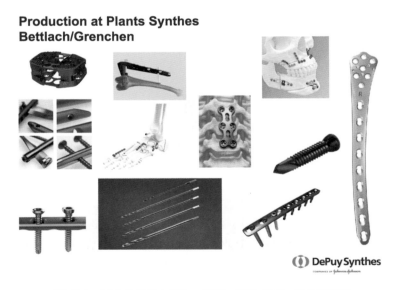

图 40.1　DPS 的经典内植物。*来源：强生 DPS。经许可转载*

　　瑞士工厂一直保持着很高的生产效率，成为 DPS 创伤市场的全球模范工厂。运营管理层高效运转，以确保万一出现产能衰退，员工能够在手表制造业（一直抢着要熟练技工）找到工作。要保持成本低，还得使用世界上最昂贵的劳动力——何其困难。只有生产效率高，零部件单位成本低的情况下才能发得起高工资。

　　瑞士的 8 个 DPS 工厂中，4 个是前 Mathys 工厂，另外有 3 个是前 Stratec 医疗工厂，Wyss 在 Synthes Stratec 和 Mathys 合并后收购了一个。在 1999 年接管 Stratec Medical 和 2004 年接管 Mathys 之后，Wyss 没有废弃任何工厂。他一直喜欢将生产安排在几个小厂，各自完成任务，而不是合并到一个大厂。在某种程度上，散落在瑞士的工厂形成了一种"Synthes 校区"，大多数工厂彼此之间只有 1 小时的车程（图 40.2）。

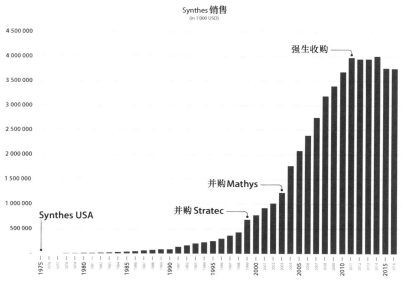

图 40.2　1975—2016 年全球 Synthes 销售的发展，包括几轮并购和强生的收购。*来源：Synthes 和 AO 基金会。设计：IMD 研究所*

　　本书撰写期间，有消息称，强生正与总部位于美国的大型合约制造商 Jabil 谈判，将其所有创伤内植物生产工厂转让给 Jabil。所有产品都将继续在 DPS 和强生的领导下销售。这一转让影响到瑞士至少 1800 名员工以及德国、美国和墨西哥工厂的员工。实际上，这意味着最初由 Mathys 组织建造的工厂将在四种不同的所有权结构下运营：Mathys、Synthes、强生 DPS，以及现在的 Jabil。

（齐欣　译）

41　评估 AO 如何掌舵风浪

再创新高

2011 年强生收购 Synthes 前，AO 经历了各种各样难以想象的动荡。AO 挺过去了，并飞速发展。强生收购后的 AO 壮大了，资源更丰富，克服了它所面对的一个又一个挑战。

前进的道路上，AO 必须逐步更换元老，实施新的管理架构，使那些非核心国（瑞士）的会员能加入进来。AO 成功地从一个协会转型为一个更扎实的基金会，各机构部门之间的管理有效稳定。AO 成长的代价是繁琐的程序、巨额的佣金、大量的会议和官僚主义。短短几年内，AO 元老建立的整个法律体系发生了翻天覆地的变化。

二代 AO 领导人发现组织的结构体系面临着基本生存的巨大变化和挑战。Oslo 的辩论是一个分水岭，最终新的管理层设法弥合了冲突，并砥砺前行。支撑 AO 收入来源和资源结构基础的业务需要重新谈判，生产商的数量也从原来的三个变成了一个。研究重点也需要在新的基础上重新建立，AO 的核心资产——其知识产权——在新的环境中被构建起来，管理方式也出现了新的挑战。

在应对这些挑战的同时，配套器械也需要持续关注和不断扩大。AO 的使命必须扩大，以涵盖成立时缺少的其他骨领域，包括脊柱外科、颅颌面外科和兽医。

一个全新的领导团队上场，处理所有问题，代价是什么？持续扩大的资源基础，不断增加的活动导致 AO 机构变得臃肿。在处理组织事务中程序繁杂缓慢是为此付出的典型代价。此外，AO 的本质是否变化——使命、信念，甚至价值观变了吗？

旁观者迷。事实上，AO 元老树立的价值观和使命感不仅大部分无变化，而且新领导层帮助组织克服了冲突和压力。患者利益至上，注意手术全程细节，都是为了最大限度地提高手术效果，同时解决了商业上的冲突。是的，AO 做出了妥协；是的，现在支付的津贴比起 50 年前完全自愿时要高一些；是的，现在对知识产权的贡献有一些补偿——但总体来说，AO 的核心没有动摇。

新一代领导人克服了所有的挑战，同时仍然保持元老的价值观时，就表明这些核心价值观和结构非常强大。虽然这不一定能保证企业永远成功，但这些价值观很可能会继续为下一代领导人所坚守。

（陆强　译）

第四部分

今日影响

42 AO 的诸多成就

第四部分的重点是 AO 基金会的成就。2012 年 1 月初，在强生收购 Synthes 公司后，AO 基金会开启一个新篇章。从 1984 年到 2011 年，时有动荡，但最终烟消云散，现在是时候停下来思考 AO 基金会已取得的成就了。

本部分对 AO 基金会和各个分支机构作为一个整体进行回顾性讨论。分别对 AO 基金会的几个重要部门和机构进行介绍，如技术委员会和专门从事一些重要项目的研究所（详见第 43 ～ 45 章）。这将为庆祝 AO 基金会成立 60 周年提供一种管理结构的理念。

有两章重点介绍基金会的持续创新项目，即那些更接近现有业务的创新项目和其他正不断扩展的新领域和新市场的业务（详见第 48 章和第 49 章）。特别重要的是有关 AO 基金会全球影响的章节。广义上，AO 的影响是深远的，超越了"基金会"一词的含义。其影响力包括卫生经济学和 AO 产业链。此外，AO 基金会的财富创造也涵盖其中，包括对"各种财富"的讨论，这不仅限于经济或金融财富（详见第 50 章）。最后，对 AO 的慈善工作以及基金会相关的个人进行回顾。以回顾 AO 及其元老所取得的荣誉结束这个部分（详见第 52 章）。

（赵泽雨　译）

43 2018 年的 AO 架构

AO 中心：冰山一角

AO 基金会大概是怎么运作的？得从 Davos 的 AO 中心开始了解。在小镇外大约 1 英里的地方，人们可以看到一座木制建筑，当地人把它称为"Toblerone"，指的是著名的瑞士阿尔卑斯山形状的巧克力棒。该中心于 1992 成立，意在在把以前位于伯尔尼和 Davos 各地的 AO 基础行政单元集中在一个屋檐下（图 43.1）。

Davos 设立中心之前，曾就最佳选址进行过讨论。Maurice

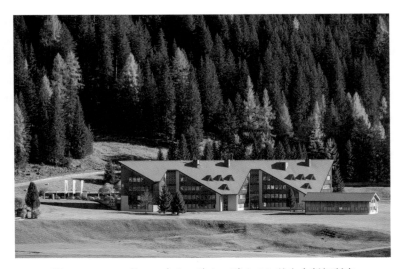

图 43.1 Davos 的 AO 中心，瑞士。*瑞士 AO 基金会版权所有*

Müller 当时是伯尔尼大学的教授，伯尔尼有许多 AO 的办公室。他曾表示愿意捐赠城外的一大片土地，但当地政府没有批准。有意思的是，他的那块土地，后来成为 Zentrum Paul Klee（Paul Klee 中心）的基地，由世界著名建筑师 Renzo Piano 设计，于 2005 年竣工。

资金大部分来自美国内植物生产商 Synthes 公司（Synthes, Inc.）被 Wyss 收购时所得收益。当时，曾是 Synthes USA 股东的 AO 医生贡献了 20% 的股份出售收益，而老 Robert Mathys 作为唯一一个不参与美国业务的工业合作伙伴（美国不是他的销售区域）也有所贡献（关于 Synthes USA 是怎么卖给 Wyss 的，以及原股份的持有情况是怎么样的，有不同的版本。据称卖价达 5800 万瑞士法郎，但 Wyss 还持有约 17% 的股份。大部分股东是 AOTK 和 Synthes AG Chur 的医生。20% 股份折合约 1160 万瑞士法郎。老 Robert Mathys 捐了 1400 万瑞士法郎。其他的钱是抵押贷款。当年 AO 本身并没有足够的资金）。2018 年，大约 200 名员工在 Davos 的 AO 中心工作，占 AO 全球员工总数（约 320 人）的大部分。

Davos 中心最大的一个部门是研究所，即 ARI，约有 90 名专业人士，中心附近还有马厩。要说 Davos 这个美丽的地方有什么不足，那就是去最近的城市苏黎世，怎么都得两小时的车程。

然而，Davos 的 AO 中心只能理解为巨大冰山的一角。虽然一些协调和办会的人员位于 Davos，但 AO 基金会的绝大多数活动——教育课程、许多专业会议，以及临床部门和董事会的集会都在 Davos 以外的世界各地进行。将 AO 基金会比作一个现代企业，可将其描述为一个"分布式组织"，大多数会员都是分散工作，定期开会。

AO 的第二个基地位于苏黎世附近的 Dübendorf，作为卫星办公室，为一些职能部门和工作人员提供服务，便于这些人员在瑞士最大城市（苏黎世）附近工作和生活。这个卫星办公室靠近苏黎世机场，为各国的与会者提供会议室。Dübendorf 有 86 名全职员工，其最大的部门是 AO Education（AO 教育）——AO 基金会的教育单位。另有 30 名员工在国外，分布在香港地区、美国和拉丁美洲。

St. Gallen 大学对 AO 基金会的区域经济影响研究发现，AO 通过其课程和促进当地就业带给 Davos 的影响力和重要性，仅次于每年举办的世界经济论坛。常年在 12 月初举办的 AO 课程和相关活动为当地带来了 11 000 次入住，AO 也是 Davos 会议中心的第二大用户。

今日的 AO 基金会

AO 基金会能在只有 320 名带薪员工的情况下，实现其巨大的影响和目标，主要依靠会员的自愿服务。大量的专职董事会、专家组、工作小组和地区团队，工作人员大部分都是医生，他们为基金会贡献了大量的时间和精力，使得小管理团队发挥出最大的影响力。

要使这个庞大的志愿者组织发挥作用，需要时间和技能。一些会员和前会员坦言时间短、任务多，不容易做好。在他们看来，该组织发展得太大，行动太慢，但这在很大程度上是希望让这么多医生参与进来，与数千名志愿者分担责任。就整个 AO 组织的正式董事会成员而言，多达 600 名医生参与其中。

AO 组织在 1984 年转变成基金会后结构大体不变，这归功于关键管理层的与时俱进。真正改变的是，细分出几个临床部门，创伤变成了"之一"。此外，各个临床部门的角色和职责也发生了变化，许多中心职能也发生了变化。例如，研究和教育被分散到临床部门，以便使它们对专业外科医生和区域需求作出更大的贡献。

AO 组织增加了一些新的职责和项目，并从中央组织中脱离出来。包括一些新举措（如孵化器资金、一些初创公司）、AO 联盟（一个针对低收入国家的新举措），以及 AO 基金的管理。基金已经增长到 13 亿 7000 万瑞士法郎（2017），因其向 Sythes（现在归强生的 DePuy Synthes 部门所有）出售专利和商标。最后，对于 AO 基金会的金融支持非常重要的是，与强生的 DePuy Synthes（DPS）部门 2015 年的新合作协议——资金和支助方式发生重大变化。AO 基金会领导在这些事情上耗时甚多。

AO 基金会管理

受托人大会通常被称为 AO 基金会的"议会"，由 131 名主要医生组成（2017）。它负责批准 AO 基金会的科学和医疗任务、重要选举以及 AO 基金会章程和法律的修改。受托人向国家机构和其他 AO 医生传递 AO 信息，并就各自地区的具体需求提供反馈。

受托人大会由以下人员组成：

- 当选受托人（Elected Trustees）（49 名）
- 前任官方受托人（Ex-Officio Trustees）（68 名）
- 创始会员（4 名）
- 前任 AO 主席（10 名）

受托人的服务年限有限，允许机构不断更新。目前，AO 已同意将受托人的数量逐步减少到 100 人，方法是将当选受托人类别排除，替换为一定数量（30 名）的区域受托人（Regional Trustees）。该机构通常每年 6 月前后召开一次会议，会议在世界各地轮流举行。受托人选举 AO 主席（2 年任期）、新受托人和 AO 基金会董事会成员（图 43.2）。

AO 基金会董事会（AOFB）是 AO 基金会的最高执行机构和监督机构。受托人选举其成员。作为一个组织，AOFB 负责基金会的战略、AO 各部门的资金分配、财务管理、合规和法律结构，以及关键委员会主席的选举，以及 AO 行政管理的一般监督。其会员由若干当然会员组成，如 AO 现任主席、前任主席和下任主席，以及 AO 首席执行官（副主席）。其他会员则根据其专业知识选择，包括每个 AO 关键临床领域的一名专家，以及具有投资、财务和研发等专业知识的专家。最近，临床专家会员不能像以前那样只代表其临床部门，还要承担其他职责。

AOFB 每年在不同地点定期举行几次会议。向 AO 基金会报告的还有 AO Technology AG（AOTAG）集团，它管理该组织的商业活动，包括知识产权和 AO 捐赠基金。AO 的首席执行官作为基金会的副主席领导这个小组（图 43.3）。

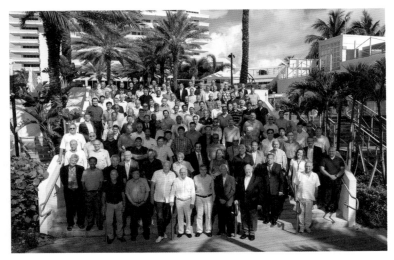

图 **43.2** AO 基金会董事会受托人（Miami 2017）。*瑞士 AO 基金会版权所有*

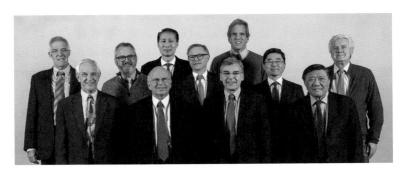

图 **43.3** AO 基金会董事会（2017）。前排：Robert McGuire（轮值总裁）、Rolf Jeker（CEO，AOFB 副主席）、Nikolaus Renner（AOFB 总裁兼主席）、Suthorn Bavonratanavech（前总裁）。中排：Christoph Lindenmeyer（财务专家）、Florian Gebhard（创伤专家）、Ulf Claesson（投资 / 产业专家）、Keita Ito（研发专家）、Jean-Pierre Cabassu（兽医专家）。后排：Jeffrey Wang（脊柱专家）、Neal Futran（颅颌面外科专家）。*瑞士 AO 基金会版权所有*

为 AO 基金会董事会提供指导的是一系列咨询和执行委员会，其涵盖了各种 AO 研究所：教育、研究和临床调查，以及 AOTK 系统的执行委员会和开发孵化器。这些小组的目的是确保 AOFB 拥有可用于决策的最佳信息。在预算和结果衡量方面，四个临床部门也被分配了类似的咨询角色。

第三大管理机构是 AO 行政管理委员会（AOEM），负责 AO 基金会的管理和日常运作。向 AO 基金会报告，由 AO 首席执行官主持，其会员是全职的 AO 雇员，代表组织的最高行政级别。会员包括 AO 一些重要研究所，如 ARI、AO Education（AO 教育）和 Clinical Investigation（临床调查）（AOCID）的领导，负责各个临床部门（创伤、脊柱、颅颌面、兽医）的经理，AOTK，以及主要的财务职能执行官（CFO）（图 43.4）。

尽管 AO 基金会中存在着相当正式的董事会结构，但有大量证据表明，存在非正式的决策机制，或者说，有小型机构左右"朝政"。一个很好的例子是 AO 基金会前任主席们的年会，通常 12 月在 Davos 举行。其被称为参谋团，在董事会正常程序外工作。这些前任主席之间关系密切，与 AO 基金会也关系密切。由于这些前任

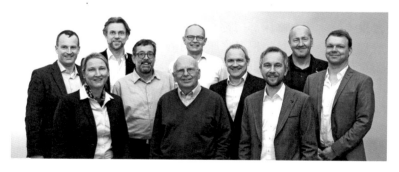

图 43.4 AO 行政管理委员会（2017）。前排：Irene Eigenmann Timmings（首席运营官兼首席财务官）、Rolf Jeker（首席执行官兼 AOFB 副主席）、Eberhard Denk（AO 兽医）。中排：Jayr Bass（AO 脊柱）、Urs Rüetschi（AO 教育研究所）、Martin Schuler（AO 临床调查和文献）、Claas Albers（AOTK 系统）。后排：Tobias Hüttl（AO 创伤），Erich Röthlisberger（AO 颅颌面），R. Geoff Richards（ARI）。*瑞士 AO 基金会版权所有*

主席也是 AO 的受托人，他们在整个组织中举足轻重。

临床部门的出现

在今天的 AO，关键的活动发生在临床部门。当 AO 启动时，所有活动的焦点都是创伤，那时从来没有人想过要将创伤细分。把 1992 年 AO 新中心成立的年度报告与最近的报告比较，可以清楚地看到 AO 是如何一步步走向临床部门的。起初，没有任何临床部门得到认可，大多数年度报告都集中在关键的 AO 活动上——研究、开发、教育和文档。到 2000 年，在年度报告的末尾增加了关于"专业"的简短部分，即脊柱、颅颌面和兽医，尽管年度报告的大部分内容仍然集中在关键活动上。2006 年，出现了一个重要的提法——"普通创伤"（general trauma），加上脊柱、颅颌面和兽医三个专业。临床按上述四个亚专科做报告始于 2007 年，到 2008 年，继续按专业做报告已是板上钉钉了。从那时起，大部分年度报告都集中在各专科内发展上，大报告中的功能性活动退居次要地位。许多功能性活动已分派到各亚专科中。

在 AO 中心，大约 60 名具有特定专业知识的全职员工为临床部门提供支持。每个临床部门都有一名全职主任，其同时也是 AO 行政管理委员会的成员。根据临床部门的规模，分配了若干专家支持各委员会，在某些情况下还支持区域活动。这些工作人员中有许多人在其临床部门工作了很长一段时间，因此拥有这些资源对于一个选举产生的主席和委员会负责人定期轮换的组织来说非常重要。每个临床部门的资金几乎全部来自 AO 基金会的内部或外部资金，通过其主要工业伙伴强生的年度捐款获得。

在 2008 基金会全面建立后的几年里，临床部门的出现，以及 AO 基金会活动的去中心化，一直是发展主流。这一发展主要是由 AO 脊柱外科医生，而不是核心的创伤外科医生所驱动的。起初，它并没有受到所有人的欢迎，因为一些医生认为自己是在亚专业进行手术。

目前有四个临床部门，为了解释该组织的运作，将介绍每个部门的一些背景资料。临床部门的运作方式相似，但并不完全相同。

AO 创伤

创伤是 AO 最初的临床活动，因此也是迄今为止最大的部门。AO 创伤在 2008 年正式成立，在某些方面，它已经成为 AO 基金会内的一个迷你 AO，具有许多并行结构。正如 AO 基金会一样，许多活动和职责被分配给不同的团体和董事会。

AO 创伤的管理权掌握在 AO 创伤国际董事会（AOTrauma International Board，AOTIB）手中，有 10 名执行成员负责某些委员会（commission），如教育和区域主席。区域主席负责协调 AO 创伤区域董事会。教育（Education）、研究（Research）和社区发展（Community Development）委员会是全球性的，在全球范围内运作。委员会会员在区域内协调，没有直接授权。各委员会的区域董事会在其五个区域内负责：亚太、欧洲、拉丁美洲、中东和北美。每个区域董事会都有充足的资金，并有自己的活动和行动预算，例如教育预算。一些区域在国家协会的领导下设立了 AO 创伤国家分会。AO 创伤的总预算接近 2700 万瑞士法郎。董事会成员接受津贴，AO 基金会每年公示这些数额，以期公开公正。

AO 创伤在几个地点共有大约 50 名员工（其中 23 名为全职员工）。AO 创伤的医疗兼后勤主管 Tobias Hüttl 指出，与 AO 一样，这是一个"医生共建共享的组织"。医生决定每个临床部门的优先度。

会员是集中管理的，费用从 100 瑞士法郎到 190 瑞士法郎不等，取决于会员级别。对于医生来说，主要好处是能够连接到组织，并能够访问涵盖一系列主题的在线服务，包括在线手术参考。会员资格仅限于参加过 AO 创伤原则课程的创伤专业人士。2018 年，AO 创伤拥有超过 9000 名付费会员和约 10 万注册用户。

AO 脊柱

AO 脊柱是在前述脊柱外科医生创新的基础上逐步开始的。这些医生在 20 世纪 90 年代末开始研发，得到了 AO 以及各个行业合作伙伴的支持。在 John Webb 和 Max Aebi 的领导下，脊柱外科的创始医生们向组织申请更大的运作自由，AO 同意了。在 AO 内部脊柱外科医生团体的坚持下，AO 董事会终于在 2000 年开了绿灯，成立了一个 AO 脊柱外科董事会（AO Specialty Board for Spine Surgery），其任务是将脊柱专业发展壮大为 AO 基金会的核心竞争力。AO 意识到脊柱外科医生和普通创伤外科医生有不同的需求。到 2003 年，AO 脊柱国际董事会成立，并与区域董事会及教育、研究和专业活动委员会合并。

在一定程度上，AO 脊柱的结构借鉴了 AO 创伤的组织结构。AO 脊柱国际董事会有 11 名成员。三个委员会负责协调全球教育、研究和社区发展。另外还为亚太、欧洲和南部非洲、拉丁美洲、中东和北非以及北美设立了五个区域董事会。每个地区都有自己的董事会，并对其预算负全部责任。在许多国家有地方脊柱委员会（Spine Council）作为联系当地外科医生的纽带。AO 脊柱的全球预算约为 2100 万瑞士法郎。

AO 脊柱报告，其组织包括约 6500 名付费会员和约 38 000 名注册用户，均为外科医生、研究人员和脊柱相关专业人员。AO 脊柱定期举办一个有很多人参加的全球脊柱外科大会（Global Spine Congress）。其员工集中于苏黎世附近的 AO Dübendorf 办公地。当时选择这个办公地被解读为 AO 脊柱有意脱离 AO 创伤大家庭，后者的员工主要在 Davos 附近。今天 AO 脊柱员工有 30 人（24 名全职）。

AO 颅颌面

AO 颅颌面（AOCMF）的早期发展已经在第 25 章中进行了描述。早在 1990 年，CMF 就在 AO 内是一个独立部门，基于早期 AO 核心医生 Bernd Spiessl 和 Joachim Prein 的一些工作。于 2008 年成为正式独立的临床部门（图 43.5）。

AOCMF 的管理权掌握在拥有 9 名成员的国际董事会（AOCMFIB）手中，它由 5 个区域主席和 3 个委员会主席组成，负责研究、技术开

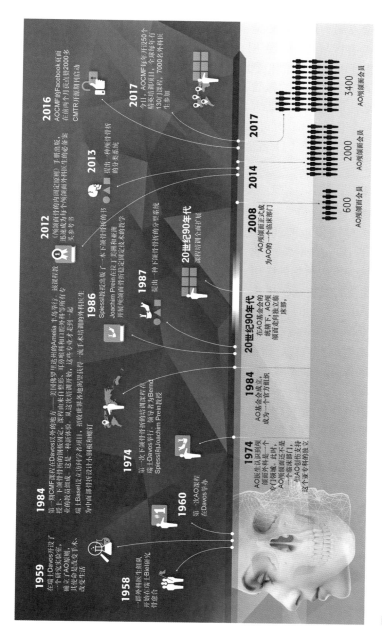

图 43.5 AOCMF 发展时间线。瑞士 AO 基金会版权所有

发和学会发展。亚太、北美、拉丁美洲、欧洲和南部非洲以及中东和北非都有区域主席，采用 AO 脊柱模式。与其他临床部门一样，活动的责任由区域主席和董事会承担。

据 AOCMF 自己的报告，其在全球拥有 3200 名付费会员和约 25 000 名注册用户，提供约 130 门课程，管理 30 个奖学金中心。作为 AO 一个较小的临床部门，其年度预算约为 700 万瑞士法郎。大约有 13 名工作人员（11 名全职）。

AO 兽医

最后但同样重要的一点是，AO 兽医（AOVET）早在 1969 年就独立了（见第 24 章）。自 AO 成立以来，就一直有会员热衷于动物手术接骨术内植物的应用。早期的 AO 会员支持内植物用于动物，生产商也支持发展 AOVET，特别是 Straumann 家族。

AOVET 于 2007 年正式成立为一个临床部门，与其他部门类似，它由一个国际董事会（AOVETIB）管理，后者有 9 名成员。有 3 个委员会主席负责教育、研究和社区发展，欧洲、北美、拉丁美洲和亚太地区各有一个主席。区域主席和委员会主席的作用与其他临床部门相似。

随着 AO 和强生 DPS 之间签署新的合作协议，AOVET 的地位发生了变化。虽然 AOVET 与强生 DPS 保持着密切的关系，但该部门在强生 DPS 没有提供明确支持的国家获得了与第三方合作的权利。因此，AOVET 有额外收入。AO 基金会对 AOVET 的年度预算是 200 万瑞士法郎，但 AOVET 的运营预算实际上更大。AOVET 有 7 名工作人员（6 名全职）。

（陆强　译）

44 AOTK 的今天

今日的 AOTK 系统

AO 基金会的技术委员会（TK）是该组织早期的体系优势之一。AO 元老们建立了技术委员会，他们认为有必要以技术委员会将手术实践、指南与 AO 配套器械的发展联系起来。尽管技术委员会的作用和规模不断演变，但它仍然是 AO 基金会及其医生会员之间进行合作的核心要素。

AOTK 在 1960 年仅有几名医生。之后扩展到包含各临床部门的全面委员会。TK 内有大量专家组，这些专家组有时只服务于特定的项目，在项目完成后解散。如今，AOTK 系统包含了 120 名外科医生。整个 AOTK 由其执行委员会（AOTK Executive Board，TKEB）领导，TKEB 是整个 TK 系统的主要指导部门和监督部门。TKEB 会员是医生，致力于依据临床做出决定。

TKEB 的领导成员包括 TK 领导下各临床部门（创伤、脊柱、颅颌面）的主席，以及 AO 临床调查和资料收集机构（AOCID）的顾问团主席，再加上 TKEB 原本的主席。就连 TK 系统的负责人以及 AO 基金会主席和副主席在该委员会中都没有投票表决权。工业合作伙伴也可以根据需要参加，但也没有投票权。TKEB 的主要任务是确保其整个专业 TK 小组和专家组的顺利运作，以及选举或确立 TK 系统中的关键职位。TKEB 和几个专业 TK 的管理层由 AOTK 中的 10 名会员（8 名为全职）构成，进行日常决策，准备和主持会议，确认资料严密记录，并确保有效管理科研项目。

如其使命，AOTK 是唯一有权批准设备（或称为"产品"）或手术方法（或称为"技术"）的机构。这些产品可能会被 AO 基金会推广和批准上市。所有的 TK 小组均按照 TKEB 规定的程序进行操作。创伤、脊柱和颅颌面的三个 TK 小组是 TK 系统内负责临床方面的管理机构。

TK 系统中，有多个专家组，由多名医学会员组成，他们共同确定和创建现有临床需求的新一代"解决方案"（Solutions）。通常，一个专家组一次只负责 1 ～ 2 个项目。他们将临床需求提交给工业合作伙伴 DePuy Synthes 进行审查。当生产商和 AO 组织都同意时，强生旗下的 DePuy Synthes（DPS）就开始实施。如果项目被工业合作伙伴拒绝，AO 可以寻求外部合作。

正如 Claas Albers 所说：

> "新项目在美国食品药品监督管理局（US Food and drug administration，FDA）批准之前，生产商的前期研发成本可能达到 3000 万美元，包括收集数据、人工成本，从首次提交审核到审核通过需要大约 1 年半。TK 系统可以通过展示内固定的外观结构，以及在住院时间方面为患者、外科医生和医保系统带来的额外收益来帮助工业合作伙伴。由此可见，TK 的审批制度为工业合作伙伴消除了市场风险。"

目前，此类专家组共有 19 个，每个专家组由 5 名医务人员组成，其中一名是小组主席。专家组根据需要召集 AO 组织的其他工作人员，并征求工业伙伴的合作意见。这些小组围绕自己的医学专业建立，并全盘考虑如何利用来自 AO 内外的投资。例如，关于研发 Philos 系统（详见第 37 章）处理骨质疏松性骨结构的案例就是这样一个专家组的结果。为支持特定项目，可指定临时项目团队或工作组。最终拍板总是由相关的 TK，而不是由专家组自行决定。

TK 系统还批准了大量手术方案，称为"解决方案"（Solutions）。

这些手术方案可通过 AO 基金会网站访问，并被注册为固定的品牌，即"经 AOTK 批准"或"经 AO 基金会批准"，并建立了 AO 手术参考的链接，以进一步指导外科医生（图 44.1）。

AOTK 及其专家组的研究进程大多是良性循环。这些研究从需要解决的临床问题开始。如果有问题，好，记录下来。如果没有，就需要进行一些基础研究或实验室模拟。最终斩获的解决方案包括新的手术流程或相关器械，有时两者兼而有之，以此来引领创新，这些科研和临床经验由多个 TK 负责测试和复核。这个良性循环里还包括了指导外科医生如何使用这些新技术的说明。这是一个永无止境的良性循环，总会有新的问题和方法可以去探索。在2006 年到 2016 年这 10 年里，TK 记录了大约 900 个启动项目，包括大约 100 个临床前和临床项目。约有 200 个最终获得 TK 批准（图 44.2）。

目前，根据与强生 DPS 在 2016 年签署的合作协议，由 TK 系统批准生产的所有知识产权归强生公司所有。反之，强生公司支持 TK 系统，每年为 AO 组织补贴其利润总额的 10%，这让 AOTK 这个全球审批系统获得了每年约 500 万瑞士法郎（直接成本）的运行赞助。作为回报，强生公司有权对所有 AO 批准的产品使用"经 AOTK 批准"这一标志并进行商业运营。

AO 基金会通过强生 DPS 获得了独家使用 TK 批准的一些灵活性，新的合作协议赋予 AO 基金会在 TK 系统之外开发知识产权并进行商业运营的权利。为此，AO 基金会创建了一些新的投资架构和研究模式，稍后将细述（详见第 49 章）。

TK 系统也受到了一些业内人士以及工业合作伙伴的批评。他们发现，众多的董事会阻碍了研发进程，减缓了审批速度，这样总有可能让其他生产商捷足先登。2017 年，AO 报告显示 TK 系统当年仅

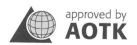

图 44.1 经 AO 技术委员会（AOTK）批准的标志。*瑞士 AO 基金会版权所有*

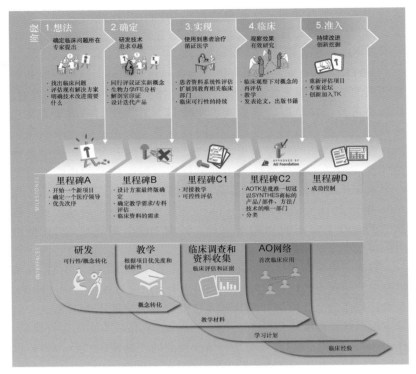

图 44.2 AOTK 的专家组。瑞士 AO 基金会版权所有

批准了 10 个创新项目。

　　某些紧张关系是由医生与生产商之间的分歧导致，被戏称为"医学博士（MD）和工商管理学硕士（MBA）之争"。AO 的一些医生领导人常常表示，患者第一，销售第二。这导致 TK 在开发过程中格外谨慎，延长了新项目的试用期。AO 的工业合作伙伴（主要是强生 DPS）也盯着竞争对手，发现对手似乎在引进新型内植物时反应更快。正如 AO 的一位领导人提醒："以患者第一和以市场第一的做法是不一样的。"

新项目的绿色通道

2017 年，TK 内部为制定新战略进行了大量艰苦的工作，使第三方的合作能有短期、不立项的方式，即让强生 DPS 为其打开"绿色通道"。TK 在签订工业协议方面从未这样灵活过，因此，该过程非常耗时。预计 2018 年对合适的项目和合作者将加快"绿色通道"发展模式的摸索。

（夏燊　译）

45 AO 各学院：研究所、CID、"创伤大学"和出版社

AO 基金会：机构之母

在 AO 最初的章程中，元老强调了四大基柱。其中三个基柱——教学、资料和研究，仍然是基金会的核心，并被分配到专门机构，每个机构都有自己的任务（第四个基柱是配套器械）。

AO 学院与临床四部（创伤、脊柱、颅颌面和兽医）都是矩阵关系。各机构各有专攻，为临床四部提供重要的支持。AO 临床各部重组前，这些学院对各亚专业部门直接行线形管理和负责。这一过程类似于许多大公司，随着规模的扩大，从严格的职能组织转变为部门化组织，以管理日益复杂的事务。换句话说，各学院已经从以直线运行转变为支持服务，因为临床专家已不入驻临床部。正是临床部的出现使得各学院从直线运行转为员工支持，转成虚线运行，最后变身为学院。

AO 研究所（ARI）的今天

ARI 的大部分资产都位于 Davos，这是 AO 研究机构的传统所在地。Geoff Richards 教授自 1991 年起就与 ARI 联系在一起，自 2009 年起担任 ARI 的主任，他评论说 ARI 一直和主任的专业有关。Richards 本人的专业是界面生物学、内植物、生物相容性和表面拓

扑。前任主任们擅长传感、智能植入以及生物工程或工程学的各个领域。ARI 近年在生物工程方向上发展。

ARI 约有 80 名全职员工，其中约 1/3 致力于组织工程。研究课题包括骨软骨、可生物降解聚合物、不同载体、三维打印和生物制造，以及 AO 脊柱和 AO 颅颌面的活细胞降解。其他与 ARI 相关的主题包括生物机械发展、临床前服务（如动物研究）和感染。

ARI 与欧洲大学保持着积极的合作关系，也从事合作研究，其员工是学术期刊的积极贡献者。事实上，2017 年学术界的 240 篇稿件中，有 85 篇发表在同行评议期刊上。ARI 的目标自然是致力于临床前研究和开发领域（包括解释和翻译），并专注于临床解决方案。ARI 调查并改进 AO 实践中使用的手术操作、设备和物质的性能。通过这样的方式支持 AO 临床部门。

ARI 的部分资金来自 AO 基金会、AO 临床部门以及外部付款和对外临床研究。2016 年总开支约 1300 万瑞士法郎，900 万源自临床部门。创伤研究几乎占了一半。AO 临床部门与 ARI 签订特定的研究任务，并提供相应资金。其他公司对基础研究的资助就不行了，ARI 管理层说："美国公司宁愿收购一家中小企业，也不愿支持从零开始的研究！"此外，合作研究中，还存在研究结果专利归属等问题。

ARI 管理层得到 ARI 咨询委员会（ARI Advisory Committee，ARIAC）的支持，在承诺资助之前向 ARI 管理层提供专家建议。ARI 同时运行大约 90 个项目，并定期对它们进行审查，以确保质量输出。

AO 临床调查和资料收集机构（AOCID）

AOCID 起源于之前的 AO 文档中心，该中心曾经设在伯尔尼，隶属于伯尔尼大学。它已经从一个收集记录病例的组织转变为一个处理基于证据而不是专家经验的研究的组织。这一演变涉及 AO 临床研究的角色改变，使其符合科学公认的标准，这是一项艰巨的任务。

既然正在进行循证研究，就有必要看看经过改造的 CID 是否能在 2002 年实现管理层提出的目标。如果能，如何实现？因为循证研究是当时的主要目标，符合这一标准的同行评议论文数量必须增长，而且确实如此，2002 年之前每年 2 篇，到 2015 年和 2016 年，分别达到 39 篇的新高。2008 年之前稳步上升，犹如青少年成长，2008 年到 2012 年如同青年水平，从那以后又突破了三十而立的成熟数量。这代表了学术论文的显著转变。

如果没有 CID 内部的一些重组，论文产量的这种增长是不可能实现的。整个 CID 组织有大约 28 名全职员工。该组织立志在创伤和骨科手术领域的临床研究和卫生经济学研究中占领领导地位。CID 由三个单位组成，每个单位有不同的任务，但对整个组织来说，它们都是不可或缺的。

第一组：临床操作组（Clinical Operations Group，CO）。是"推动 CID 临床研究的引擎"。CO 负责管理从文章构思到规划、监控、分析和最终出版的工作流程。对于计划出版的每一个不同阶段，CO 都扮演着"四分卫"的角色。它管理着三个独立的部门，专门负责 AO 的三个主要临床部门。这些团队还与 AO 的各个部门的 TK 进行协调。一个由专业人员组成的服务团队为这些群体提供支持。这并不妨碍任何 AO 会员（如愿意）搞自己的研究和出版。有了 CO 的帮助，论文刊发率肯定比没有该小组时更高。

第二组：临床研究教育组（Clinical Research Education）。通过与世界级研究人员的医生骨干合作，支持实际正在进行的研究项目。通常情况下，外科医生需要为临床研究提供证据，而这一小组为他们提供培训，以提高他们的技能水平，从而增加研究成果发表在主要期刊上的机会。

第三组：卫生经济学组（Health Economics）。这是一个较新的团体，它认识到需要卫生经济学证据来服务于创伤领域，而不仅仅是临床研究。该团队支持卫生经济问题相关研究，或者帮助将这些证据嵌入更大的临床研究中。

CID 经过几十年的发展，已经从一个储存数千份患者报告和 X 线片的地方发展到一个可以帮助 AO 基金会建立深层临床人才库的团队。该团队支持研究，这些研究可以发表在顶级期刊上，提高 AO

在全球医学界的威望。

尽管 CID 的管理由一名主任负责，但也有一个由不同外科专业的专家组成的 CID 咨询委员会。咨询委员会向 CID 管理层提供指导和专家建议。AO 基金会首席执行官和首席运营官 / 首席财务官是咨询委员会的前官方委员，咨询委员会每年召开两次会议，审查进展情况。

AO 教育学院：AO 自己的 "创伤大学"

AO 教育学院（AO Education Institute，AOEI）是从过去管理 AO 课程的组织中产生的。由于之前讨论的 AO 的去中心化，课程的主权转移到临床部门，而临床部门又通过将执行责任分配给区域临床单位，将大部分课程区域化。

这并不意味着 AOEI 在 AO 基金会运作的教育工作中不是一个关键角色。AOEI 是支持临床部门提供更好课程的核心服务单位。Davos 和 Dübendorf 大约有 35 名专业人员，他们成为支持职能部门的专家，以确保 AO 课程教学的最佳实践。每个临床部门也有自己的教育主管。

AOEI 负责所有部门课程的教育过程。这意味着其专注于课程开发、师资建设和媒体制作。为了实现这一目标，教育学院的预算约为 900 万瑞士法郎，其中创伤约占 80%。正如所有 AO 研究所的情况一样，由 3 名会员组成的咨询委员会定期与研究所所长会面。

课程开发团队有一小部分人员是拥有硕士学位和博士学位的专业人员，主要致力于教育方法、结果评价和疗效方面的研究。他们从事医学教育研究，其中一些人是伯尔尼大学相关专业的毕业生。每当一个临床部门有一个新的项目启动时，课程开发团队就会协助该项目的设计。每年的新项目多达 20 个。

师资建设是 AOEI 的核心，也是 AO 基金会以外高度重视的一项职能，可将其视为全球基准。AO 教育项目共有 2500 名教员，他们都是志愿者，培训是确保课程和教学质量始终如一的唯一途径。

AO 元老们意识到教学质量对于确保医生正确学习各种 AO 技术至关重要。

教员培训分三个层次进行。第一，医生学习如何成为更好的教师、主持人或小组会员，使用面对面和远程学习结合的混合学习技术。第二，学习如何主持教育项目，举办活动，适时而变。第三，也是最高一级，学习如何规划成果、课程、领导团队和担任课程主席，成为教育领导者。这些课程由 AOEI 工作人员每年在不同地点举办并多次指导。

有许多国家认为参加这些课程对本国外科医生的认证很重要，这证明医学界接受 AO 课程。在荷兰，创伤专家需要参加两类 AO 课程——原理（Principles）和高级课程（Advanced）。在美国，AO 北美课程是所有创伤住院医师的必修课程。瑞士外科医生通过参加 AO 课程获得教育积分。

虽然从事课程开发和教员培训的团队在 AO 之外知名度不高，但第三个单位——媒体制作（Media Production）却弥补了这一不足。在这里，熟练的插画师、视频创作者和应用程序设计师将 AO 与整个世界串联起来。他们协助 AO 医生制作图文并茂的教科书，从原理书籍到专业书籍应有尽有。随着时间的推移，AO 已经发展成为一家名副其实的出版公司，这与 AO 元老撰写的第一批原理和技术书籍的成功是一致的，这些书籍的销量超过 10 万册。

媒体制作中最重要的项目可能是"骨科手术参考"（Orthopedic Surgery Reference）。这本外科医生在线参考书已成为一本真正的"畅销书"，每天点击量约为 8000 次；仅在 2016 年，就有 170 万个电脑访问该书。访问这些参考书库是招募 AO 新会员的一个重要吸引点（图 45.1）。

AO 作为一所"创伤大学"

如果不进一步讨论世界各地开设的课程数量，就不可能全面了解 AO 的教育影响。就像 AO 的这么多方面，只有一小部分活动对

AO手术参考

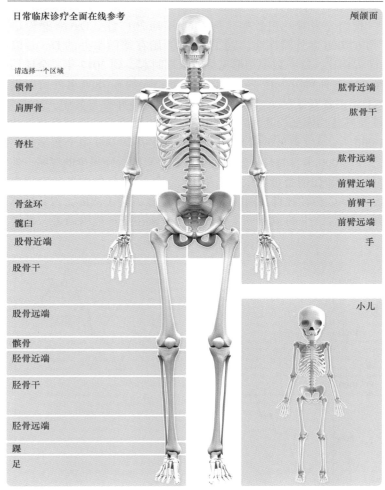

日常临床诊疗全面在线参考

请选择一个区域

锁骨
肩胛骨

脊柱

骨盆环
髋臼
股骨近端

股骨干

股骨远端

髌骨
胫骨近端

胫骨干

胫骨远端

踝
足

颅颌面

肱骨近端

肱骨干

肱骨远端
前臂近端
前臂干
前臂远端

手

小儿

图 **45.1**　AO 手术参考工具。*瑞士 AO 基金会版权所有*

外部观察者可见。这一点也适用于教育工作，因为 AOEI 只是整个教育影响的一小部分（图 45.2）。

我们先来看一组数据：从 1960 年到 2017 年，Davos 课程培训了约 67 000 名外科医生。与 1965 年开始在德国举办的 Davos 以外的课程相比，这一数字相形见绌。从那时起，到 2017 年，全球约有620 000 名外科医生接受了培训。此外，大约有 7800 名外科医生从1971 年正式开始的 AO 访问学者计划中受益并参与其中。2017 年，AO 及其各临床部门共为外科医生举办 830 门课程，全球参与人数为54 000 人。AO 教员的表现更出色，进行了 20 000 多个教学日，提供了 113 000 个参与日。教师是志愿者，只能得到很少的津贴，他们的车旅费和住宿费可以报销。AO 基金会 2017 年的财务年度报告显示，该基金会在教育方面的支出约为 4700 万瑞士法郎，占其预算的46%。在这么少的预算下，这么大规模地在全球范围内进行教育培

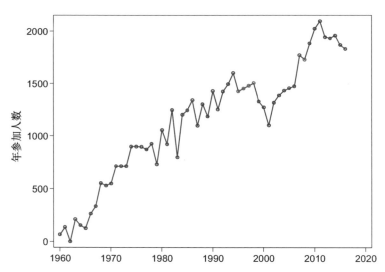

图 45.2 从 1960 年到 2016 年的 Davos 课程参与者。来源：Eichler，K.，《*AO基金会卫生经济影响评估*》，*苏黎世应用科学大学 Winterthur 卫生经济研究所（ZHAW），2018 年。经许可转载*

训，这怎么可能做到呢（图 45.3）？

在研究 AO 教育预算时，有几个问题需要考虑。工业合作伙伴的间接贡献（最近只有强生 DPS）不包括在 AO 的直接费用中。据估计，强生 DPS 承担的额外费用已达到与 AO 基金会公布的费用大致相同的水平。AO 和强生 DPS 的大量保障人员被派往每个课程，没有这些后勤帮助，这些课程无法进行。此外，需要手术器械和内植物为课程中的实践练习提供帮助。还有赞助课程的当地或地区团体的支持，强生 DPS 的当地代表在参与时也会提供帮助。总而言之，这些课程的支出估计至少为 1 亿瑞士法郎。

额外的实物捐助不会导致现金支出，但在正常情况下必须从外部获得。如果必须在公开市场上支付有竞争力的咨询费，或者支付医学院专职教员的工资，那么以低津贴缴纳 2 万个教员日将是一项巨大的成本。根据 Chris van der Werken 的说法："成为 AO 教员是一种荣誉。已经成为年轻外科医生的理想"。

此外，报告数据中无需中心校园建设和运营成本。AO 以虚拟学院（非实体）授课，如在实体校园授课，成本太高。AO 也无附属医院，其授课老师都是有全职工作的志愿者，都是医院职工。

如前所述，当 AO 扩展其课程时，发现它不可能满足不断增长的对人类尸骨的需求。为了解决这一瓶颈，AO 创造了一个名为 SYNBONE（合成骨）的工业操作系统，让它生产人工骨模型。这

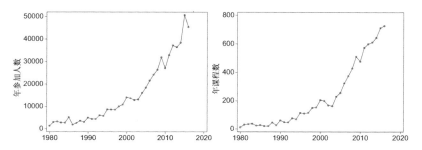

图 45.3　1980—2016 年全球年度 AO 课程参与者（左）和课程数量（右）（不包括 Davos 课程）。来源：Eichler，K.，《AO 基金会卫生经济影响评估》，苏黎世应用科学大学 Winterthur 卫生经济研究所（ZHAW），2018 年。经许可转载

一操作非常成功，以至于产品系列扩展到包括大约 1000 个骨骼和躯干模型、配件以及消耗品，这是当今 AO 课程的主要用品。到 2018年，每年向 70 多个国家销售约 21 万个这种 SYNBONE。自 1997年以来，SYNBONE 不再是 AO 的专属供应商，现在已经成为其骨骼模型的商业供应商。该公司的相当一部分业务最近转移到了马来西亚。SYNBONE AG 的股份由 AO Technology AG 持有。

AO 课程费的多少不是总部控制的，也不是总部制定的，而是取决于当地合作经销商的赞助。2018 年为瑞士学员开设的 Davos 原理课程的价格约为 1700 瑞士法郎。除此之外，学员还需要支付酒店费用、餐费以及往返 Davos 的交通费用，费用为 3000～4000 瑞士法郎。国际学员的费用更高，但通常可以依赖本国的奖学金。

这与经典医学院或大学的财务相比如何？询问了部分 AO 资深会员，没有答案。诸多分散机构加入 AO 教育，并无总财务和支出账目。因此，这种财务比较难上加难。专家估计，如果把 AO 合并成一所成熟的医学院，它至少相当于一个中等规模的机构。美国和欧洲的大型医科大学的预算都在 10 亿瑞士法郎以上。

AO 的"创伤大学"是一种分散的模式，找不到"院长。大家都说它运作得很好，而且一直是竞争对手羡慕的对象，他们不得不建立自己的组织进行教育和培训。毕竟，AO 不是一个企业，而是一个社会组织。至少可以说，成千上万的 AO 工作人员和志愿者年复一年提供的服务是相当可观的。AO 的元老在 Davos 开设课程时认为，他们只会开设几次课程，时间证明他们错了，每年都有一批新的外科医生需要接受 AO 培训，目前还没有组织可以替代 AO 这种功能。

（齐欣　译）

46 AO创新进入新领域

永远不要躺在功劳簿上

AO基金会自成立以来一直致力于创新。一路下来，创新意味着在创伤领域提供更好的手术解决方案。这就需要改进手术技术，研发更好的内植物，并不断开展教学以跟上创伤诊治的最新进展。随着时间的推移，一些AO领导人质疑该组织是否眼界太窄，除了四个主要临床部门——创伤、脊柱、颅颌面和兽医所要求和产生的解决方案之外，还有没有更广阔的创新空间？

AO管理层反思了对创伤至关重要的新发展是什么，以及应如何处理。最终在2013年前后提出了三项提案，涉及Neuro（神经病学）、Recon（改善与关节置换术相关的治疗）和运动医学。最终选择了其中的两个——Neuro和Recon，最初的财务承诺是为其提供3年的资金。强生集团同意在计算成本的基础上为这些试点举措提供财政支持，期限仅为3年，有可能延长至2018年。

AONeuro——投石问路

2013年，AO基金会在"AONeuro"的框架下发起了一项围绕创伤性脑损伤治疗的倡议。该倡议得到了一些AOCMF医生的支持，其中美国医生Paul Manson非常看好这个方向的发展。

神经外科医生非常有兴趣加入AOCMF，且AOCMF与该学科的专业外科医生有积极的合作。颅颌面手术的一个重大变化是主要手术方法从"钢丝缝合固定"（1950—1970 年）转变为 AO 在 20 世纪 70 年代开发的"钢板和螺钉固定"。AOCMF 医生在更广泛的病症中使用 AO 开发的手术设备，因此，他们认为神经外科领域将受益于 AO 所开发的设备。随着头部损伤成为一个日益严重的问题，Manson 在 2008 年开始倡导成立一个名为 AONeuro 的团体，该团体将处理因脑损伤而导致的颅骨入路问题。

为了回应这种兴趣，AONeuro 于 2013 年作为一项倡议被启动。该小组迅速制订了一套积极的教育课程，在 14 个国家举办了 17 次教育活动，吸引了约 600 名参与者。这些课程的重点是创伤性脑损伤（Traumatic Brain Injury，TBI）。

尽管早期取得了成功，但 AONeuro 起步活动并没有与 AO 基金会的核心工作联系在一起。当 AO 在 2017 年审查其范围和任务时，基金会认为自己专注于肌肉–骨骼系统，处理骨骼及骨骼附近的问题，而 AONeuro 的适应证并不完全符合这个定位。AONeuro 小组在 Manson 的领导下，决定从 AO 组织中分离出来，建立自己独立的基金会，取名为 Global Neuro。该组织的目标是覆盖全球该领域约 40 000 名临床专业人士。直到 2017 年，它已经成功通过 70 项发起的活动吸引了约 3000 名住院医师和执业外科医生。目前，AO 基金会为独立的 AONeuro 提供后台和行政支持，并在其转型期间提供了一些经济支持。

AO 基金会缺乏热情的同时，强生集团业务也发生了变化，他们发现其他临床领域更为重要。强生集团还改变了销售队伍的结构，将所有临床部门（如创伤、脊柱和颅颌面）的销售合并。此举意味着强生集团的销售团队拥有了全系列的 AO 配套器械和内植物，一些医生认为这是强生 AO 在脊柱和颅颌面等亚专科市场份额下降的原因（译者注：即销售分心了，没有像过去那样专注于小亚专科）。

AORecon——前途未卜

2014 年成立的 AORecon 则经历了不同的命运。在同样的条件下，强生集团给予的初次资金支持为 3 年，并有可能续签第二个 3 年期。AORecon 是由长期服务于 AOTK 和 AO 基金会的前主席 Norbert Haas 倡导的。作为一名创伤外科医生，他参与了骨科的工作，他观察到由于老年患者的增加，关节置换术在未来会变得越来越重要。为此，Haas 创立了 AORecon，招募和邀请外科精英和对该领域有兴趣的朋友。对于这种外科手术，Haas 也注意到，创伤病例减少了，而运动医学病例却增加了。

AORecon 的使命是改善关节置换术后的患者治疗。该手术通常与髋关节、膝关节或肩关节手术相关，因此，AORecon 的课程开发侧重于髋关节和膝关节主题。在 2016 年，也就是该小组的第 3 个年头，有五门不同的课程在四个大洲进行。所有的课程都有很多人注册排队。外科医生的网络在慢慢建立，AORecon 还在为课程招募教师。关节领域在 AO 前途未卜，因此 AORecon 把自己主要定位为教育部门。

AORecon 的未来结构仍未确定。AO 基金会的医生确认，这种手术的前景很好。目前，由于是将其作为一个非正式结构维持，是否将其打造为第五个临床领域仍待定。在其地位未定的情况下，AO 基金会通过 AOEI 的主席（Haas）和开发的课程来支持它。如果它不成为一个独立的临床部门，是否会成为创伤的一部分？AO 内部仍在讨论这个问题。

创伤医生对未来竞争有所顾虑，因此创伤发展没有全面铺开。与之相比，关节领域吸引力更大，至少医生认为自己更接近骨科专业，而非创伤。有意思的是，前段时间，当 AO 本可以涉足骨科手术，尤其是髋关节置换手术时，AO 内部的两位元老却选择了另一个方向。AO 元老 Müller 和另一位 AO 医生 Weber 发展了自己的髋关节假体业务 Protek 和 Alopro，后来在 90 年代末被 Sulzer 收购。美国 Synthes 公司的负责人 Wyss 在 20 世纪 80 年代初也拒绝假体业务，以保持对创伤的关注。但如今，关节假体供应商和创伤内植物供应商正在合并，两条产品线都由整合后的公司在同一屋檐下提供。

AO 战略基金：未来领域的创新

2013 年，AO 基金会董事会（AOFB）承诺在 3 年内投资 1500 万瑞士法郎，支持不属于常规临床部门创新活动的战略举措。重点是朝着未被满足的需求方向发展，包括以下几个方面：

- 解决需求的新服务或新技术
- 提高 AO 组织的知名度和影响力的项目
- 促进 AO 各临床部门之间合作的想法
- 提高 AO 行政办公室业务运作成效和效率的举措

资助的选择标准是基于拟议项目的创新程度。提交的项目包括手术模拟、新的教育形式或患者治疗的新想法。第一次征集提案时，约收集了 200 个提案；第二次征集提案时，约收集了 100 个提案。征集活动对内部及外部的申请人都是开放的。AOFB 选出了 25 个最佳提案，并提供为期 3 年的资助。设立截止日期背后的想法是期望到时候 AO 组织能够采纳新想法。

AO 孵化器——下一步计划

创新者可以向 AO 开发孵化器（AO Development Incubator，AODI）申请资金，以帮助将新想法从概念推向市场。支持包括资金和知识产权两方面。这意味着 AODI 不只是发放资金，而是在确保知识产权、概念验证和创意价值化方面积极支持其选定的项目。AODI 不支持手术器械的开发（AOTK 的一部分），也不支持纯研究、教育或制药。其特别感兴趣的是对患者治疗的改善，因为它适用于主要的 AO 临床领域。

大家踊跃申请，无论是 AO 内部还是外部。目标是每年征集项目并由一个独立的委员会进行选择。AODI 的目标是支持能够在 1～5 年时间内完成的项目。

AO 投资——和新兴公司的合作

AO 在创新领域的最新工具是 AO Invest（AO 投资），这是一个创业资本基金。通过这个投资工具，AO 期望与开发 AO 社区感兴趣的新医疗技术的年轻公司合作。AO 将通过一个专门成立的风险基金团队的关系，结合其对新技术发展感兴趣的 20 000 名医生的经验，期望作为开发团体的投资人和合作伙伴。关键的选择标准是，在整个患者治疗过程中改善患者的生活，而不仅仅是在某个临床领域。

截至 2018 年，AO Invest 将两项投资列为其投资组合的一部分。第一项投资是对英国的 Digital Surgery 公司的投资，该公司开发了一个交互式移动手术模拟器，它可以逐步引导外科医生完成手术的每一个环节，帮助他们驾驭手术过程中需要做出的每一个决定。

第二项投资是对一家以色列公司 Augmedics，Ltd. 的投资，该公司开发了一种可供外科医生佩戴的头盔，以便在手术过程中使用他们的 Xvision 技术进行导航。有了这种装置，外科医生可以持续注视患者，而不必转身去看侧面甚至背后的屏幕（图 46.1）。

为了帮助管理这个投资基金，AO 基金会董事会在 AOTAG 旗下招募了一个由经验丰富的投资人组成的独立董事会，既负责项目的选择，也负责与被选中的公司进行联系。

在创新领域寻找突破

上述三类创新不同程度地显示了 AO 的推陈出新。最初的创新，即创建 AONeuro 和 AORecon，意在扩大基金会的范围，并进入其他主要临床部门没有占据的空地。打破因循守旧，更多的是"往外靠"，同时在创伤领域内继续稳扎稳打。

第二项和第三项举措——AO 战略基金和 AO 开发孵化器，目的是寻找新的思路，帮助组织在研发领域更具创新性，创造自己的知

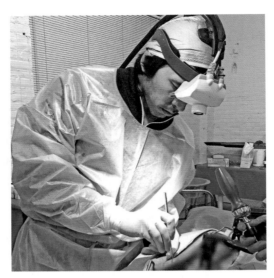

图 46.1 Xvision 系统。*以色列 Yokneam 公司 Augmedics 版权所有。经许可转载*

识产权，以及改善患者的治疗。在技术上，它是一种创新（革命），但在使命上，它仍然是一种坚守，因为它贴近 AO 的使命。

第三项举措——AO 投资，可能涉足更广，更多属于创新（革命）。但是，通过对外科手术进行广泛的再创造，或者通过影响任一外科手术，AO 支持其正在进行的教育活动的现代化，以及协助 AO 医生进行其他类型的手术实践。这些举措将如何促进创新，且有朝一日被 AO 采用？我们拭目以待。

（陆强　译）

47 AO 联盟：把 AO 理念带到全球每一个角落

源起：AO 社会经济委员会

当 AO 医生将他们处理骨创伤的高超技术带到世界上时，大部分工作集中在欧洲和北美的高收入国家，而拉丁美洲和亚洲则只有少量的医院和医生受益。AO 技术只能由一批训练有素的外科医生带给患者，他们可以使用 AO 配套器械和设备。总部设在欧洲的工业合作伙伴 Mathys 和 Straumann（Stratec Medical）在拉丁美洲和亚洲的许多国家开设了子公司或指定了经销商，因为这些地区的外科医生参加了 AO 课程，并希望能够使用 AO 配套器械。

这种扩大在持续，但并没有进入非洲或亚洲一些低收入国家。因此，一些致力于改变这些地区的 AO 医生于 1999 年成立了 AO 社会经济委员会（AO Social-Economic Committee，AOSEC）。AO 基金会及其一些领导人越来越意识到，他们为高收入国家的伤员提供的治疗与中低收入国家之间存在着巨大的差距。

在撒哈拉以南非洲、亚洲和拉丁美洲地区，AOSEC 发挥了约 15 年的重要作用。该委员会开发了由当地讲师教授的定制课程，提供了奖学金，并安排了进修医生计划。AO 基金会和选定的工业伙伴在 AOSEC 成立以来一直提供资金和支持，旨在提高这些国家的骨折治疗标准（图 47.1）。

AO 基金会为 AOSEC 的活动提供了约 120 万瑞士法郎的预算。一些 AO 医生以及三个工业合作伙伴（Mathys、Stratec Medical 和

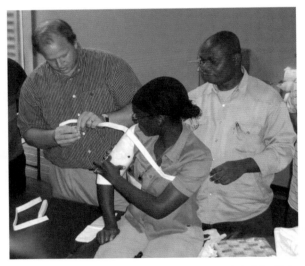

图 47.1 *AO 赞比亚课程手册。瑞士 AO 基金会版权所有*

Synthes USA）都参与其中，他们从早期就对委员会及其活动有投票权。当时讨论过更便宜的内植物，甚至是不同名字的第二品牌内植物。他们还考虑了更简单、更便宜的解决方案，这些解决方案是由外科医生驱动，或者说是由开发者驱动的，例如 Robert Frigg 的"Tanza-Fix"（坦桑尼亚骨折固定法），这是 AOI 为坦桑尼亚开发的一次性外固定器，也用于其他非洲国家，以及用于自然灾害中的救治。在 AOSEC 为非洲开发的一些课程中，列入了骨折保守治疗的内容，以改善没有内植物或手术专家地区的骨折治疗（图 47.2）。

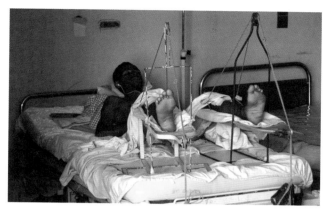

图 47.2　非洲的骨折保守治疗。*瑞士 AO 基金会版权所有*

一个西非农村男子的故事是骨折治疗的反面教材。28 岁的 Mohammad Kamara 是一个自给自足的农民，他有 2 个妻子和 6 个孩子，每天收入却不到 2 美元。福无双至，祸不单行，他想在集市上出售自己的庄稼补贴家用，却被一辆摩托车撞倒，右小腿（胫骨）开放性骨折。当地的一位传统医生用竹夹板和草药敷料对他进行了治疗。5 天后，他的病情恶化，被迫前往城市寻求帮助，而去城市的路程却要足足 2 天。他的腿出现了坏疽，濒临死亡，不得不接受膝盖以上的截肢手术。虽然受伤 6 个月后装上了假肢，但他再也不能像以前那样在田里干活了。因此，他的大女儿被迫辍学去干农活。显然，这一事件对 Kamara 及其整个家庭产生了重大的长期影响。

最终，2013 年 AO 在秘鲁 Lima 进行的一次讨论得到了巩固，决定成立一个新的组织，即 AO 联盟，其形式是一个独立的基金会，但仍与 AO 组织有关。在 AO 首席执行官 Rolf Jeker 的领导下成立了一个新的董事会，新的董事会将由在低收入国家具有实际医疗和研发经验的专家组成。

建立 AO 联盟

2014 年 12 月，正式签署了创建新实体 AO 联盟基金会的协议，一些 AO 前任主席和 Hansjörg Wyss 作为签字人，通过建立一个独立的基金会，使来自 AO 基金会以外的资金成为可能。作为起始捐款，AO 联盟基金会获得了 10 年内 7500 万瑞士法郎的承诺。其中 1/3，即 2500 万瑞士法郎由 AO 基金会承诺，2/3，即 5000 万瑞士法郎将来自 HJW 医学基金会（由 Synthes USA 公司的瑞士元老和慈善家 Wyss 设立），该基金会在一份谅解备忘录中同意支持个别项目提案，最高金额为 5000 万瑞士法郎。这将使 AO 联盟每年可获得的资金增加到 750 万瑞士法郎，比之前 AOSEC 的年度资金增加了 5 倍。

前 AO 主席 Chris Colten 解决了 AO 联盟在一些中低收入国家所面临的挑战，他在谈到在加纳的经验时说（图 47.3）：

> 加纳有 2300 万人口，43% 在 15 岁以下。每年约有 6 万例骨折，通常由家人或护士治疗。全国只有 4 家教学医院和约 15 家地区医院。有时候我们有本土的骨科医生参与，但患者的治疗效果非常差。AO 联盟的策略是影响"骨折治疗人员"，改变他们的治疗方法。我们付给他们钱，让他们参加治疗课程。我们招募村里的长者，向骨科医生施压。有时我们需要使用更安全的夹板固定。这一切方法都可归结为因地制宜的教育。

在 AO 联盟下，除了 UBS Optimus 基金等其他外部来源外，还将资金用于一个儿科研究所，帮助改善儿童骨折的治疗，而儿童骨折在加纳的骨折中占比很高。AO 利用其在儿童骨折方面的经验，

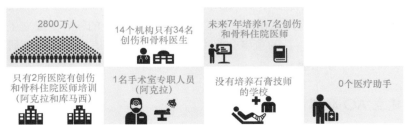

图 47.3　加纳的情况。瑞士 AO 基金会版权所有

于 2014 年创建了《小儿骨科 AO 手术参考》（Pediatric AO Surgery Reference，AOSR），这是 AOSR 创伤（AOSR Trauma）的一个分支，Chris Colton 担任主编。该指南的创建也得到了 AO 基金会的支持，并于 2017 年 12 月"上线"，成为世界上第一本可在线查阅的综合性儿科手术参考资料。

AO 联盟基金会不可能在所有国家发挥作用。也要有重点，因此基金会决定优先考虑有过 AOSEC 积极活动的国家。

AO 联盟对非洲的关注是由 3 年期方案所要实现的一些目标所驱动的，该方案旨在为非洲创伤和骨科医生提供骨折的保守治疗和手术治疗课程。在项目实施的第 1 年，约有 1685 名学员参加了 AO 联盟在非洲国家提供的 41 个课程。这些课程在 21 个不同的国家开设，约有 400 名教员参加，大多数是在区域和国家基础上开设的。还为手术室人员提供了关于无菌手术和手术骨折的课程（图 47.4）。

除了马拉维和加纳之外，埃塞俄比亚也是 AO 联盟的目标国家之一，在那里，联盟还与另一个非营利组织——澳大利亚非洲医生

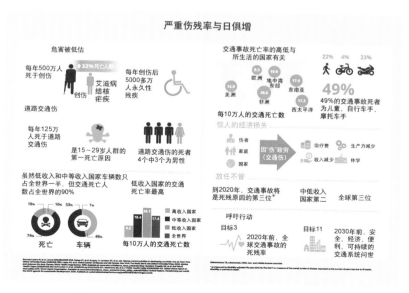

图 **47.4**　骨创伤的流行。瑞士 AO 基金会版权所有

组织（Australian Doctors for Africa，ADFA）合作，在 Addis Ababa 的一家医院开设课程，并在 Hawassa 大学医院培养当地的医疗力量，建立了一个新的创伤骨科。这种合作虽然毫无关联，却让人联想到两个对 AO 的创建起着重要作用的人：1946—1947 年，Maurice Müller 在他的医学生涯之初就曾在埃塞俄比亚工作过，而他的第一套 AO 配套器械的开发和工业合作伙伴老 Robert Mathys 曾驾驶私人飞机飞遍非洲执行人道主义任务，1966 年在 Addis Ababa 降落。从某种程度上说，AO 基金会在非洲的新使命肯定会比 AO 两位最具影响力的元老的短暂访问更加持久（图 47.5）。

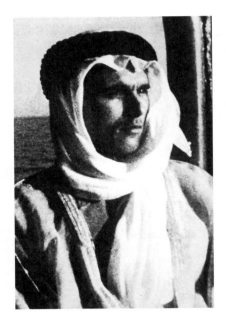

图 47.5 Maurice Müller 在埃塞俄比亚。*瑞士 AO 基金会版权所有*

参考文献

Gosselin, R. A. (2009). The increasing burden of injuries in developing countries: Direct and indirect consequences. *Techniques in Orthopaedics, 24,* 230–232.

（陆强　译）

48 对全球卫生经济的影响

卫生经济上的贡献

目前，AO 倡导的手术接骨术在患者的治疗效果方面迈出了一大步，迅速成为治疗骨折的首选方法。与以前包括石膏和外固定在内的"保守治疗"相比，手术接骨术使得患者畸形或残疾的风险要小得多。从卫生经济的角度来看，手术接骨术治疗也更加有效，因为这一方法考虑了更好的治疗方式对社会的总体经济影响，尽管这一观点还有待进一步证实。

传统外固定与 AO 倡导的内固定可以从不同层次进行比较。最狭义的方式是比较两种术式在医院治疗中的直接费用。有一起特殊病例记录了这种费用对比。该例患者（1939 年出生）在 1959 年（20 岁时）右腿胫骨骨折，在 1983 年（44 岁时）左胫骨骨折。他在第一次创伤时使用的是传统方式进行外固定和双腿牵引治疗，而 24 年后另一条腿的类似创伤则使用 AO 内植物进行治疗。结果表明，尽管在手术和内内植物上有额外的费用，但手术接骨术使得患者总体住院费用降低了约 15%，这主要得益于住院时间缩短了 11 天。

显然，在上述比较中还有其他因素可以考虑在内——由于手术接骨术治疗后不必使用石膏，患者可以更早实现完全自由活动。

此外，负重训练可以提早 4 周开始，且患者能够提早 3 个月实现完全康复。在此示例中还未提到患者的其他益处，以及可能给保险公司和企业雇主带来的经济利益。

AO 社会经济委员会（AOSEC）的指导委员会将手术接骨术与保守治疗的直接费用在两个图表中作了直观的表达，该表时间线始于

1958 年，即 AO 组织创立伊始。该研究结果已提交给 AOSEC，并指出了 AO 方法的"社会影响"。随着 AO 倡导的内固定方式开始替代传统的石膏法，不仅降低了医疗费用，还为整个社会节省了大量的资金（图 48.1 和 48.2）。

卫生经济效益的近期研究：瑞士

内固定手术能降低医疗费用已成共识。苏黎世应用科学大学

《假设》（*Hypothetical*）一书中AO基金会的社会影响力直观图

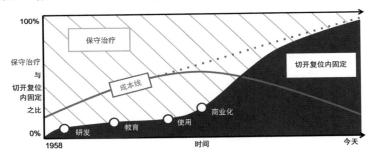

Michel Orsinger, October 2016

《假设》一书中AO基金会的社会影响力直观图

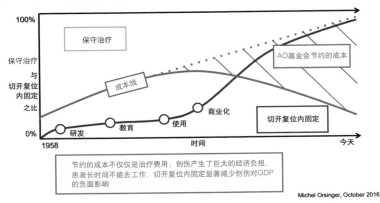

Michel Orsinger, October 2016

图 48.1 AO 提倡的内固定带来的社会影响。*瑞士 AO 基金会版权所有*

患者J.G.（1939年生）	1959年	1983年
事故	右胫骨 保守治疗	左胫骨 内固定
治疗	牵引	手术接骨术 钢板螺钉固定
住院时间	19天	8天
石膏固定	10周	无
完全负重行走	14周后	10周后
骨折愈合	7个月后	4个月后
住院费用	2800瑞士法郎 （换算成1983年）	2400瑞士法郎

图 48.2 传统治疗和内固定治疗的医疗费用对比。*来源：Martin Allgöwer，AO 元老，Chur。瑞士 AO 基金会版权所有*

（ZHAW）团队近期就内固定方式对卫生经济还有哪些益处展开了一项研究。他们通过将使用内固定方式节省出的复工时间计入货币价值，研究了内固定带来的长期卫生经济效益。

为了估算超出医院直接费用的数据，必须做出几个假设和条件限制。ZHAW 团队根据瑞士国家意外保险基金（SUVA）的数据对瑞士的经验进行了建模。算出间接成本，需综合三要素，算出丧失劳动能力中位数（月）：劳动能力丧失导致的 65 岁退休前领取残疾养老金（按月）；65 岁前早死、劳动力丧失导致的成本（按年）；65 前死亡率下降导致的劳动收入提高，老年患者人群则按挽救的生命计算（按年）。

对于两种较为常见的骨折，即胫骨和股骨骨折，正如每次发生后统计数据显示的那样，AO 方法在直接住院成本上能节约 10% ～ 20%。当将间接成本计算在内时，AO 方法相对于传统方法的优势大大增加，达到了每例 100 000 瑞士法郎或更高的水平，这也支持采用内固定的方法（图 48.3 和 48.4）。

如果全瑞士九大类别的骨折都采用内固定而不是保守治疗，那

胫骨折解剖部位	年	AO/OTA	治疗	直接费用	间接费用	总费用
胫骨近端	2015	41-xx	手术	12868	19926	32'794
	2015		保守	18942	122690	141632
胫骨干	2015	42-xx	手术	20775	28487	49'262
	2015		保守	18942	129117	148059
胫骨远端	2015	43-xx	手术	26115	36154	62'269
	2015		保守	18992	145105	164'097
胫骨总费用（瑞士法郎，加权平均，每患者）		41-43	手术	17088	24934	42023
			保守	18954	128831	147785
胫骨总费用差：瑞士法郎，每患者，保守-手术		41-43		1865	103897	105762

图 48.3　瑞士胫骨骨折节省成本。来源：苏黎世应用科学大学（ZHAW）。经许可转载

骨折解剖部位	年	AO/OTA	治疗	直接费用	间接费用	总费用
股骨近端	2015	31-xx	手术	21349	28527	49877
	2015		保守	24202	111637	135839
股骨干	2015	32-xx	手术	19430	52792	72222
	2015		保守	24202	204558	228760
股骨远端	2015	33-xx	手术	17638	24856	42493
	2015		保守	24202	196671	220873
股骨总费用（瑞士法郎，加权平均，每患者）		31-33	手术	19652	30642	50294
			保守	24202	157620	181822
股骨总费用差： 瑞士法郎，每患者，保守-手术		31-33		4550	126978	131528

图 48.4　瑞士股骨骨折节省成本。来源：苏黎世应用科学大学（ZHAW）。经许可转载

么每年节省的资金是相当可观的。这对瑞士社会的卫生经济影响估计约为每年 5 亿瑞士法郎，自 AO 组织成立以来累计约为 150 亿瑞士法郎。如果仅对直接医疗成本进行更小范围的测算，那么对社会影响层面节省的费用大约为 2%～5%，即 2000 万～2500 万瑞士法郎。后者的影响非常重要，因为它从保险计划到对国民生产总值（GNP）贡献的各个方面都节约了社会的成本。在医疗费用层面，每年节省的费用则要少得多。内植物的消费者并没有从整个社会福利中获利，因此可能时常引起关于使用内植物的争论（无法获取内植物的直接费用数据。在瑞士，内植物费用与 SUVA 保险下的治疗费结合在一起，且未公开。在美国，大多数医院都会为每种手术租用手术器械，同样无法直接获取内植物的成本）。

卫生经济效益：全球

以上这些自然是基于瑞士国情的统计数据，瑞士法定的有效退休年龄为 65 岁。此外，一些假设推断人们会一直工作到退休年龄，这种情况在瑞士比较典型，但在其他国家则大不相同。与其他国家相比，瑞士因骨折而增加的医疗费用可能偏高，该费用仅次于美国。该团队考虑了上述所有因素，并对以下方面进行了调整：①国家人口规模；②通过国际对比得出的每个国家的医疗保健费用水平；③受工资损失影响的收入水平；④内固定的历史渗透水平（图 48.5）。

AO 的全球影响是其瑞士影响的放大版本，并根据上述参数进行了调整。瑞士在全球骨创伤量中所占的份额仅约为 2%，因此全球每年产生的社会效益为瑞士的 50 倍，年收益为 250 亿瑞士法郎之巨。此外，应该指出的是，经济合作与发展组织（Organization of Economic Development，OECD）（简称经合组织）中，内固定治疗普及程度较高的国家每年都能节省大量资金。全球实际节省额可能较低，但是仍然相当可观。

所有这些数据都适用于经合组织中的发达国家，但并不包括世界大多数人口。世界上仍有一半以上的人口无法接触到 AO 倡导的骨创伤治疗方法，留下了未被开发的巨大潜力。

干预组：
三个部位骨折（股骨、胫骨、桡骨）——手术接骨术

比较组：
三个部位骨折（股骨、胫骨、桡骨）——保守治疗

结果：
➤ 直接医疗费用（<65岁的SSUV人群，≥70岁仅股骨近端骨折人群）
➤ 间接医疗费用（<65岁的SSUV人群）
➤ 挽救的生命（仅计算≥70岁股骨近端骨折人群）
➤ 直接医疗费用通过治疗费用得出（来源：SSUV数据库或2015年瑞士关税）

间接费用包括：
➤ 中间劳动力丧失（劳动力丧失月数乘以2015年同年龄人群瑞士月工资中位数）
➤ 无死亡长期劳动力丧失（65岁之前领取完全残废补贴的月数乘以月工资）
➤ 死亡而长期劳动力丧失（65岁之前过早死亡损失的年数乘以年工资）

在我们的分析中，伤残率的降低表现为两种：
<65岁：非早死的劳动创收
≥70岁：挽救的生命（按年）

观察期：
分析涵盖了从1958年（AO成立）到2017年（最近可用数据）的60年时间。
每年对手术接骨术组和保守治疗组进行比较，对各项费用累积测算

图 48.5　卫生经济分析假设。SSUV，瑞士国家事故保险基金。来源：苏黎世应用科学大学（ZHAW）（Eichler, K.）

卫生经济效益：患者

　　到目前为止，效益都是从卫生经济角度衡量的，仅考虑了对工作年龄患者的经济影响。当然，还有其他好处，例如患者舒适度。几周不用绑石膏的价值怎么衡量？即使患者不工作，如何对治疗及术后活动能力的提高估值？

　　1959 年，一位 39 岁的老师从离地 2 米的梯子上摔落，其左踝附近的小腿有复杂创伤。据推测，她是由 AO 元老 Martin Allgöwer 在 Chur 附近的医院用早期的手术接骨术进行治疗的。48 年后，在 2007 年进行对照复查时，X 线片显示这位 86 岁高龄患者的骨头已完全愈合且没有任何并发症。如果是早几年受伤，可能就会接受传统的治疗，那么残疾的风险就将大大增加（图 48.6）。

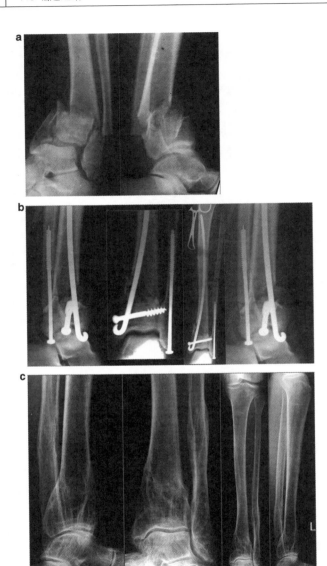

图 **48.6** 1959 年骨创伤治疗与 2007 年的对照复查。**a.** 从 2 米高的梯子上摔落的创伤；**b.** 1959 年的手术；**c.** 手术 49 年后的对照复查。来源：*Christoph Sommer 博士，Grisons Cantonal 医院创伤外科主任。经许可转载*

　　本节的讨论中，对老年患者的益处是一个非常重要的考虑因素，因为老年患者更容易遭受骨质疏松性骨折。用手术接骨术治疗后，他们可以过上更加行动自如的生活。内固定治疗在确保骨愈合方面比保守方法优越得多，致残的病例也少得多，这也使得现今热衷运动的老年人受益，他们可以继续积极参与徒步、骑行、滑雪、高尔夫等许多运动。在过去，经历了严重的骨创伤后，参与这些运动是无法想象的。

　　患者的舒适度和活动力很难用金钱来衡量，伴随着经合组织国家的老龄化趋势，这些好处在未来只会更重要。

（陆馨彤　译）

49 AO 产业和商业影响力

创造新产业

AO 基金会一方面以内固定技术征服业界，奠定统治地位，另一方面又以手术工具的供应打造了一个完整产业，两者相辅相成，并行不悖。业务从过往到现在，供应商从分散到整合，路经细细描绘，已慢慢清晰。然而，独木不成林，越来越多的企业投身于这个行业才是 AO 发展整个事业版图的重心。

那么，如何来衡量 AO 对产业集群的经济影响？由于有些公司是非上市的，或者被合并到了整体数据中，并没有披露详细的数据，所以很难准确估计。虽然销售数据可以衡量一家公司是否成功，但就业情况更能描述对行业的总体影响。

AO 派生的产业集群

由 AO 派生的产业集群，其核心公司都出自 AO 授权公司（Synthes AG Chur）所签署的那份原始授权协议——最初有两个合作伙伴（Mathys 和 Straumann），Synthes USA 加入后，最终为三个公司。随着 Synthes USA 的迅速成长，它的销售额超过了 Mathys 与 Straumann 的总和。随之而来的一切整合使它们最终合并为一家经 AO 许可的生产商，名为 Synthes，并在瑞士证券交易所上市。整个合并过程由 Synthes USA 的大股东 Hansjörg Wyss 领导，并于 2004 年告一段落。

在发展过程中，由原工业合作伙伴建造的 AO 配套器械制造工厂仍保持运行——基于 Wyss 的管理理念：工厂宁小勿大，宁多勿少，宁简勿繁。对于 Wyss 而言，拥有 400～500 名员工的部门可以实现更好的效率。因此，被收购的 Mathys 和 Straumann 公司被完整保留，每个公司都由 3～4 个独立的生产基地组成，并拥有 300～400 名员工。AO 给了这些工厂特定的产品授权，涵盖了 AO 配套器械的整个产品组合。强生（J&J）收购 Synthes 后，使其成为 DePuy Synthes（DPS）部门的一部分，并保持了这一管理理念，从而保留了先前的运营和生产状态（图 49.1）。

产业集群的全球影响

当强生（J&J）于 2011 年收购 Synthes 后，他们在全球拥有约 12 000 名员工，其中包括从事制造（美国、德国、瑞士和远东）

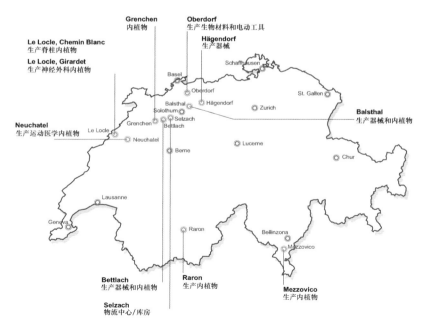

图 49.1　DPS 在瑞士的生产足迹。*瑞士 AO 基金会版权所有*

的员工，以及涉及全球内植物分销和销售的员工。专家估计，在 Synthes 只有大约一半的员工在从事制造作业，而其中的 2/3（约 4000 人）在 Synthes 的瑞士生产基地工作。

只看 Synthes 会忽略一个重要的事实，那就是 DPS 业务的全球市场占有率约为 45%。其余 55% 的市场份额来自竞争对手——同样基于 AO 理念而生产创伤内内植物。由于不存在严格的专利保护，所以市场上的仿制品较多，而且竞争对手始终绕过内内植物设计的方法，从而避免引起专利侵权诉讼。

之前的 Voka 公司就是这样一个山寨公司，它是由两名前 Straumann 高管（Vogt 与 Karpf）于 1963 年在 Selzach 设立。那时，AO 组织中的很多会员感到不悦，因为两位元老是 TK（技术委员会）的会员，利用其内部知识来自立门户。这家公司后来更名为 Osteo。当时，它的 AO 内植物以低于市场价 20% ～ 25% 的价格进行销售。当美国公司 Stryker 在 1996 年收购 Osteo 时，它为 Stryker 进入创伤市场提供了渠道。当时，Selzach 的公司拥有约 70 名员工，生产钢板和螺钉之类的创伤内植物；在 Stryker 的领导下，公司不断发展壮大，在 2001 年成立 50 周年之际，公司员工达到 480 名。这家公司不仅生产产品，还成立了 Stryker 创伤手术的研发中心。

在评估 AO 革新的产业影响力时需要统摄所有的生产实体，无论其获得 AO 合法授权与否。离开 AO 的创新努力，它们不会存在。因此，AO 影响的整个行业的规模必须设定在 DPS 报告数量的 2 倍左右，即约 20 000 ～ 25 000 名员工就业，并带来超过 100 亿瑞士法郎的全球总销售额。如前所述，考虑到亚洲的发展以及中低收入国家对低成本内植物的需求，通过 DPS 出售的 AO 品牌产品的全球份额可能会与时俱减，但围绕内植物生产的全球就业机会可能会随着向亚洲（含印度）的持续转移而与时俱增。

AO 和 Synthes 在瑞士的影响

在瑞士当地，AO 派生的配套器械生产一直集中在相邻的两个州——Solothurn 和 Basel-Landschaft（Basel-Land）。现在强生（J&J）

DPS 拥有的 8 个 Synthes 工厂中，有 4 个位于 Solothurn。此外，Stryker 的创伤内植物工厂也位于同一地区。总体来说，大约 2600 名员工的就业归功于创伤医疗产业集群，其中有大约 130 名后起之秀在这些企业中大放异彩。这一地区曾是钟表业的天下，并在 Solothurn 的几个城镇有着庞大的业务。但由 AO 派生的创伤医疗产业集群在重要性和影响力上早已使钟表业黯然失色（图 49.2）。

泛起涟漪：AO 的间接产业影响

无论是通过 Sythes 还是其他竞争商，除了 AO 创伤内植物产品

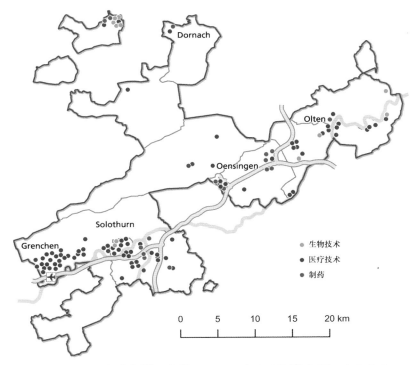

图 49.2 Solothurn 产业集群。来源：ConCep ＋ GmbH 联合 Wirtschaftsförderung Kanton Solothurn，Vollerhebung MedTech Kanton Solothurn，2016 年 10 月。经许可转载

外，AO 及其生产商的产业活动还孵化了更多的外延公司。这些活动都与后续的开发有关，而这些开发则起源于 AO 的技术或应用。

与这些相关联的投资来源于两个家族企业，这两个企业自 AO 成立以来就一直参与其中，并将其与 AO 相关的业务出售，形成统一的 Synthes，然后各自继续经营相关技术的企业。

Straumann 牙科

在 Fritz Straumann 于 1988 年意外离世后，Straumann 家族拆分了自己的公司。医疗内植物业务以 Stratec Medical 公司独立运营，并由其经理 Rudolf Maag 以管理层收购方式接管。公司余下更小的部分由 Fritz 的儿子 Thomas Straumann 领导，他带领了一个由 20 名专家组成的小组并将重点放在了牙科内植物上。尽管生产 AO 品牌的内植物与牙科关联甚少，但其中的技术和材料是相通的，特别是钛金属，与牙科内植物息息相关。牙科内植物这一分支增长迅速，到 2017 年已约有 5000 名员工，创造销售额达 11 亿瑞士法郎。Straumann 牙科业务现在已经达到了 Synthes 在 2000 年左右的规模，并高速持续增长。Straumann 牙科于 1998 年上市，在 2004 年从 Waldenburg 迁址到 Basel，并在 Bern 雇用了大约 500 人，在 Villeret 运行着一家大型制造工厂（图 49.3）。

没有 AO 内植物的经验（包括转向钛材料和 AO 合作的商业模式），就没有 Straumann 牙科的存在。

Medartis 公司

1997 年，Thomas Straumann 创立了 Medartis 公司，重新进入手术接骨术行业，1989 年 Straumanns 以管理层收购方式出售 Stratec Medical 时曾离开该行业。Medartis 专注于颅颌面以及四肢创伤领域金属内植物的研发与制造，颅颌面为 AO 涉及的四个临床领域之一（图 49.4）。

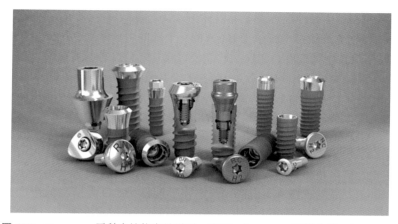

图 **49.3** Straumann 牙科内植物产品系列。*来源：Straumann 牙科公司。经 Thomas Straumann 许可*

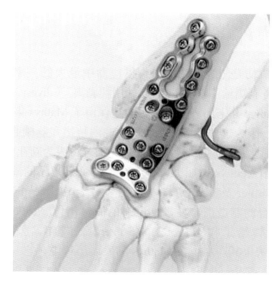

图 **49.4** Medartis 腕关节融合系统。*来源：Medartis 公司。经 Thomas Straumann 许可*

Medartis 在传统意义上可以称为"钛之家",它生产的所有钛金属内植物与螺钉都来自位于 Basel 的一个新的生产基地,该公司全球 500 名员工中约 200 名受雇于此。公司成立之初仅有 6 名员工,随后销售额稳步增长,到 2017 年已达到约 1 亿瑞士法郎。在最初的 15 年里,该公司处于亏损状态,但现在已扭亏为盈,从而可以在瑞士进行 IPO,并募得未来增长所需的资金。

Medartis 公司的产品集中在手、腕、肘、肩、足创伤以及颅颌面。其标志性产品是颅颌面中使用的 Trilock 钢板,该专利技术可实现多向和多角度固定。同样,Medartis 采用的商业模式类似于 AO/Synthes。显然,没有 Straumann 家族早期作为 AO 内植物的生产商的经验,Medartis 就不会作为一家公司出现。从技术上来说,该公司还受益于 AO 与强生 DPS 之间合作协议的变化,该协议允许在某些情况下与其他工业伙伴合作。

Mathys 骨科

Mathys 最初是三家 AO 内植物供应商中最大的一家,2004 年将其内植物业务剥离给了 Synthes。此处用"剥离"(divest)一词是合适的,因为 Mathys 并未出售整个公司。它保留了 Mathys 集团约 10% 的小部分业务,因为这些业务与 AO 相关的内植物和器械业务无关。就像 Straumann 的牙科内植物业务一样,这部分将成为新业务的核心。

老 Robert Mathys 长期以来一直在进行骨科产品的试验。首先是与 Maurice Müller 及其髋关节内植物业务合作,Mathys 从 1967 年开始成为其合约制造商,并以 Protek 的商标销售。1996 年,Mathys 将生产合同转给了收购 Protek 的 Sulzer。1997 年,公司第一次以 Mathys 品牌销售其产品。在 Mathys 的发展历程中,它一直为销售自有品牌的 AO 或 Protek 供货。

自 1997 年以来,Mathys 稳步扩充其产品组合,包括膝、髋、肩部的假体以及骨替代材料。当他们对材料的研究转变到合成材料高密度聚乙烯(HDPE)时,AO 内植物的原材料也从金属开始转变。

Mathys 的最新发展是在运动医学领域，其名为 Ligamys 的内植物产品旨在实现前交叉韧带的生物型自我修复（图 49.5）。

至 2008 年，Mathys 公司由该家族第三代人管理，拥有约 60 名员工，其中有一半在瑞士境外办公，销售额约为 1.25 亿瑞士法郎。该公司在欧洲和亚洲设有多个销售子公司，也仍旧运营着 Mathys 当初以 AO 内植物业务起步的那个工厂。

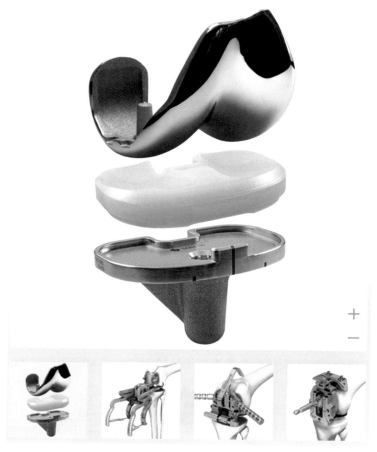

图 49.5　Mathys 膝关节假体系统。来源：*Mathys 公司。经小 Robert Mathys 许可*

Thommen 牙科

在 Grenchen 镇 Solothurn 的 MedTech 产业集群里，可以找到另一家源自 Synthes 技术和制造基地的牙科内植物公司。老 Robert Mathys 与临床医生一道，于 1975 年开发出一种名为 Ha-Ti® 的牙科内植物系统。该系统于 1986 年以突破性技术进入市场，其连接性设计一直保持至今，未做改动。1996 年，老 Robert Mathys 和 Livio Marzo（Mathys 家族的第三代成员）将牙科部门从 Mathys 公司中分离出来，成立了一家名为 HATI Dental AG 的新公司，其重点是牙科种植和修复技术。

2001 年，Straumann 的一位高管就 Ha-Ti 牙科内植物系统和螺钉制造问题与 Marzo 进行了交流。这促成了 Thommen Medical AG 的创立，该公司收购了 HATI Dental AG，并在原有 Mathys 螺钉技术的基础上继续积极地在牙科内植物领域深耕。那些与 Thommen Medical AG 合作的临床医生也持续为该系统的进一步发展而努力着（图 49.6）。

这家非上市公司仍然由 Marzo（Mathys）家族管理和拥有，他们与包括 Novartis 在内的外部投资者共同工作。作为一家非上市公司，没有官方数据披露，但估计该公司有 100 名员工。该公司在北美、欧洲、亚洲和中东地区都有销售公司，并在众多市场中设有子公司或独家分销合作伙伴。

派生供应基地　圈子越画越大

以 AO 设计的内植物为中心的医疗产业集群的存在为供应商提供了机会。这方面的一个典型例子是机床供应商 Monnier ＋ Zahner

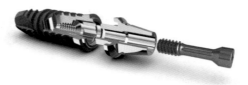

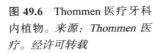

图 49.6　Thommen 医疗牙科内植物。*来源：Thommen 医疗。经许可转载*

AG，该公司由两位企业家于 1964 年创立，专业生产加工手表外壳的机床。20 世纪 70 年代初，瑞士手表行业的危机迫使公司调整发展方向。Monnier + Zahner 开始专攻生产接骨螺钉及其他医疗和牙科内植物所需的设备。随着时间的推移，Monnier + Zahner 成为用于制造高精度医疗螺钉的铣削和旋转切削设备领域的全球领先供应商。如果 Mathys 没有建立这个需要高度专业化设备的行业，Monnier + Zahner 就不会有目前的全球市场地位。该公司为非上市公司，总部位于 Safnern，大约有 70 名员工（图 49.7）。

AO 基金会和工业伙伴对瑞士的产业贡献巨大

AO 配套器械发展带来的创伤与牙科内植物制造基地的成功，

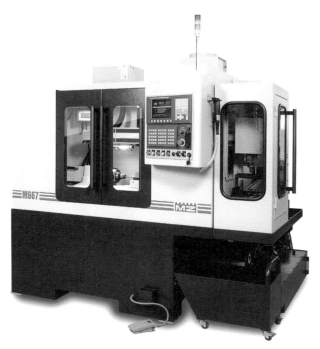

图 49.7　Monnier + Zahner 蜗杆铣床。来源：*经 Monnier + Zahner 许可*

代表了瑞士工业的一项重大成就。由于这一产业集群在瑞士钟表业萎缩的时候兴起，所以在 Solothurn 和 Basel 区域的医疗产业群平衡了就业。此外，随着时间的推移，制造基地能够对抗国外竞争并持续成长。这也使得瑞士法郎不断升值成为可能，并抬高了瑞士企业的经营成本。这在很大程度上归因于瑞士 AO 生产商和天才企业家——Mathys 和 Straumann 家族。后来也有更多的职业经理人加入，例如 Stratec Medical 的 Rudolf Maag 和 Synthes USA 的 Hansjörg Wyss。AO 基金会及其医生们负责说服医学界相信手术接骨术和 AO 方法是首屈一指的，企业家们也纷纷筹集资金，建设并经营自己的工厂，同时他们汇集了一批高技能、敬业的员工队伍。他们以独创性、高效率和创造力与更大的公司竞争。

（陆馨彤　译）

50　AO: 财富的创造者

不同种类的财富

人们很自然地将"财富"（wealth）一词与金融财富联系在一起。但是，AO 通过锐意创新和工业伙伴共同创造的大量金融财富仅仅是其财富创造的一个方面。毕竟, AO 的目的从来不是创造财富，它旨在改善骨创伤患者的生活。由于创造财富不是 AO 的主要目的，应当将 AO 基金会视为一个努力承担社会责任的企业。所以，需要重点研究 AO 带来的不同形式的财富——金融、产业、投资者以及社会等各个方面。

AO 作为个人金融财富的创造者

AO 基金会及其开发的配套器械直接或间接成就了 5 位亿万富翁。其中一个是机构亿万富翁，即 AO 基金会本身的捐赠就超过 10 亿瑞士法郎。然而，这种巨大的金融财富创造需要进一步进行说明。在成为 AO 器械的独家生产商过程中，有两个家庭和个体企业从一开始就积极参与其中，因此他们有了可观的财富积累。但财富的累积并非天上掉馅饼，需要怀有企业家精神，敢于冒险和竭尽全力。最重要的是，所有这些财富起步都很艰难，其中有些实际上是从零开始的。当然，在此过程中也充满了挫折与牺牲。

AO 配套器械业务的"关键玩家"是 Mathys 和 Straumann 两个家族以及 Rudolf Maag 和 Hansjörg Wyss 两位先生。"家族"一词在此处应模糊处理，因为这两家族的元老——老 Robert Mathys 和 Fritz Straumann 已与世长辞。

Mathys 家族：医疗技术领域的坚守者

1946 年，由老 Robert Mathys 所有和经营的小作坊在 Bettlach 开业（见第 9 章）。他是第一个在 AO 配套器械上与 Maurice Müller 合作的人，该合作始于 1958 年。Mathys 对这位著名的外科医生充满信心，仅与 Maurice Müller 握了一次手，没有正式合同文件，没有采购订单，就承担了合作中的全部财务风险。从各个方面来说，这都是一个起步标志。这家公司需要持续的投资，而 Mathys 并未挥霍高额利润，而是将其重新投入公司。

当他于 2000 年去世时，其公司的销售额超过 4 亿瑞士法郎，拥有约 1500 名员工，利润丰厚，并且在 AO 新发展的推动下仍继续增长。

在老 Mathys 先生去世 4 年之后，即 2004 年，他们家族以 15 亿瑞士法郎的价格将创伤业务卖给了 Synthes-Stratec（见第 34 章）。Mathys 家族现已传承到第三代，并继续作为企业家积极参与着 Mathys Orthopedics（Mathys 骨科）和 Thommen Medical（Thommen 医疗）公司的经营。

Straumann 家族：不断进取

与 Mathys 家族相同，Straumanns 是 AO 配套器械开发的早期参与者之一，并迅速成为第二位独家供应商。他们比 Mathys 家族拥有更雄厚的资金资源，他们家族中其他产业为之提供了稳定的现金流，这是 Mathys 无法比拟的。

Fritz Straumann 于 1988 年意外去世，当时公司的负责人要求 Straumann 集团进行业务拆分，包括创伤业务在内的部分业务被出售。1989 年，家族同意由企业负责人 Rudolf Maag 进行管理层收购，并将公司重新命名为 Stratec Medical。该交易总额为 1.2 亿瑞士法郎。

本着 Straumann 家族强大的企业家精神和产业传统，Fritz 的儿子 Thomas 创立了后来的 Straumann Dental，现在是一家上市公司。在分析师看来，这个家族的财富用"亿万富翁"形容也不为过，而这些财富基本是靠 AO 的技术创造出来的。另有其他机构估计，Straumann 家族的净资产已超过 20 亿瑞士法郎。

1989 年退出医疗行业并没有使 Straumanns 一夜暴富，但确实为他们提供了继续创业的丰沛资源。两家公司（Straumann Dental 和 Medartis）的建立代表了一项重大的产业成就和企业家成就。两家 Straumann 公司都与 AO 保持联系，并从 AO 商业模式中借鉴了很多经验，使其自身取得成功。

Rudolf Maag：创建 Stratec 医疗

如上所述，Rudolf Maag 为 Straumann 家族经营创伤业务，他抓住这次机会，于 1989 年通过管理层收购创建了自己的公司，更名为 Stratec Medical（Stratec 医疗）。到 1999 年他同意将其业务与更大的 Synthes USA 合并时（见第 35 章），Stratec Medical 的销售额已增长至约 2.65 亿瑞士法郎，几乎是 10 年前 Maag 进行管理层收购时的 4 倍。

Stratec 与 Synthes USA 的合并是以股份合并的形式进行的，Synthes USA 将业务合并至 Stratec Medical 业务中，组成了 Synthes-Stratec 公司，具体的合并条款为：Maag 所占业务份额较小，可按相应份额分配到相应股份的价值。就像 Straumanns 的管理层收购一样，Stratec 的合并交易并没有立刻使 Maag 成为亿万富翁，但这无疑是他财富积累的基础。一些数据显示，股份打包的价值约为 6.5 亿瑞士法郎。Maag 最初在 Wyss 的领导下加入了 Synthes-Stratec，但不久便离开去了其他公司。他对 Straumann Dental（Straumann 牙科）进行了大笔投资，并成为该公司以及其他企业最大的个人投资者之一。据报告，他的净资产超过 30 亿瑞士法郎。

Hansjörg Wyss：缔造 Synthes

Hansjörg Wyss 是 AO 基金会故事中不可或缺的一部分（见第 22 章）。一切从他加入 Synthes 在美国的业务开始，到 2011 年，他以 190 亿瑞士法郎的价格将 Synthes 公司出售给强生，当时他拥有公司 50% 的股份。

此次出售成为他巨大财富的主要来源，一些资料显示，这使得他成为世界上最富有的瑞士裔人。Synthes 最初是一家亏损的公司，在美国只有少数员工，以 40 万美元的价格被收购后，逐渐成为了一家拥有近 12 000 名员工，全球销售额约为 40 亿瑞士法郎的公司。这是一项了不起的创业成就，历经 34 年的不懈努力，能够抗衡数倍于 Synthes 规模的竞争对手。经 AO 批准及开发的内植物的指定供应商创造了这种财富和成功，这些成就彰显了医生和企业家的天赋和才能。然而，因强生的收购而产生的交易额有时会在 AO 集团内引起嫉妒和批评。

为投资者创造财富

财富创造中的很大一部分是使广大投资者受益，他们有眼光将资金投资给 4 个企业家及其家族。Mathys 公司的情形并非如此，因为该公司至今仍未上市。然而，Stratec Medical、后来的 Synthes-Stratec 以及 Synthes USA，都有外部投资者，这些公司都是上市公司。投资者们在 Synthes 出售给强生公司的交易中选择退出套现，交易金额占总额的一半，约 100 亿瑞士法郎。同时也有投资者从 Stratec Medical 和 Synthes 早期合并为 Synthes-Stratec 的交易中获得了收益。这也与 Straumann 公司和 Straumann Dental 公司的方式类似，以某种方式从 AO 中退出。

目前，投资界将市值至少达到 10 亿美元的成功初创公司称为"独角兽"。用这种标准并与之比较，来自 AO 的所有 3 家初创公司，即 Mathys、Straumann / Stratec、Synthes，以及 Straumann Dental，都称得上是"独角兽"企业。

AO 捐赠作为机构财富

最后，必须要提及财富对 AO 基金会的影响。该组织的财政来源在很大程度上取决于它的生产商的销售成功。2005 年，当 AO 组织以其当时的法律形式成立时，Synthes 公司获得了 AO 配套器械的所有权利，并将 10 亿瑞士法郎转入 AO 组织作为捐赠。这笔财富是一项重要资产，有助于组织的持续发展。它来自 AO 配套器械及其与授权生产商的合作所创造的财富，也可以看作 AO 基金会"参与投资"获得的金融财富。实际上，这是 AO 各项活动创造的第 5 个亿万富翁。

AO 创造的社会财富

除了金融形式的财富外，AO 对社会卫生经济方面的贡献的数据也十分值得注意，这些数据可以看作间接财富。在 AO 成立的 60 年里，手术接骨术在三大骨骼（胫骨、股骨、桡骨）的骨折中对卫生领域的贡献（净额）达到了令人震惊的 8550 亿瑞士法郎。这表明，整个社会获得了最大收益，远远超过了企业家和投资者获得的经济收益［ZHAW 报告第 19 页。手术接骨术在 60 年内对 17 个高收入国家的三种骨折的潜在净收益为 8550 亿瑞士法郎（基础病例，人口年龄小于 65 岁，贴现率为 3%，以 2015 年瑞士法郎汇率计算）］。

医生的财富

AO 会员和医生自述 AO 的工业伙伴与医生之间的财富悬殊多年来一直在增加。虽然只有少数人有时提出这一问题，但坊间质疑 AO 创造的财富的分配方式以及这种分配方式的公平性。"公平"是一个易于替代的术语，受个人看法的影响。

回顾 AO 的创始人们，他们将 AO 视为非营利企业，这对理解公平一词是很有帮助的。当创始人们在 Maurice Müller 的领导下，将内植物的销售与医疗决策分开，并希望以患者为本而不是以市场为本时，他们有意地放弃了配套器械的生产和销售带来的收益。这个理念是让医生做好本职工作，同时让生产商成为企业家。

Müller 与这种定位有很大的关系，他指出，AO 医生不应从手术内植物的销售和使用中获益。但是，他认为在手术室里医生凭技术收手术费是理所应当的。

AO 以其培训、书籍、出版物、研究、易于使用的内植物和手术工具，为支持外科医生成功地掌握其基本技能做出了巨大贡献。正如许多外科医生在采访中透露的，正是这种手术技术使他们多年来获得了良好的收入。当然，由于各国医疗系统和报销方式不同，通过手术赚钱的机会各有差异。

相传工业伙伴之间关于财富的讨论始于 20 世纪 90 年代末，且往往是反对 Hansjörg Wyss 的，这导致了在 Oslo 受托人会议上冲突的爆发。这一事件在前面进行了更详细的介绍（见第 41 章）。与资深 AO 医生的对话中提到了几点。

第一，AO 医生通过与 AO 的联系以及采用 AO 手术技能获得收益。这些收益因学术上的成功和研究机会的增加而逐渐提升，这既会带来更好的声望，又会带来更多的收入。这其中的意味在于，任何心态积极的 AO 会员都可能意识到，通过与 AO 的联系，他们的收入会随着职业生涯的发展而增多。

第二是关于在保守治疗统领的年代，院内对骨科医生的态度，在那时，一位首席德国外科医生把分配给患者打石膏的年轻骨科同事称为"Kellerkinder"（地下室小屁孩）（译者注：只会打石膏，不会做手术，两手都闲着），真是相当看不起。这些年轻的外科医生正是通过采用 AO 的手术接骨术方法，抓住了专业上进步的机会。

AO 成立 60 年以来，已培训了大约 50 万名外科医生。其中许多外科医生通过学习 AO 技能和内固定方法，在他们的职业生涯中获得了更多的收入。可以假设一下：受过培训的医生中只要有 15 000

名外科医生在整个外科手术生涯中额外积累 100 万瑞士法郎的净资产，他们就将获得与所有生产商积累的财富总和一样多的收入。由于财富分配给了更多的外科医生，而不仅仅是 4 个工业合作伙伴，因此单个的数字看起来并不那么可观。

患者的财富

还有另一种观点，简要地谈到了 AO 倡导的骨创伤治疗方法对健康的好处（见第 48 章）。由于手术治疗和 AO 内植物的使用，有数百万患者能够从在以前可能导致某种程度残疾的复杂骨折中解脱出来。他们能够继续过上圆满的生活这一益处超出了主要由保险和医疗费用驱动的卫生经济利益。对于患者来说，能够继续有完全行动能力的生活，无碍地从事各种活动并重新成为正常的社区一员，这种价值如何估算？这些价值可能远高于通过保险费或伤残偿付额支付的财务费用。此类收益几乎不可能用数字财务数字表示，它们可能远远超过本章中讨论的所有物质财富。

（陆馨彤　译）

51 AO 做慈善

慈善还是商业？

关于财富的各种讨论可能会给读者留下这样的印象，似乎创造财富是 AO 基金会相关人士的最终目标，实际 AO 志向远不止如此。作为一个组织，AO 本身从积累的财富中获利，但始终致力于改善患者的生活。许多人履行使命，义务工作，不要报酬，AO 的财富是在这种情况下积累而来的，因此 AO 基金会是一家合格的社会组织；就其使命和地位而言，它也是一家非营利组织。由于 AO 需要对外科手术进行研发，再加上大量教育培训工作，都需要足够的管理技能作为支撑，因此它又是一家企业。AO 不仅仅是一个协会，也不仅仅是一个外科医生的辩论俱乐部，而是一个在全球范围内为改善骨折护理做出巨大努力的组织。

AO 基金成立以来，已发起大量慈善行动，包括分配已经取得的部分财富。AO 与慈善事业之间的联系值得进一步阐明。

AO 作为志愿者组织

需要重申的是，AO 元老将他们的组织构想成一种"外科医生兄弟会"形式，致力于使他们的手术接骨术成为医学界的金标准，而无需报偿。起初，当 AO 仅由少数忠实会员组成时，他们每个人都参与所有会议，或帮助查看解释其手术的文件，或提供关于新内植物或外科工具的反馈。

随着该组织的发展，成立了技术委员会（TK），并且由于需要执行更多的任务，聘请了一名长期工作人员进行管理。专职人员是有报酬的，但医生会员没有，只有一些津贴。不难发现，在外科医生整个职业生涯中，为 AO 花费了大量的时间，包括经常离家出差的时间，离开医院和诊所的时间，以及缺席常规手术活动的时间。一位外科医生终其一生无私奉献的时间，相当于他几年的专业活动。

随着时间的推移和组织的日益复杂，组织为办公人员和课程讲师提供了津贴。这些津贴只是象征性的，远比不上外科医生使用专业技能的报酬。当时对发放津贴还进行了激烈的辩论，AO 的一些资深会员表示他们更怀念那段没有回报的、无私奉献的时光。他们也承认目前的情况与 AO 早期不同，但他们不喜欢现在的情形。尽管如此，AO 基金会的正式活动费用还是得到了合理的报销和低于市场价格的少量津贴。

所以说，从志愿外科医生的角度来看，将 AO 视为一个慈善实体并不牵强。以 AO 的名义开展的第一项慈善活动是创建基金会，该基金会一直持续到今天，已服务了数万个日夜。

元老们为 AO 组织提供了种子资金

在 AO 成立时，唯一可用的资金是当时会员的捐款，也可以称作"会员费"，共计几百法郎。当时的核心会员 Müller、Allgöwer、Willenegger 和 Schneider 也会在每次组织需要更多的资金时各自出几千法郎。当时可用的公用资金很少，因此其发展主要依靠创始医生。由于他们的捐款是为了医疗事业，可以将这些捐款定性为慈善形式。

元老们通过 Synthes AG Chur 捐赠知识产权

AO 获得的第一笔最大的捐赠不是以货币形式，而是知识产权的捐赠。该捐赠是在 1963 年，当时需要通过创建 Synthes AG Chur 来理清生产商与 AO 组织之间的关系。该组织需要以非营利组织的框架来搭建，因此必须拥有自己的资产。因此，在场的创始人在

Müller 的领导下，决定用专利或使用权的形式，将知识产权费捐赠给 Synthes AG Chur。这笔钱成为公司的实物资产，确定了其非营利组织的性质。

当时没有对这些专利的价值进行评估，在多年后，关于它们的商业价值仍然存在相当大的争议。瑞士 AO 首任主席 Schneider 保留的记录表明，到 1963 年为止，AO 配套器械相关的大部分初期研发都归功于 Müller，后来也有其他人做出一些贡献。在 AO 的前10 年里，除了 Müller，大约有 10 个其他 AO 会员被多次提到，包括以 Schneider、Willenegger、Allgöwer 和 Bandi 为核心的团队，以及 Weber、Gisin、Stähli、Heim、Weller、Perren 和 Russenberger。

Synthes AG Chur 的法定股东放弃了他们在该组织中的股份所产生的一切经济利益，如股息等。当 AO 转变为基金会时，Synthes AG Chur 的所有股东将他们的股份捐赠给新成立的 AO 基金会，并放弃了他们持有股权的任何收益。

我们应当将注意力集中在向 Synthes AG Chur 免费捐赠研发成果和知识产权对 AO 发展的影响上，而不是计较谁付出更多。Synthes AG Chur 向 AO 的工业伙伴发放使用许可证并收取授权费，但只将这些收益再投资于 AO 的研究工作上。从此以后，就形成了一种将所有新开发成果都向 Synthes AG Chur 免费捐赠的模式。这一模式多年来一直被无数的 AO 相关开发者们接受并拥护。直到 2006 年，将一直以来的专利、品牌名称等的全部产权以 10 亿瑞士法郎出售给 Synthes。这笔注资再以捐赠形式转给 AO 基金会，代表着 AO 的会员曾经创造的所有专利权的累积价值。

赞助 Davos 的新 AO 中心大厦

新的 AO 中心建于 Davos，于 1992 年落成。该中心是 Synthes USA 收购时筹资建造的。当决定将整个 Synthes USA 组织出售给首席执行官 Hansjörg Wyss（少量持股）时，获得分红的是 AO 的早期元老，而他们向 AO 捐赠了出售收益的 20%（估计为 6000 万美元），以求建立一个新的中心。其余的资金来自 Mathys 家族，而不是美国公司的股东，其他的必要资金由抵押贷款提供。同样，这是早期 AO 元老的慈善行为，有助于 AO 组织发展。

AO 元老作为股东在 Synthes USA 方面的金融投资可能是唯一一次商业与手术合二为一的情形。投资是在美国进行的，这些医生没有通过使用在美国出售的内植物获得任何个人利益，因此没有违反自己的道德守则。通过帮助 Synthes USA 走上坦途，AO 将从接踵而来的授权费用中获得很大的收益，并将其再投资于整个 AO 组织的发展中。

AO 相关的外部赞助活动

到目前为止，所述的慈善活动都是为 AO 的利益而进行的，无论是贡献时间还是捐出实物。制造业家族的财富使许多其他慈善活动得以开展，并且在相当大的程度上致力于 AO 外部的人道主义事业。

Mathys 和 Straumann 家族，以及企业家 Wyss 和 Maag，有时通过他们的公司以企业慈善的形式，有时以个人慈善的形式，都从事着自身的慈善活动。AO 发起人和联合创始人 Maurice Müller 的慈善活动是以个人慈善和机构慈善相结合的形式进行的。

有些慈善活动是非公开的，因此对该领域活动的描述仅限于公开的活动或个人访谈中提及的活动。由于保密，很可能缺少一些捐款的报告。

Maurice Müller 及其家人的慈善

Maurice Müller 是 AO 的创始会员，曾广泛参与 AO "内部慈善事业"。他在研发配套器械、担任课程讲师以及担任 AOTK 负责人一职等各个方面都无私地投入了自己的时间。他还确保了 AO 组织将手术活动与实业家的经营活动分开。

与他的 AO 同事不同的是，Maurice Müller 在主业之外又开展了一项活动，即开发和销售髋关节置换内植物。他采用了与 AO 基金会相同的模式，创建了一个独立的基金会和一家商业运营公司，即 1965 年的 Protek 基金会和 1967 年的 Protek AG。构建 Protek 的目的是从髋关节假体业务的生产和销售中获取利润，并将其用于医疗和科学研究。1974 年，Müller 将他的 Protek 基金会并入 Maurice E. Müller 基金会。1989 年，Müller 出售了部分 Protek 股份，后于 1992 年完全出售，他将大约 3 亿瑞士法郎的收益注入基金会。他认为，从内植物销售中获取个人利益是不可接受的，就像他作为 AO 创始人所说的那样。他认为以医生的双手赚钱是可以接受的，但不能通过销售他不直接参与生产的产品来赚钱。

Maurice Müller 通过他的基金会对医学科学和骨科手术研究领域进行了系列资助。多年来，他向伯尔尼大学的捐款总额超过 1.5 亿瑞士法郎，他还在那里成立了 Maurice E. Müller 生物力学研究所（MIB），AO 会员 Stephan Perren 被任命为第一任主任［2003 年对 MIB 的重组催生了伯尔尼大学的外科技术和生物力学研究所（ISTB）］。在 Basel 大学，Müller 还于 1986 年创建了 Maurice E. Müller 结构生物学研究所，为该研究所提供了 5000 万瑞士法郎的资金。多年来，北美的几个与骨科和外科医生培训有关的基金会还从他的基金会收到了 5000 万瑞士法郎。

1998 年，Müller 和妻子 Martha 资助了在伯尔尼的 Zentrum Paul Klee（Paul Klee 中心）。该中心（俗称"Klee 博物馆"）的历史与 Müller 在 AO 基金会的工作关系紧密。它始于 1975 年的一场事故，当时一名年轻但早已出名的意大利钢琴家 Maurizio Pollini 在一次汽车事故中颈部和脊柱受到严重伤害，手和腿无法自由移动。为了寻找可以为 Pollini 进行手术的外科医生，他的家人找到了 Maurice Müller，Müller 将他转移到了伯尔尼的医院。通过成功的手术，Pollini 在 1 年内重登了演奏会舞台。当 Müller 在 1998 年 3 月 28 日庆祝 80 岁生日时，他邀请 Pollini 为他的客人举办一场音乐会。然而当天伯尔尼的所有音乐厅都被预订一空，聚会不得不转移到伯尔尼美术博物馆的大型 Hodler 画廊。此后不久，Paul Klee 基金会正好也需要这块地方举行重要会议，要求在 Müller 活动结束后迅速腾出场地（图 51.1）。

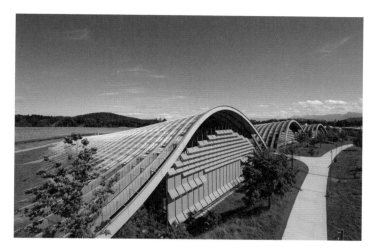

图 51.1　Zentrum Paul Klee，伯尔尼。*经 Zentrum Paul Klee 允许，伯尔尼，瑞士*

　　第二天在报纸上报道了原定的 Klee 基金会会议，其目的是计划如何尽快在伯尔尼建立一个博物馆，以免将 Klee 家族的藏品转移到另一个城市或博物馆。于是 Maurice Müller 注意到了 Klee 基金会的困境，几天之内，他和妻子 Martha 决定在伯尔尼郊区提供大片土地，并出资 7000 万瑞士法郎。这些计划在 2 年内拟定完毕，博物馆也于 2005 年开业。在这之前，Müller 基金会再次注资了 5000 万瑞士法郎。

　　伯尔尼市民可能想知道，如果 Pollini 和 Müller 使用了一个不同的、更合适的表演厅，那么 Klee 系列藏品将会怎么样呢？如果机缘不对，Müller 家族可能永远不会知道这一问题。此前几年，Müller 家将住宅附近的这块土地提供给了 AO，作为新 AO 中心的选址（最终新 AO 中心建在了 Davos），而当时伯尔尼市没有批准。

RMS 基金会的成立

　　老 Robert Mathys 于 1985 年成立了 RMS 基金会，这是一个非营利组织，其宗旨是促进医学和临床研究以及技术开发和培训。RMS

基金会于 1992 年扩大了规模，当时位于 Bettlach 的 Mathys 有限公司的研究小组和测试实验室进行了整合，其规模从 15 名员工增加到 36 名员工。截至 1995 年，RMS 基金会已扩大为服务提供者和合约研究伙伴（图 51.2）。

　　RMS 基金会开始为医疗和材料技术行业的客户提供应用研究以及一系列分析、材料和技术测试。该基金会最初由老 Robert Mathys 担任主席，后来由小 Robert Mathys 担任主席多年。在 2004 年将创伤业务出售给 Synthes 之后，RMS 基金会一直在帮助 Mathys 公司建立非创伤业务以及扩大其骨科业务方面发挥作用。老 Robert Mathys 很有可能以位于 Davos 的 AO 研究所（ARI）为榜样。其基金会许多早期活动也反映出 ARI 的一些规则。

Hansjörg Wyss 和 Wyss 基金

　　Wyss 长久以来一直做着慈善事业，他在 2004—2008 年已经捐赠了数亿美元，这是他打算离开 Synthes 的前几年，此时他拥有 Synthes 近一半的股份。1998 年，他成立了 Wyss 基金会，旨在支持

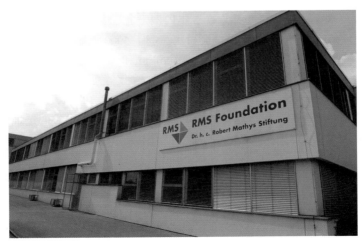

图 51.2　Robert Mathys 基金会，Bettlach。*来源：小 Robert Mathys，经许可转载*

环保、教育、经济机会和社会正义方面的事业。2013 年，Wyss 与其他富有的捐助者一起签署了捐赠誓言，这是一项由 Warren Buffet（沃伦·巴菲特）与 Bill Gates（比尔·盖茨）和 Melinda Gates（梅林达·盖茨）创立的运动，该运动承诺将一半以上的财富捐给慈善事业。在 2015 年《福布斯》杂志的报道中，Wyss 仅在这一年就贡献了 3.3 亿美元，荣登"美国十大最慷慨的慈善家"榜单，他在一生中累计捐赠了 11.2 亿美元，占其财富净值的近 20%。Wyss 慈善基金会的资产估计接近 20 亿美元。

　　Wyss 基金会关注较多的是与环境相关的事业，并且提供了许多用于进一步医学研究的资助，这对于它的受众来说非常重要。在环境方面，Wyss 对保护自然的兴趣可以追溯到他的早期学生时代，1958 年，他在科罗拉多公路部门谋到一个测量员的职位。到 2017年，Wyss 通过他的基金会，为保护美国西部的国家森林和其他公共土地捐赠超过 3.5 亿美元，帮助保护了约 2000 万英亩（80 000 平方公里）的土地，另外也保护了南美、非洲和欧洲的 500 万英亩土地（20 000 平方公里）。这些土地加起来是瑞士面积的两倍。

　　Wyss 在医疗领域同样活跃，他有三次捐赠非常出名。2008年，他以 1.25 亿美元的初始捐款成立了 Wyss 生物启发工程研究所（Wyss Institute for Biologically Inspired Engineering），2013 年又向该研究所捐款 1.25 亿美元。该研究所属于哈佛大学，也是 Wyss 获得 MBA 学位的大学。该研究所的目标是"发现控制生物的工程原理，并利用这些知识为人类面临的最紧迫的医疗保健和环境问题开发技术解决方案"（图 51.3）。

　　2013 年，他的第二笔捐款 1 亿瑞士法郎捐赠给了日内瓦的 Biotech校园，生物技术校园与 école Polytechnique Fédérale de Lausanne（EPFL）、日内瓦大学以及地区医院合作，在位于瑞士创新园的 Biotech 校园内的前 Merck-Serono 大楼上创建 Wyss 生物和神经工程中心。该建筑是由 Ernesto Bertarelli 从 Merck 公司购回，该家族创建了 Serono，打算将该场地开发为生物技术开发中心。租用校园的 Wyss 中心与之前建立的哈佛大学 Wyss 研究所（Wyss Institute at Harvard）的运行模式相似（图 51.4）。

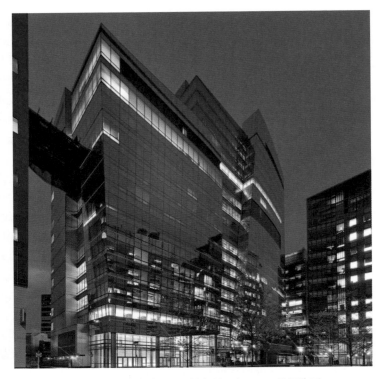

图 51.3　哈佛大学 Wyss 研究所。*经 Wyss 组织许可*

　　Wyss 的第三次捐赠是在 2015 年建立了苏黎世 Wyss 转化中心（Wyss Translational Center Zurich）。建立这个新中心花费了 1.2 亿美元的捐款，来为瑞士联邦理工学院（ETH）和苏黎世大学的研发中心提供场地。Wyss 本人是 ETH 工程学专业的毕业生。该中心旨在"促进转化研究，重点是在再生医学和机器人技术新领域开发治疗方案和临床疗法，开发新技术和智能系统。"

　　Wyss 在波士顿、日内瓦以及苏黎世建立的三个研究所的目的都根植于其医学领域企业家这一职业身份。在担任 Synthes 首席执行官期间，Wyss 与医学的工程方面关系紧密。一位 AO 的元老形容他是"除了顶级外科医生之外，最了解骨科的人"。Wyss 研究所继续保

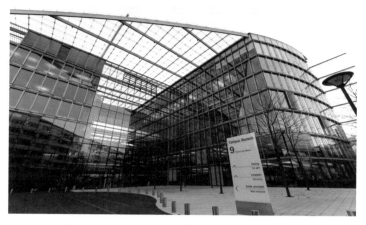

图 51.4　日内瓦 Biotech 校园。*经 Wyss 组织许可*

持工程学与医学之间的紧密联系，使人联想到早期 AO 组织中医生、科学家和工程师合作，共同创建新的医学解决方案。但两者之间也是有区别的：在 AO 发展的第一阶段，科学家、医生和工程师来自不同的区域与不同的组织。而 Wyss 研究所采用多种科学、医学和工程学科协同定位的模式运作。

最后，Wyss 支持 AO 基金会新成立的 AO 联盟基金会（AO Alliance Foundation），并在 10 年内认捐了 5000 万瑞士法郎。

与 AO 基金会的联合带来了大量财富。但其中大部分仍在以进一步投资的形式回报社会，这些投资有望在长期产生更大的社会红利。这些医学基础及其后续活动是否会发现或创造出潜在医学解决方案，从而引发一场革命，就像 AO 的手术接骨术那样？如果会的话，将会催生类似的社会性企业吗？只有未来才能证明一切。

（陆馨彤　译）

52 世界给 AO 基金会和元老的荣誉

医学界开始关注

当 AO 由最初 13 名医生创立时，外界的反应是抵触或抹黑。随着 AO 的手术接骨术开始流行，组织的成就和理念使得核心元老节节高升。AO 早期的粉丝和"新兵"也同样沾光，还有 AO 工业伙伴——企业家。篇幅有限，不能完整地描述 AO 及其会员的所有荣誉，本文略举一二之杰出代表。

到更大的医疗机构任职

AO 元老基本都是瑞士地区医院的普外科主任。除了 Maurice Müller，他们都不认为自己是专科医生，甚至也不是骨科医生。随着声望的提高和 AO 技术在瑞士的流行，一些 AO 领导人被任命为较大医院外科部门的领导。Müller 率先成为 St. Gallen 医院新成立的骨科和创伤科的外科主任（1960—1967 年）；1963—1980 年，他在伯尔尼的 Inselspital 医院任骨科主任兼教授。Martin Allgöwerr 以前是 Chur 医院的外科主任，后来于 1967—1983 年接管了 Basel 大学的外科，一直积极手术。Hans Willenegger 1953—1975 年在 Liestal 医院担任外科主任，1968 年晋升为教授，并最终成为 Basel 大学的教授。

那一代元老退休后，他们先前所培训的许多年轻外科医生接替了他们的职位，例如，在伯尔尼的 Reinhold Ganz，在 St. Gallen 的

Bernhard Weber，在 Balgrist 的 Christian Gerber，在 Chur 的 Thomas Rüedi，以及在一些地方医院，例如 AO 组织所在地 Davos 的 Peter Mater。

AO 医生的学术荣誉

第二代医生都很早就成为了教授，这种情况在 AO 的早期是没有的。当年领导 AO 的年轻医生必须努力获得知名医学院大咖们的认可。随着 AO 在瑞士和国外声名鹊起，荣誉博士头衔大量涌现。很多时候，这些荣誉是由 AO 元老去授课和讲学的大学和国家 / 地区授予的，后来其他 AO 会员也纷纷得到这些荣誉。在组织存在的 60 年间，AO 会员积累和被授予的荣誉学位没有完整统计。但参考 AO 的一些核心元老所获得的荣誉就完全足够了。

Hans Willenegger 被称为 AO 元老中的"环球旅行者"，被 Montevideo 大学、Essen 大学、Merida 大学和苏黎世大学授予荣誉博士学位。他的同事 Martin Allgöwer 获得了 Ulm 大学、Uppsala 大学、Belfast 大学和慕尼黑工业大学的荣誉学位。Maurice Müller 获得了 12 所大学的荣誉学位，包括苏黎世大学、Basel 大学、伯尔尼大学、加拿大 McGill 大学、拉丁美洲的几所大学和欧洲的其他大学。

紧追 AO 元老脚步的医生也同样得到了荣誉。AO 会员的简介和职称表上，荣誉博士和荣誉教授频频出现，英雄辈出，荣誉无数。

如果 AO 的手术接骨术没有被大众接受，就不可能有如此广泛的学术荣誉。这不仅反映了 AO 能够吸引杰出人才，也反映了学术界对手术成就及其所提倡的方法的尊重。

AO 基础研究人员的荣誉

除了占绝大多数会员席位的医生外，还有许多基础研究的科学家在 AO 的整个发展过程中做出了重大贡献。Stephan Perren（Davos AO 研究所的长期负责人）和 Robert Frigg 都获得了荣誉学位。早先

Frigg 入职 Davos AO 研究所的摄影师职位，但由于其杰出的工程学才能而迅速获得认可，并因其对许多 AO 内植物的开发做出的贡献而获得荣誉。150 多项专利上都有他的名字。他获得了苏黎世大学和其他两所大学的荣誉学位。他是"荣誉博士和荣誉教授"俱乐部的一员，也是 AO 吸引到又博又专人才的典范。

AO 工业伙伴和企业得到了荣誉和肯定

荣誉同样也授予了企业家们，他们建立了生产 AO 授权的内植物和手术器械的工业基地，并将产品出口到世界各地。这些荣誉证书反映了对企业家们创业成就的认可，这些成就来源于外科学和工程学之间要求甚高的交叉领域。由于其在瑞士占有主要地位，奖励主要来自瑞士的大学。

Mathys 集团的元老 Robert Mathys 于 1974 年获得伯尔尼大学的荣誉学位。2009 年，Fritz Straumann 和他的儿子 Thomas Straumann 也同样获得了 Basel 大学授予的荣誉。Stratec Medical 的 Rudolf Maag 也在 2006 年获得了荣誉。Synthes 集团的幕后人物 Hansjörg Wyss 多次受到表彰，特别是 2003 年苏黎世 Veterinary 学院以及 Basel 大学和 Lausanne 的联邦理工学院授予的荣誉。

这些企业家多次被政府机构和工业协会嘉奖。Robert Mathys 还获得了一项特别的荣誉：在 Bettlach 的 Mathys 骨科公司办公室前，以他的名字命名了一条街道。

AO 元老的两个特殊荣誉

在总结表彰名单时，有两个奖项值得特别提及，因为它们与核心元老相关。

第一个是 Marcel-Benoist 奖，该奖于 1987 年授予三位 AO 元老，分别是 Müller、Allgöwer 和 Willenegger。该奖项每年颁发给一位或几位居住在瑞士并在瑞士发表成果的科学家，以嘉奖他们在特定年份做出了对人类生活有重要影响的最有用的科学发明、创新或发现。1920 年该奖项基于一个富有的法国律师 Marcel Benoist 的要求成立。他将财富捐赠给瑞士政府，要求设立一个年度奖。这一奖项通常被认为是"瑞士的诺贝尔奖"，是瑞士最负盛名的科学奖。授予规则很复杂，规定最多只能授予三名获奖者，这意味着并非所有的核心元老都能获得认可。Robert Schneider 很遗憾没能获得该项殊荣（图 52.1）。

　　第二项重要的荣誉是世纪骨科医生奖（Orthopedic Surgeon of the Century），这是 2002 年国际骨科外科和创伤医学学会（SICOT）向 Maurice Müller 授予的一项特殊的荣誉。多方面表达了专业同事和全世界对他在 AO 组织内成就的尊重和认可。

得到全社会的认可了吗？

　　尽管 AO 基金会在卫生经济和工业方面取得了巨大成就，但令人惊讶的是，公众对该组织及其主要成员所发挥的作用了解甚少。

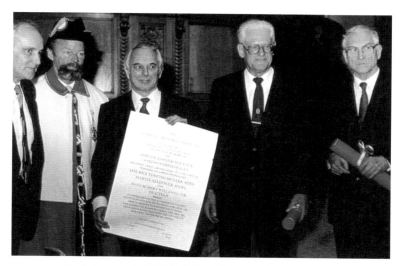

图 **52.1**　Benoist 奖颁奖典礼。*瑞士 AO 基金会版权所有*

多年来，数百万患者受益于 AO 设计或衍生的内植物，以治疗运动或意外受伤后的骨创伤。甚至更多的人也了解到他们的家人或朋友在没有长时间住院的情况下恢复了完全活动能力。在很大程度上，这个由志愿医务人员组成的单一组织是这一医学和手术突破的核心。他们多年来一直致力于改进方法和内植物的设计。创伤界之外，貌似几乎无人知晓。也许本书会弥补一些大众的忽略。

（陆馨彤　译）

第五部分

总　　结

53   使命完成了吗?

AO 完成使命了吗?

当 AO 基金会及其相关组织回首往事，对 60 周年及其未来充满期待，许多现任的 AO 会员和朋友很可能会反思和提出组织成就的范围和价值问题。最重要的是，AO 元老当年的目标实现了吗?

AO 的目标在其章程中有详细说明，这已成为本组织成立以来的信条。首先最重要的是了解有关骨创伤的问题，推进针对这一主题的实验研究，并提供一个交流手术接骨术经验的论坛。这种独特的焦点在其章程的第一条中陈述，并在 AO 基金会的历史上影响了无数的关键事件。AO 元老很清楚他们想做什么，然而，他们没有提出任何"发展"骨创伤市场的目标，也没有任何"发展"企业的"数字"目标。他们是医生，专注于患者治疗并创新治疗过程。

这本书涵盖了 AO 自 1958 年成立以来的活动，很明显，AO 确实按照元老的意图集中安排活动，在许多措施上取得了巨大成功。一些目标起源于早年对手术接骨术先驱的访问，特别是布鲁塞尔的 Danis。要推广手术接骨术，一群医生的艰辛努力是必要的，这不可能通过一个医生单干来完成，须在多方面齐头并进：研究、教学、创建手术接骨术的配套器械库。毫无疑问，一切按计划完成。

当然，在 AO 的使命声明中，没有什么"会员将创造一场海啸式的革命性医疗实践"或"手术接骨术将成为骨创伤的主要治疗方法"等一类的想法。在世界上主要由经济合作与发展组织（OECD）国家组成的高收入地区，AO 治疗骨创伤的理念和实践取得了胜利，约90%的骨折病例通过某种内固定治疗。这项成就是由一个小国的少数外科医生冲破一切困难开创的，这点没有体现在章程中，但可能是所有成就中最重要的成就。将这种方法的好处推广到世界各地是未来的任务。

配套器械以及所有零部件的研发，从无到有的行业创建，都是内植物的需求带动的，如同将其包装成一个巧妙的商业链，为 AO 组织进行这一旅程提供了"燃料"。

AO 的组织结构和管理将非营利医疗组织与能够提供资金的行业结合起来，形成一种独特的社企活动，此时"社企"这个名字还没在商界诞生呢。这些成就都不是计划好的，而是逐步形成、与时俱进，通过牢记目标、奋勇向前完成的。

但可以躺平了吗？

（陆强　译）

54 终章

AO 模式是特例吗?

AO 模式在别的医学领域能否被复制是采访中经常讨论的话题:能不能重复一次,今天呢?

当然。部分复制 AO 理念的例子可以在源于 AO 的企业中找到:Maurice Müller 的髋关节业务机构 Protek 很大程度上复制了 AO 模式,且几乎与之并行。医疗器械公司,如 Zimmer 或 Strauman 牙科,其模式同 AO 如出一辙,直到今天。

如今能再来一次吗?

这场外科革命要是在今天引入医院并使第一批患者受益,则道路更艰难,阻力更大。总之,AO 的高层领导经常提到,理论上说,AO 模式可以复制到其他医学领域,但今天不行。

作者认为,鉴于目前广泛、严控的医疗监管,不太可能复制 AO 模式。从首次试验性植入到全面市场推广,仅仅用了 5 年。这是一个如今很难复制的壮举。医疗和产品监管的初心是好的,但貌似变成了阻碍创新的负能量。

AO 创建之时,医生可以离开所属机构,花费大量时间,今天难以想象。此外,那时的医疗还远远不够商业化。许多 AO 会员认为现在的医生不太可能签署这么多放弃自身知识产权的协议。大家对这些知识产权的潜在商业价值的认识远超 60 年前。

AO 的工作完成了吗？

在前一章结束时，我们指出，AO 自设的最初目标似乎已经完成。据此是否可以理直气壮地说已经没事可干了？

除了将其使命和教学扩展到手术接骨术尚未完全开展的地区，如低收入国家之外，还可以另谋事业。例如，在创伤治疗中替代手术接骨术的发明将引发另一场医学革命。这将迫使 AO 社区改变其现有的治疗规范，像其元老一样再次当一把"颠覆者"。生物材料可能会替代今天的内植物，有朝一日触发变革（译者注：生物材料有些可以吸收，这样无需二次手术取出。而 AO 的内植物都是不锈钢或钛合金材料，最终常常需要取出）。但是，正如受访者常说，如果突然出现一种新技术，不再需要大部分 AO 配套器械，AO 将可能"过时"，其财务岌岌可危。

虽然还没有专家发现这样一种新技术的威胁，但 AO 一些会员已关注到了 3D 打印对现有内植物系列的潜在影响。然而，更多被提及的是数字化对外科整体的影响，数字化和远程教育已经给外科教学带来了变化。这些发展尚不足以否定 AO，但会对 AO 组织的运作方式产生重大影响。

作为组织，AO 未来走向何方？

许多人看来，AO 的规模、管理以及繁忙已经催生了一种官僚，降低了灵活性、敏捷性或速度，成为一种阻力。随着创伤医疗技术在世界各中心的研发，AO 早年一度的垄断地位正被对手们蚕食。

AO 下一个十年的挑战可能在于它是否有能力继续吸引最优秀的外科医生和科学家开发配套器械和系统，保持世界一流水平。更重要的是，成为潜在颠覆者和创伤治疗的基地。正如我们在 AO 60 年的历史中所知，该组织已能自我改造、与时俱进，薪火相传，接力使命。

　　历经 60 年风雨，AO 不断研发技术和手术系统，不忘初衷、自我纠偏。AO 基金会未来可期！我们拭目以待。

（陆强　译）